人獣共通感染症

清水実嗣　監修

養賢堂

執筆者一覧（章順）

1章	山内一也	（日本生物科学研究所　Kazuya Yamanouchi）
2章	吉川泰弘	（東京大学 大学院農学生命科学研究科　Yasuhiro Yoshikawa）
3章	森川　茂	（国立感染症研究所 ウイルス第1部　Shigeru Morikawa）
4章	品川森一	（動物衛生研究所 プリオン病研究センター　Morikazu Shinagawa）
5章	山口成夫	（動物衛生研究所 研究管理監　Shigeo Yamaguchi）
6章	恒光　裕	（動物衛生研究所 ウイルス病研究チーム　Hiroshi Tsunemitsu）
7章	村上洋介	（動物衛生研究所 企画管理部　Yosuke Murakami）
8章	源　宣之	（元岐阜大学 応用生物科学部 獣医学課程　Nobuyuki Minamoto）
9章	後藤義之	（生物系特定産業技術研究支援センター　Yoshiyuki Goto）
10章	加来義浩	（国立感染症研究所 獣医科学部　Yoshihiro Kaku）
11章	苅和宏明	（北海道大学 大学院獣医学研究科　Hiroaki Kariwa）
12章	泉對　博	（日本大学 生物資源科学部 獣医学科　Hiroshi Sentsui）
13章	吉川泰弘	（東京大学 大学院農学生命科学研究科　Yasuhiro Yoshikawa）
14章	吉川泰弘	（東京大学 大学院農学生命科学研究科　Yasuhiro Yoshikawa）
15章	吉川泰弘	（東京大学 大学院農学生命科学研究科　Yasuhiro Yoshikawa）
16章	渡邊洋平	（大阪大学 微生物病研究所　Yohei Watanabe）
	朝長啓造	（大阪大学 微生物病研究所　Keizo Tomonaga）
17章	内田郁夫	（動物衛生研究所 北海道支所 環境・常在疾病研究チーム　Ikuo Uchida）
18章	下地善弘	（動物衛生研究所 次世代製剤開発チーム　Yoshihiro Shimoji）
19章	清水実嗣	（微生物化学研究所 前動物衛生研究所 所長　Mitsugu Shimizu）
20章	森　康行	（動物衛生研究所 ヨーネ病研究チーム　Yasuyuki Mori）
21章	中澤宗生	（動物衛生研究所 疫学研究チーム　Muneo Nakazawa）
22章	中村政幸	（北里大学 獣医畜産学部 獣医学科　Masayuki Nakamura）
23章	林谷秀樹	（東京農工大学 大学院共生科学技術研究部　Hideki Hayashidani）
24章	江口正志	（動物衛生研究所 北海道支所 研究管理監　Masashi Eguchi）
25章	今田由美子	（動物衛生研究所 生物学的製剤製造グループ　Yumiko Imada）
26章	今田由美子	（動物衛生研究所 生物学的製剤製造グループ　Yumiko Imada）
27章	平井克哉	（岐阜大学 名誉教授　Katsuya Hirai）
28章	福士秀人	（岐阜大学 応用生物科学部 獣医学課程　Hideto Fukushi）
29章	菊池直哉	（酪農学園大学 獣医学部 獣医学科　Naoya Kikuchi）
30章	丸山総一	（日本大学 生物資源科学部 獣医学科　Soichi Maruyama）
31章	磯貝恵美子	（北海道医療大学 歯学部　Emiko Isogai）
	磯貝　浩	（札幌医科大学 医学部　Hiroshi Isogai）
32章	辻　尚利	（動物衛生研究所 人獣感染症研究チーム　Naotoshi Tsuji）
33章	吉原　忍	（畜産生物科学安全研究所　Shinobu Yoshihara）
34章	志村亀夫	（動物衛生研究所 動物疾病対策センター　Kameo Shimura）
35章	志村亀夫	（動物衛生研究所 動物疾病対策センター　Kameo Shimura）
36章	神谷正男	（酪農学園大学 環境システム学部 環境動物学研究室　Masao Kamiya）

はじめに

ヒトは動物から多くの恩恵を受け，動物との関係なしでは生活できません．家畜は食肉や牛乳，卵など日々の生活に欠くことのできない良質な食品を生産し，伴侶動物はよきパートナーとして私達の生活を豊かにしてくれます．野生動物は同じ地球の一員として，私たちに大きな驚異と感動，ロマンを与えてくれる大切な存在となっています．しかし，ヒトと動物の間には共通の病原体が存在し，時に大きな危害を及ぼすことがあります．最近はそのような病原体による人獣共通感染症が多発する傾向にあり，今まで以上に社会の関心を集めるようになりました．とくに牛海綿状脳症（BSE）や腸管出血性大腸菌O157問題を契機として，消費者は安全な畜産食品を望むようになり，畜産食品を介した人獣共通感染症や食中毒の防除が重要課題となっています．また，最近は新興感染症と呼ばれる新しい疾病が多発していますが，興味深いことはそれらの多くが動物と密接に関係していることです．換言すれば，ほとんどの新興感染症は人獣共通感染症の性格を持っているといっても過言ではありません．たとえばBSEや腸管出血性大腸菌O157，クリプトスポリジウムとウシ，アメリカで大きな問題となっているウエストナイル脳炎と鳥類，ニパウイルスではブタとフルーツコウモリ，人免疫不全ウイルスやマールブルグ出血熱とサル，エボラ出血熱と未知の野生動物，インフルエンザではブタと渡り鳥，2002年末に世界を震撼させた重症急性呼吸症候群（SARS）とコウモリなど，その例は枚挙にいとまがありません．新興感染症発生の背景には病原体の変異に加え，地球の温暖化と気候変動，自然破壊と人間の活動範囲の拡大にともなう自然生態系の変化，家畜飼養形態の変化など様々なことが指摘されており，今後も多く新興感染症の発生することが予想されます．とくに自然破壊と生態系の変化にともない野生動物と接触する機会が増大し，野生動物との間で共生していた未知の病原体が人や家畜集団に侵入，新たな疾病を引きおこすことが懸念されます．また，最近は多くの国々で流行しているH5N1高病原性鳥インフルエンザウイルスから，ヒトに対する感染力を持った新型インフルエンザウイルスの出現が憂慮されるようになってきました．SARSの例を見るまでもなく，ひとたび新興感染症が発生すると，交通手段の発達にともなう人的交流と物流の増加，広域化，そして迅速化により，世界にまたたく間に広がり大きな脅威となることは想像に難くありません．伴侶動物を介した人獣共通感染症についても多くの問題があります．とくに最近の伴侶動物の範囲は従来の枠を越えており，それらを感染源とする未知の病原体による疾病の発生も危惧されます．

このように人獣共通感染症は身近に迫る問題であることから，発生の予測と予防，治療法などの開発が期待されています．しかし，その防除には難しい問題が多々あります．理由の一つは原因がウイルス，プリオン，細菌，原虫，寄生虫と多岐にわたることに加え，ヒトへの感染源となる動物が家畜から伴侶動物，野生動物まで多種類にのぼることです．日本脳炎のブタのように動物がレゼルボア（保毒動物）として重要な場合も少なくありません．また，ヒトへの感染経路も畜産食品を介した経口感染，感染動物や汚染環境との接触感染，咬傷や創傷感染，吸血昆虫による感染など，様々なことも防除法の開発を困難にする原因となっています．このような隘路を打開するためには，医学や獣医学ばかりでなく，疫学，医動物学，動物生態学，畜産学，食品衛生学など，多くの関連領域・分野の役割分担と連携協力を欠かすことができません．とくに従来の研究は病原体の性状や感染と病態解析などを中心に行われてきたこと，野生動物に由来する人獣共通感染症が増加しつつあることなどから，これからは今まで以上に病原体と宿主動物双方の生態学的研究，自然宿主と病原体の相互作用，感染リスク要因の解析，自然生態系と生物の多様性の保全など，感染源と感染経路に関わる研究が重要になると思います．また，世界の各地には未知の人獣共通感染症病原体がまだまだ多数存在すると推定されますから，診断技術の高度化とサーベイランスシステムの構築，国際協調と技術協力の推進，情報の収集と処理のあり方などについても積極的な検討が必要です．

養賢堂では2004年の「畜産の研究」第58巻1号で「人獣共通感染症」を特集し，代表的な人獣共通感染症について，主に獣医学の視点から疾病の特徴，ヒトと動物の関わり，疫学的事項などを中心に解説しました．この特集号は獣医学以外の分野，関係者からも高い評価を受け，多くの人々より単行本としてまとめてほしいとの希望が寄せられました．

本書は同特集の記事を加筆修正するとともに，いくつかの新たな項目を加えて取りまとめたものです．なお，人獣共通感染症にはヒトと動物の双方に病気を起すもの，ヒトには重篤な病気を起こすにもかかわらず，動物は無症状で感染源としてのみ重要な役割を果たすものなどがあります．本書ではそれらをあわせて人獣共通感染症としました．

多くの人々が人獣共通感染症を理解するうえで，本書が役立つとすればこれに勝る喜びはありません．

平成19年9月

清水実嗣（微生物化学研究所 前動物衛生研究所 所長　Mitsugu Shimizu）

目　次

第1章　人獣共通感染症の概念と展望

1. 人類の歴史と動物由来ウイルス

人類は地球上に最も遅く出現した哺乳類である．ネズミは6000万年前，ウシ，ブタなどは4500万年前に出現していた．ホモ・サピエンスの出現は僅か20万年である．その時，すでにほかの動物は固有のウイルスを保有しており，それらウイルスによる感染は狩猟・採集生活の時代に起きていた．たとえばジャングルのサルからの黄熱ウイルス感染や森のオオカミからの狂犬病ウイルス感染は旧石器時代から起きていたと推測される．

人間は1万年前にアフリカから北上し，メソポタミア川やインダス川流域で農耕生活を始め，それとともに家畜の利用を始めた．家畜との密接な接触から家畜のウイルスによる感染が起こり，集団生活をしている人々の間で広がってヒトのウイルスに進化するものも現れた．その代表的なものとして，麻疹ウイルスは8000年ほど前にウシの牛疫ウイルスから生まれ，天然痘ウイルスは4000年ほど前にウシかウマのウイルスから生まれたと考えられている．

一方，胎盤感染などにより親から子供に垂直伝播され，体内で一生の間，潜伏感染するタイプのウイルスは，系統進化とともにヒトに受け継がれたと考えられる．その典型的なものにヘルペスウイルスがある．ヘルペスウイルスは無脊椎動物のカキでも見いだされる．脊椎動物の出現は5億3000万年前とされているので，それ以前にヘルペスウイルスは存在しており，それが魚類（ニジマスヘルペスウイルス），両生類（カエルヘルペスウイルス），爬虫類（イグアナヘルペスウイルス）を経て，鳥類や哺乳類の種々のヘルペスウイルスに進化してきた．

ヒトのウイルスのほとんどは，元をたどれば何らかの形で動物由来のものと推測されるが，現実にはヒトのウイルスと動物のウイルスはそれぞれに固有のものとなっている．そのような動物のウイルスがヒトにたまたま感染を起こすことで人獣共通感染症の問題を提起しているのである．

2. 人獣共通感染症の概念

人獣共通感染症は英語のzoonosisの和訳である．その語源はギリシア語のzoon（動物）とnosos（病気）に由来するもので，古くから「動物の病気」に用いられていた．19世紀半ばに細菌が分離され始めて微生物感染の概念が生まれた時期，ドイツのある医師が，食肉店を営む患者の悪性の化膿病変について，「これは人の病気ではなく動物の病気，すなわちzoonosisである」と述べている．この頃に動物からヒトが感染する病気の概念が生まれてきたものとみなせる．1863年に出版されたDictionary of Veterinary Medicineには「動物の病気のほかに，動物から人が感染する病気」と述べられており，現在では後者の意味にのみ用いられるようになった．

1958年に世界保健機構（WHO）はzoonosisに関する専門家会議で，zoonosisの定義について，語源学としては不正確であるが，「脊椎動物と人の間で自然の状態で伝播される病気と感染をいう」とまとめた．しかし，1966年の第2回会議で，この表現では範囲が広すぎ，毒素や毒物など非感染性のものによる病気や，ヒトから動物が感染する病気まで含まれてしまうという問題点が指摘された．しかし，とくに定義の表現は変更されないまま，動物からヒトへの感染のみがzoonosisとみなされてきている．一方，ヒトから動物へ伝播される病気はanthroponosisと呼ばれ，これはギリシア語のanthropos（ヒト）に由来する．

厚生労働省では動物由来感染症の用語を用いている．しかし，獣医学領域ではヒトから動物に伝播される病気が数多くある．これらも人獣共通感染症とみなすべきという見解もある．すなわち，動物由来人感染症とヒト由来動物感染症の両方を考えるべきというわけである．これまで後者はあまり取り上げられてこなかったが，たとえばサルではヒトからの赤痢，結核，麻疹ウイルス感染などが古くから知られており，1966年にはタンザニアでチンパンジーにポリオの流行が起きたことがある．最近は，野生動物の世界に人間が入り込む機会が増えて，ヒトの寄生虫や細菌が野生動物の生態系に大きな影響を与える例が問題となってきている．その例として，東アフリカでは観光客の増加とともにマウンテン・ゴリラに新しい寄生虫感染が見いだされており，ボツワナのシママングースや南アフリカのスリカータの間では野生動物観察ツアーにより人型結核菌感染が広がっている[1)]．

ヒト由来動物感染症はzoonosisとは別の範疇として，動物の生態系にかかわる重要な問題とみなすべきであろう．

3．人獣共通感染症の種類

人獣共通感染症として分類される病気の数はWHOの報告書では200種位とされている．しかし，500種類以上もあるアルボウイルス，2,000以上のサルモネラ血清型，200以上のレプトスピラ血清型というように分類すれば3,000種を越すという見解もある．

人獣共通感染症の病原体は，野生動物，家畜，ペットなど様々な動物を宿主としている．ヒトへの感染は自然宿主から直接起こる場合もあれば，ほかの動物を介して起こる場合もある．たとえば，マールブルグウイルスの自然宿主は不明であるが，アフリカミドリザルを介してマールブルグ病は発生した．エボラウイルスも自然宿主は不明であるが，チンパンジーを介してヒトへの感染を起こしたことがある（注：本稿執筆後に，エボラウイルスの自然宿主がオオコウモリという論文が発表された（Leroy, E.M *et al.* Nature 438, 575, 2005）．表1.1は主な人獣共通感染症をヒトへの感染源としての動物種別にまとめたものである．

4．エマージング感染症としての人獣共通感染症

19世紀半ばに各種の病原細菌の分離により細菌学が進展し始め，19世紀終わりには初めての動物ウイルスとして口蹄疫ウイルスが分離された．20世紀前半に，抗生物質により細

表1.1　動物種別にみた人獣共通感染症

ヒトへの感染源	病原体	古くから知られているもの	20世紀後半からとくに注目されるようになったもの
サル類	ウイルス	Bウイルス病，黄熱，デング熱，サル痘，A型肝炎	マールブルグ病，エボラ出血熱，サル痘
	細菌	赤痢，結核（人型），類鼻疽	カンピロバクター症
	原虫	アメーバ赤痢	クリプトスポリジウム症
イヌ，ネコ	ウイルス	狂犬病	
	細菌	イヌブルセラ症，リステリア症，エルシニア症，パスツレラ症，レプトスピラ症，猫ひっかき病	カンピロバクター症，ライム病
	真菌	皮膚糸状菌症	
	原虫	トキソプラズマ症	クリプトスポリジウム症，リーシュマニア症
	寄生虫	包虫症，トキソカラ症	
家畜（ウシ，ブタ，ヒツジ，ウマ）	ウイルス	日本脳炎，リフトバレー熱，狂犬病，クリミア・コンゴ出血熱	ボルナ病，ヘンドラウイルス病，ニパウイルス病，メナングルウイルス感染症，E型肝炎
	細菌	炭疽，ブルセラ症，結核（牛型），非定型抗酸菌症，サルモネラ症，豚丹毒，リステリア症，エルシニア症，鼻疽	腸管出血性大腸菌症
	リケッチア	Q熱	
	原虫	トキソプラズマ症，アメーバ赤痢，アフリカトリパノゾーマ症	クリプトスポリジウム症
家禽	ウイルス	ニューカッスル病，インフルエンザ	高病原性鳥インフルエンザ
	細菌	サルモネラ症，非定型抗酸菌症	
野鳥	ウイルス		ウエストナイル熱
	真菌		クリプトコッカス症
	クラミジア	オウム病	
げっ歯類	ウイルス	リンパ球性脈絡髄膜炎，ダニ脳炎	アルゼンチン出血熱，ボリビア出血熱，ラッサ熱，腎症候性出血熱，ブラジル出血熱，ベネズエラ出血熱，ハンタウイルス肺症候群，アロヨウイルス感染症
	細菌	ペスト，エルシニア症	ライム病
不明	ウイルス		マールブルグ病，エボラ出血熱，SARS

菌感染の多くは治療可能になり，ワクチンの開発により多くの急性ウイルス感染の予防が可能になった．微生物学の最大の成果として，1980年に天然痘の根絶がWHOにより宣言された．この頃から，人類は感染症を克服できるという考えが広まり，感染症への関心は薄れていった．しかし，1981年にはエイズが出現し，全世界に広がり始めていた．その後，あいついで新しい感染症が世界各地で発生した．感染症の克服は幻想に過ぎなかった．1993年，WHOと全米科学者協会はエマージング感染症の国際監視計画に関する会議を開き，次のような声明を発表した．「最近になって新しく出現（emerging），または再出現（re-emerging）した感染症が数多くある．動物や植物の世界でも同様のことが起きて，経済や環境に危険をもたらしてきている．世界全体がいまだに感染症に対していかにもろいかということを示したものである．ヒト，動物，植物の感染症の地球規模での監視体制の確立が急務である」．なお，厚生労働省では新興・再興感染症の和訳を用いている．

代表的なエマージング感染症は表1.2に示したとおりである．その内，75％が人獣共通

表1.2　最近40年間における主な新興・再興感染症

年	病気	病原体	種類	自然宿主	備考
1957	アルゼンチン出血熱	フニンウイルス	ウイルス	アルゼンチンヨルマウス	
1959	ボリビア出血熱	マチュポウイルス	ウイルス	ブラジルヨルマウス	
1967	マールブルグ病	マールブルグウイルス	ウイルス	不明	
1969	ラッサ熱	ラッサウイルス	ウイルス	マストミス	
1969	急性出血性結膜炎	エンテロウイルス70	ウイルス	ヒト	別名・アポロ病，ガーナ，日本での発生
1976	エボラ出血熱	エボラウイルス	ウイルス	オオコウモリ	ザイール，スーダンでの発生
1976	下痢	クリプトスポリジウム	原虫		
1977	在郷軍人病	レジオネラ菌	細菌		米国での発生
1977	リフトバレー熱*	リフトバレーウイルス	ウイルス	ヒツジ，ヤギ，ウシ	エジプトでの大流行
1977	下痢	キャンピロバクター	細菌		
1979	エボラ出血熱*	エボラウイルス	ウイルス	オオコウモリ	スーダンでの発生
1980	成人T細胞白血病	HTLV-1	ウイルス	ヒト	日本，カリブ海地方での発見
1981	エイズ	人免疫不全ウイルス	ウイルス	ヒト	元はチンパンジーのウイルス
1982	ライム病	ボレリア菌	細菌		
1982	毒素性ショック症候群	TSST毒素産生ブドウ球菌	細菌		
1982	腸管出血性大腸菌症	大腸菌O157	細菌		
1983	胃潰瘍	ヘリコバクター菌	細菌		
1985	牛海綿状脳症	BSEプリオン	プリオン		
1988	突発性発疹	ヒトヘルペスウイルス6型	ウイルス	ヒト	
1988	E型肝炎	E型肝炎ウイルス	ウイルス	ヒト	
1989	C型肝炎	C型肝炎ウイルス	ウイルス	ヒト	
1989	エボラ出血熱*	エボラウイルス・レストン株	ウイルス	オオコウモリ	輸入サルでの発生
1991	ベネズエラ出血熱	グアナリトウイルス	ウイルス	コットンラット	
1992	コレラ	コレラ菌O139	細菌		
1992	猫ひっかき病	Bartonella henselae	細菌		
1993	ハンタウイルス肺症候群	シンノンブレウイルス	ウイルス	シカネズミ	米国西南部での発生
1994	ヘンドラウイルス病	ヘンドラウイルス	ウイルス	オオコウモリ	オーストラリアでの発生
1994	ブラジル出血熱	サビアウイルス	ウイルス	げっ歯類？	
1995	エボラ出血熱*	エボラウイルス	ウイルス	オオコウモリ	ザイールでの流行
1995	G型肝炎	G型肝炎ウイルス	ウイルス	ヒト	
1996	エボラ出血熱*	エボラウイルス	ウイルス	オオコウモリ	ガボンでの流行
1997	リフトバレー熱*	リフトバレーウイルス	ウイルス	ヒツジ，ヤギ，ウシ	ケニア，ソマリアでの発生
1997	高病原性鳥インフルエンザ	インフルエンザウイルス	ウイルス	カモ	ホンコンでの発生
1998-99	ニパウイルス病	ニパウイルス	ウイルス	オオコウモリ	マレーシアでの発生
1999	マールブルグ病	マールブルグウイルス	ウイルス	不明	コンゴでの発生
1999	ウエストナイル熱*	ウエストナイルウイルス	ウイルス	野鳥	米国，ニューヨークでの発生
2002	SARS	SARSコロナウイルス	ウイルス	キクガシラコウモリ	中国での発生，2003年には全世界
2003	サル痘	サル痘ウイルス	ウイルス	げっ歯類	米国のペットショップ
2004	高病原性鳥インフルエンザ	インフルエンザウイルス	ウイルス	カモ	東南アジア各国での発生
2004	マールブルグ病	マールブルグウイルス	ウイルス	不明	アンゴラでの発生

* 再興感染症

感染症である．とくに社会に大きな影響を与えている，いわゆるエマージングウイルスはほとんどが動物由来である．

5．エマージング感染症の出現の背景

1992年，エマージング感染症の問題を総合的にとりあげた米国医学協議会の報告は，エマージング感染症の出現の背景として五つの要因，すなわち，微生物の適応と変化，経済発展と土地使用，人口増加と行動，海外旅行と国際商業，技術と工業，公衆衛生手段の破綻の六つをあげた[2)]．

たとえば，人間の社会活動の増大により，ヒトと動物の移動の増加，それに伴う微生物と病原体の生態系が新しい動物に移動してきた．

森林が伐採され，オーストラリアでは都会でのオオコウモリの数の増加が認められている．これがウマを介してのヘンドラウイルス病の発生に関わっている可能性が推測されている．マレーシアでは養豚産業の拡大でブタとオオコウモリの接触の機会が増加し，これがニパウイルス感染症の発生をもたらしたと考えられている．第2次世界大戦で爆薬の原料としてのニトログリセリンの主な供給源は動物性油脂であった．戦争終結後にレンダリング方式に新しい技術革新が生まれ，その産物の肉骨粉の利用の対象となったのは家畜の飼料であった．その結果，BSEが発生したと考えられている．

ザイールにおけるエボラ出血熱の発生はほとんどが院内感染によるもので，破綻した公衆衛生の下で起きたものとみなされる．

そののち，数多くのエマージング感染症が見いだされ，さらに炭疽菌テロといった問題が生じてきたことを受けて，米国医学協議会は2003年に第2回目の報告を発表した[3)]．そこではこれまでの要因にさらに新たに七つの要因が加わった．それは，ヒトの感染症に対する感受性の変化，気象変化，生態系変化，貧困と社会的不平など，戦争と飢餓，政治的意志の欠落，意図的危害（テロ）である．その主な例は以下のとおりである．

HIV感染による免疫不全，臓器移植などでの免疫抑制剤の使用により感染症に対する感受性が高まっている人々が増えてきている．一方，米国南西部に発生したハンタウイルス肺症候群は，エルニーニョによる大雨が続いたことで，松の実が豊作となり，それを餌とするシカネズミの爆発的増加が原因と推測されている．生態系の変化により起きたエマージング感染症の典型的なものとしてはリフトバレー熱がある．原因ウイルスのリフトバレーウイルスは蚊により媒介される．ダム建設で蚊の生息域が広がり，その結果，家畜とヒトでの大発生が起きてきている．リフトバレーウイルスはイエカ属の蚊で介卵伝達されており，不利な気象条件でもウイルスは存続できる．そのような環境でダム建設や洪水により蚊におけるウイルス伝達サイクルが始まり，ウシ，ヒツジ，ヤギなどの感染が起きてくる．これらの動物が餌を求めて移動し，ヒトと接触することでヒトへの感染が起きるという，複雑な疫学がかかわることになる．1930年にケニヤで見いだされたリフトバレー熱はサハラ砂漠以南で発生を繰り返していたが，1977～78年にはサハラ砂漠の北のエジプトで発生した．2000年にはアフリカ大陸を超えてサウジアラビアとイエメンで見いだされ，サウジアラビアでは現在も発生が続いている．

6．マイクロビオーム

医学領域では，微生物の宿主としてのヒトと微生物の関係は，微生物を悪者とみなしてきた．この宿主と病原体の関係を正しく理解するために，最近，宿主をスーパー有機体（マイクロビオーム microbiome）とみなす考えが提唱されている[3]．これは，宿主のゲノムと宿主に常在する微生物のゲノムはキメラのような状態で結びついたものと考えており，われわれの皮膚，消化管，粘膜表面など体の中に共生する微生物のゲノムを，個人としての一人一人を規定する小さな生命共同体とみなしている．

最近まで，感染症研究では微生物がみずからの存続のために，慢性的同居者もしくは宿主としてのヒトと共生するために，どのように適応・進化してきたかについて，あまり関心を示してこなかった．

微生物は人間よりもはるかに早く進化するだけでなく，それは遺伝子交換といった巧妙なメカニズムでさらに強調されている．その結果，ヒトの免疫系をくぐり抜け，ヒトの間で広がることもできるようになる．人獣共通感染症の問題も，このような視点から考える必要がある．

7．種の壁を越えるウイルスの適応

エマージング感染症として人間社会に入り込んでくるウイルスは，もしも前述のように適応して存続するようになると，もはや人獣共通感染症ではなく，ヒトのウイルスになりうるといえよう．

異物として侵入する病原体に最初に対応するのは自然免疫である．古くからヒトに感染してきている病原体では，自然免疫系の働きがバランスよく調節されている．自然免疫系でとくに重要な因子は炎症性サイトカインであり，病原体の排除に働く．古くからヒトに感染してきた病原体に対しては炎症性サイトカインの産生は調節されている．しかし，新しい病原体が侵入した場合，そのバランスが損なわれて，炎症性サイトカインの激しい放出，すなわち，サイトカイン・ストームを引き起こすことがある．1997年に香港でヒトに致死的感染を引き起こした高病原性鳥インフルエンザウイルスは，それまでヒトにまったく感染したことのなかったウイルスが遺伝子変異により，ヒトに感染するようになったと考えられる．このような新しいウイルス感染の場合，TNA-αなど本来はウイルスの排除に働くはずの炎症性サイトカインが多量に放出された結果，肺組織の破壊を引き起こし，致死的結果を招いたと推測されている[4]．SARSの場合の肺炎でも，同様にサイトカイン・ストームの関与の可能性が指摘されている．

8．野生動物由来の未知のウイルス

野生動物がどれくらいのウイルスを保有するのか，研究の対象にならない限りほとんどわからない．

1950年代終わりから，ポリオワクチンがサルの腎臓細胞で製造されるようになり，その結果，それまで知られていなかったSV40ウイルスを初め数多くのウイルスがサルの腎臓細胞から分離されてきた．同じ頃，クールーやクロイツフェルト・ヤコブ病がサルに実験的に伝達できるようになり，サルへの脳内接種実験が全米の霊長類センターで精力的に行われた．それらのサルの脳からクールーなどの原因ウイルス分離が試みられた結果，副産物として数十種類もの未知のウイルスが細胞培養で分離された．それらのほとんどについて，研究は行われていない．

オーストラリアでヒトの致死的感染を起こしたヘンドラウイルスの自然宿主がオオコウモリであることが明らかになったことから，オオコウモリについての研究が始められた．その結果，狂犬病ウイルスと同じグループのコウモリリッサウイルスが分離され，これはヒトへの致死的感染も起こした．また，流産を起こしたブタからメナングルウイルスが分離され，ヒトでは軽いインフルエンザ様の病気を起こした．マレーシアではヘンドラウイルスに類似のニパウイルスがヒトとブタに致死的感染を起こし，これの自然宿主もオオコウモリであった．そこで，オオコウモリについての調査が始められ，その結果，チョーマンウイルスが分離された．これの病原性は明らかになっていない．このようにして，オオコウモリから五つの新しいウイルスが分離されたことになる．

ウイルス分類国際委員会が認めているウイルスは約30,000種あり，その内哺乳類，鳥類に感染するウイルスは約650種が見いだされている．しかし，これは氷山の一角にすぎない．

参考文献

1） Alexander, K. A., Pleydell, E., Williams, M. C., Lane, E. P., Nyange, J. F. C. & Michel, A. L. : Mycobacterium tuberculosis : an emerging disease of free-ranging wildlife. Emerging Infect. Dis., 8, 598-601, 2002

2） Institute of Medicine : Emerging infections. Microbial threats to health in the United Stats. National Academy Press, 1992.

3） Institute of Medicine : Microbial threats to heatlh. Emergence, detection, and response. National Academies Press, 2003.

4） Cheung, C. Y., Poon, L. L., Lau, A. S., Luk, W., Lau, Y. L., Shortridge, K. F., Gordon, S., Guan, Y. & Peiris, J. S. : Induction of proinflammatory cytokines in human macrophages by influenza A（H5N1） viruses : a mechanism for the unusual severity of human disease?. Lancet 360, 1831-1837, 2002.

山内一也（社団法人 日本生物科学研究所　Kazuya Yamanouchi）

第2章　野生動物由来感染症対策

1. はじめに

動物由来感染症（人獣共通感染症）の中でも，野生動物に由来する感染症は制御しにくい．世界で最も感染症防御システムが進んでおり，感染症コントロールの中心的役割を果たしている疾病予防制御センター（CDC）を有する米国でさえ，ウエストナイル熱のように野鳥と蚊を介した感染症をコントロールすることは容易ではない．1999年の東部ニューヨークから始まった流行（発症7人）は，2003年には全米に広がり，8,000名を越す感染者と200名を越す死亡者を出し，まだ終息する傾向を示していない．また中西部の乾燥地帯でプレーリードッグと蚤の間で循環しているペスト，およびコウモリを介した狂犬病の制圧も困難な状態である．

2. 世界の野生動物由来感染症とその対策

野生動物に由来する感染症の多くは開発途上国に由来している．その原因として動植物叢の豊かな熱帯雨林開発があげられる．途上国における生産活動範囲が拡大し，熱帯雨林の未知の野生動物がもっている病原体と接触することによりエボラ出血熱，マールブルグ病，サル痘などがヒトの社会に持ち込まれる．また，生産性が向上し穀物の収穫量が増加するに従い，げっ歯類などの繁殖が盛んになり，繁殖したげっ歯類が人家に侵入するなどして流行が起きたボリビア出血熱，ラッサ熱，アルゼンチン出血熱などがある．途上国における急速な都市化・人口集中と貧弱なインフラストラクチュアの結果として公衆衛生環境が整わず，森林でサル類と蚊の間で循環していた感染症が都市に定着して爆発的な流行を起こした黄熱，デング熱，デング出血熱などがある．さらに，航空機輸送によるヒトと動物の短時間の移動により途上国から先進国へと感染症が拡大する輸入感染症として，ラッサ熱，マールブルグ病，SARS，サル痘の例があげられる．

一方先進国では野生動物のペット化がある．プレーリードック由来の野兎病，ペスト，サル痘などのヒトへの感染が報告されている．またキャンプや森林浴などアウトドア生活を楽しむ際に野生動物や節足動物と接触することで，日本紅斑熱，ツツガムシ病，ハンタウイルス肺症候群，ライム病，エキノコックス症などの感染が報告されている．

さらに近年，ヘンドラウイルスやニパウイルス感染症のように，これまで病原体保有動物として知られていなかった熱帯のオオコウモリから家畜を介してヒトに伝播する感染症が出現した．野生動物でも環境汚染により宿主の免疫機能が低下したため，本来であれば自然宿主と共存していたウイルスが爆発的流行を起こす場合（北海のアザラシなどにみられたモルビリウイルスの大流行）や，環境汚染物質により，ウイルスの変異頻度が上昇する可能性などの新しい危険性が考えられる．こうしたことは動物由来感染症の制圧に従来の対策とは違った，新しい発想と対応が必要になっていることを示唆している．

こうした動物由来感染症の増加傾向に対し，世界保健機構（WHO）や国際獣疫事務局（OIE）を中心としたグローバルな各国政府が連携した感染症対策がとられ始めている．最近は先進国サミットでバイオテロ対策と並んで感染症の制御がテーマとして取り上げられている．その背景として，野生動物由来と考えられるSARSが僅か数カ月で世界中に伝播したことが考えられる．このことは，現代の感染症が国境という人為的バリアーを問題にしていないことを示した．またアジアを中心に流行域が広がった高病原性鳥インフルエンザも，発生国の多さ，流行規模の大きさ，ヒトに直接感染し発症させる病原性の強さなどから，WHOもOIEもその危険性を摘指している．このように，動物由来感染症がグローバル化する中で，野生動物に由来する感染症の研究は従来型のヒトや家畜を対象とした下流，すなわちエンド・ポイントに注目する感染症研究と研究室における遺伝子や蛋白の分析化学だけでは限界にきていると思われる．今後はこうした研究のほかに，環境科学，野生動物および自然宿主に寄生する病原体の生態学やフィールド科学といった，上流の視点，スタートポイントから複雑系の研究を進め，グローバルなリスク評価を行い，対策をたてることが求められている．

実際，国際機関などで用いられる新しい分析手法としてリスク分析法がある．本来，医薬品や食品添加物のヒトへの安全性基準を決めるのに用いられてきたが，微生物による食中毒の防疫や，感染症の制御に利用されるようになった．リスク分析法は自然科学と社会科学が完全に融合した分析法で，定量的な科学的リスク評価に基づき，費用対効果を検討し，現実的対策を作成し，人々にわかりやすく説明し，より効率のよい防御システムを確立しようとするもので，従来の疫学や公衆衛生学よりも，さらに総合的な学問体系となっている．

3. わが国の輸入動物の現状とニアミス例

わが国では高度経済成長後，社会体制や価値観の急激な変化により核家族化，少子化が進み，ペットが伴侶動物としてヒトの代わりをするようになった．さらにバブル期後，従来のペットとは異なるエキゾチックアニマルの輸入が盛んになった．こうした社会変化と行動様式の多様化から，従来にない動物由来感染症の発生が強く懸念されている．

平成11年，厚労省研究班が行った調査では輸入動物の88％がペット用で，サル類では約10％，イヌ，ネコでは70～80％，キツネ，スカンクは全頭がペットとして輸入されていた．財務省の平成13年の動物別輸入データでは，哺乳類は40カ国から120万頭輸入されており，オランダとチェコからハムスター100万頭，米国からフェレット，プレーリードッグがそれぞれ3万頭，1万頭以上，中国からリスが約7万頭輸入されていた．サル類はアジア，南米，アフリカから約6千頭輸入され，中国，ベトナムが80％を占めていた．イヌは約90カ国から1万2千頭輸入され，米国，台湾が全体の75％を占め，ネコは80カ国から2千頭輸入されていた．平成14年，哺乳類の輸入は前年に比べ約35万頭減少し85万頭となった．一方，鳥類は40カ国から約17万羽輸入されており，台湾からの輸入が最も多く全体の24％，次いでパキスタン，韓国，オランダ，ミャンマーの順であった．爬虫類は約50カ国から88万匹輸入されており，両生類は約10カ国から1万匹輸入されていた.

こうした状況で，わが国に侵入する直前でリスク回避した動物由来感染症がある．2002年8月，CDCからプレーリードック出荷施設で野兎病が発生し，感染した可能性のある動物が314頭日本に輸出されたという連絡が入った．厚労省の追跡調査により感染の疑いのあるヒトは発見されなかった．プレーリードックが野兎病とともにペストを持ち込む危険性があるため2003年3月輸入禁止となった．2003年5月米国でプレーリードックからサル痘がヒトに感染した時，アフリカ産の野生げっ歯類と同居したプレーリードッグが原因であることがつきとめられた．2003年7月WHOから米国でサル痘の原因となったアフリカ産ヤマネと米国にいた他のアフリカヤマネの17匹が米国から日本に再輸出されたという報告があった．厚労省で輸入動物を特定し調査したが陰性であった.

4．わが国の輸入動物対策-経緯

平成11年に施行された感染症法で初めて動物由来感染症が取り上げられ，サル類のエボラ出血熱・マールブルグ病を対象とした法定検疫が実施されるようになった．他方，昭和25年に制定された狂犬病予防法の見直しも行われ，ネコ，スカンク，アライグマ，キツネが法定検疫対象となった.

この時はこれ以外の感染症・動物種に関しては規制対象とされなかった．その後，平成15年3月，政令によりペストを媒介する危険性のある動物としてプレーリードッグの輸入禁止措置が，SARSウイルスの宿主の可能性がある動物としてハクビシンなどの緊急輸入停止措置が平成15年7月にとられた．感染症法の作成時には時間的余裕がなく，動物由来感染症および輸入動物の実態が明らかでなく，そのリスクがどの程度のものかわからなかったため，5年後の見直し時に対策強化を検討することとした．今回，その見直しが行われ動物由来感染症対策の強化が図られ，また狂犬病予防法による輸入検疫制度に関しても省令改正が進められた.

5．感染症法の見直し—動物由来感染症の対策強化—

見直しにより翼手目（コウモリ）とヤワゲネズミ科の動物（ラッサ熱の自然宿主であるマストミスを含む）は平成15年11月から全面輸入禁止となった．すでに輸入禁止となっているプレーリードッグなど，および法定検疫の対象であるサル類は別として，その他の動物に関しては輸入時に届出，証明書の添付，係留などの対応を求めることとなった．さらに侵入動物（航空機の蚊，コンテナ内の鼠属その他の節足動物），国内動物に由来する感染症を防止するため動物由来感染症について大幅に法改正がなされた.

1）獣医師等の責務（5条2），獣医師，獣医療関係者の国・地方公共団体の公衆衛生施策への協力および動物取り扱い業者の動物の適切管理，必要措置をとる責務が明確化された.

2）感染症の類型見直し（6条），動物由来感染症の追加（レプトスピラ症，野兎病，リッサウイルス感染症，ニパウイルス感染症，サル痘，高病原性鳥インフルエンザ，E型肝炎，いずれも4類），4類感染症の内媒介動物の輸入規制，消毒・駆除を可能にするよう規定された.

3）獣医師の届出義務（13条），1〜4類感染症であって政令で定める動物・感染症を診断した時の届出義務.

4）動物由来感染症の調査（15条），感染症発生状況調査で，感染症の恐れのある動物，死体の所有者に対し，質問・調査が可能なことを明確化し（35条：質問及び調査），地方公共団体の調査体制の強化・連携が規定された.

5）都道府県の迅速措置（27，28，29条），鼠族・昆虫の駆除を知事が独自に指示できること.

6）届出制度（56条2），感染症の恐れのある動物，死体を輸入する者は輸出国の検査結果，感染症フリーの証明書，動物種，数量，輸入時期を届出る.

感染症法見直しにより獣医師の責務と活動範囲が拡大し，医師・獣医師などが連携して，動物由来感染症の疫学調査や流行時の原因究明のためのサーベイランスを行うことが法的に可能となった．感染症法は基本的に地方自治体での防御を基盤にしており，自治体を超える高リスクの感染症にのみ，危機管理に国が指導権を握る方針で作られている．したがって地方自治体の主体的取り組みが第一で，国との連携がそれを強化することになる.

（1） 輸入届出，衛生証明書，獣医師の届出義務，情報提供

今回の対策強化は単純に検疫動物種を増加させるのではなく，輸入禁止動物種の追加，係留措置，侵入動物・国内の野生動物などの対策強化，感染症発生時の動物調査・措置の強化を盛り込んだ．とくに輸入動物届出制度と健康証明書の添付，特定の病原体に関するフリーの証明書の要求は，野放しであった輸入野生動物を事実上禁止するものであり，検疫に代わってリスクを回避する有効な措置である．輸入届出制度の施行は平成17年9月1日と定められた.

1） 輸入届出

届出対象動物（届出動物）は陸棲哺乳類，鳥類，およびげっ歯類の死体．届出内容は輸入時（動物到着前〜後）に主要空港検疫所に届出書と衛生証明書を提出する．届出書には①動物情報（種類，数量，用途，原産国，由来），②輸送情報（積出国，積出地，搭載機，到着地，到着月日），③輸出者，輸入者情報（住所氏名），④その他参考事項を記入する.

2） 衛生証明書

衛生証明書は①げっ歯類およびその死体はペスト，狂犬病，サル痘，HFRS，HPS，野兎病，レプトスピラ症に関し1年間施設内で感染症がなかったこと，出生以来その施設で保管されていたこと，生きた動物では狂犬病を発症していないことの証明書を添付．②全ての陸棲哺乳類（指定動物，検疫動物，家畜を除く）では，狂犬病を発症していないこと，清浄国で出生・捕獲以来6カ月間保管されていたこと．汚染国では1年間狂犬病の発生のない施設で出生以来，あるいは発送前1年間保管されていたこと．あるいは検疫施設で6カ月間係留されていたことの証明書が必要．ウサギ目ではこの他に野兎病フリーである証明が必要.
③鳥類（家禽を除く）は，ウエストナイル熱（WNF），高病原性鳥インフルエンザ（HPAI）を発症していないこと，繁殖された鳥類ではWNF，HPAIの清浄国で出生以来あるいは発送前21日間施設で保管されていたこと．野生の鳥類ではHPAI清浄国の検疫施設で出生以来あるいは発送前21日間係留されていたことの証明が必要となる予定．④霊長類は従来の届

出の他に，結核，赤痢，B型肝炎（類人猿）フリーの証明書と輸入目的がペット用でない旨の記載が必要.

3）獣医師の届出義務

これまでサル類のエボラ出血熱・マールブルグ病，プレーリードッグのペスト，およびイタチアナグマ・タヌキ・ハクビシンを対象とするSARSコロナウイルスによる感染症（これらの動物は発症しない可能性がある）を診断した場合に届出る義務があった．今回の見直しではサル類の細菌性赤痢，鳥類のウエストナイル熱，イヌのエキノコックスのように，国内の動物でもみられる可能性のある感染症が届出対象となった（政令第231号，公布・平成16年7月9日）．施行期日は平成16年10月1日．届出基準および診断ガイドラインは8月下旬に示されることになっている.

4）情報提供対象の感染症

重要な感染症の発生動向調査体制の整備を図る目的で，感染源動物に関する情報の提供を求めるもので，届出義務と異なり獣医師の責務に該当．対象動物と病原体は西ナイル熱の蚊，展示用動物のオウム病，インフルエンザ，炭疽などの発生情報，およびその他動物の大量死などの異常（具体的な公布はまだなされていない）.

6．狂犬病予防法における輸入検疫制度の見直し

前回の見直しでは検疫対象動物を拡大したが，検疫制度に関しては見直さなかった．しかし，最近，日本を取り巻く狂犬病のリスク状況が変わってきた．一つは輸入犬の数が増加し，とくに幼若犬の割合が増えていること．日本の近隣諸国（韓国，ロシア，中国）で狂犬病の発生が見られること，とくに中国では流行の拡大傾向が見られること．オセアニア諸島に見られるように1度侵入を受けると，島国でも撲滅が困難なことなどがあげられる．また，現行の検疫制度は書類審査と係留を基本としており，抗体調査などの科学的安全性の保証が無いこと，係留期間が複雑なこと，自宅係留措置のような制度があること，またOIEの定める国際基準とのズレがあることなどの問題がある.

こうした問題をうけイヌなどの輸入検疫にかかる省令の見直しを進めた．基本方針は①国際基準に合わせる努力をする，②科学的リスク評価に基づくにリスク管理措置を取る，③簡便でわかり易い検疫システムにすること（安全性の保証できる個体は12時間以内，それ以外は最大潜伏期である180日間の係留を行う）.

（1）システムの変更

検疫対象となる病原体はラブドウイルス科，リッサウイルス1型（狂犬病ウイルス）．他の型のリッサウイルスは含まない．最大潜伏期間は180日とし，清浄国の定義はOIEに準ずる．以下の項目は変更する．①ワクチン接種以前に全ての個体をマイクロチップあるいは確実に個体を識別できる方法（タトゥーなど）で個体識別する．②ワクチン接種は能動的免疫機能が成熟する生後3カ月以後に不活化ワクチンを4週間から1年（有効期間が証明されているワクチンはその有効期間）の間隔で2回以上接種する．③抗体検査は指定機関で行い，ワクチン接種後のウイルス中和試験（RFFIT，FAVN）で，0.5 IU（国際単位）/ml以上あること.

(2) 事前届出

これまで携帯品として輸入される動物は届出対象外であったが，今回の見直しで全ての輸入されるイヌなどとなる．届出の提出は，これまで輸入予定70日から40日前であったものから，輸入40日前までに変更．届出事項は個体識別情報，ワクチン接種歴，血清抗体価，検査機関などを記載することになる予定．

(3) 係留場所

自宅係留は認めない．原則として係留は動物検疫所に限定（ただし治療その他，動物検疫所所長が必要と認める場合は別途定める予定）．

(4) 係留期間

清浄国（指定地域）から輸入される場合は，個体識別，狂犬病にかかっていないこと，当該地域に6カ月以上あるいは生産以来飼養されていたことが証明されれば，12時間以内の係留．他方，汚染国から輸入される場合で個体識別がなされており，2回以上のワクチン接種，ワクチン接種後の採血で0.5IU/ml以上あり，採血日から6カ月以上経過しワクチンの有効期限以内にある個体は12時間以内の係留．6カ月を超えない場合は不足分を係留期間とする予定．これ以外のケースは180日間の係留．

(5) 実験用動物

試験研究用に指定されていること．基準を満たした指定施設（2年間狂犬病の発生が無い，封じ込めのハードウェアが調っている，検査ができ獣医師の管理，健康監視ができていることなど）で6カ月以上あるいは生産以来その施設で飼養されていることを満たした個体は輸入後の管理を保証した上で12時間以内の係留．狂犬病のワクチン，抗体検査は不要となる予定．

(6) イヌ以外の対象動物

ワクチンの有効なネコはイヌに準ずる．それ以外の汚染国由来の検疫対象動物（キツネ，スカンク，アライグマ）は180日間の係留．

7. おわりに

動物由来感染症対策および狂犬病予防法の輸入検疫見直しが進んでいる．法律，政令，省令の改正に関してはすでに一部は公布されている．省令の改正前には，パブリックコメントを受ける期間があるので問題を感じた人は関連行政機関に意見を述べることができる．また審議会（感染症部会，犬などの検疫制度検討会）は公開で行われている．法改正に伴い，獣医師の責務が強化されつつある，1人1人が社会的ニーズに応える努力をする必要がある．

吉川泰弘（東京大学 大学院農学生命科学研究科　Yasuhiro Yoshikawa）

第3章　重篤な人獣共通ウイルス感染症対策

1．はじめに

「感染症の予防及び感染症の患者に対する医療に関する法律」（感染症法）で1類感染症に指定されるエボラ出血熱，マールブルグ病，ラッサ熱，クリミア・コンゴ出血熱の4種のウイルス性出血熱や，今後の感染症法改正で1類感染症に分類予定の南米出血熱（アルゼンチン出血熱，ボリビア出血熱，ベネズエラ出血熱，ブラジル出血熱の総称）は，ヒトに対する病原性の高さからレベル4病原体に分類される．また，重症急性呼吸器症候群（SARS），ニパウイルス感染症，リフトバレー熱，ハンタウイルス感染症（腎症候性出血熱およびハンタウイルス肺症候群），高病原性鳥インフルエンザなどもヒトに対する病原性が高い．

これらの病原ウイルスはバイオテロリズムに使用される危険性も指摘されていて，米国ではエボラウイルス，マールブルグウイルス，ラッサウイルス，南米出血熱の原因ウイルスは，天然痘ウイルス，炭疽菌，ペスト菌などと共にバイオテロに用いられた場合に，最も危険度の高いカテゴリーAに分類されている．また，ニパウイルスとハンタウイルスはカテゴリーCに分類されている．

2．新興・再興感染症としての側面

これまで知られていなかった未知の感染症を「新興感染症」，もはや公衆衛生上問題がないと考えられていた感染症が再び発生が増加した場合「再興感染症」と言う．これらの多くが人獣共通感染症であるが，近年，とくに公衆衛生上重要な新興・再興ウイルス感染症が大きな問題となっている．1960～70年代に新興ウイルス感染症として出現したエボラ出血熱，マールブルグ病，ラッサ熱などはアフリカで発生したが，近年では，米国でのハンタウイルス肺症候群，オーストラリアでのヘンドラウイルス感染症，マレーシアでのニパウイルス感染症，中国でのSARS，香港での高病原性鳥インフルエンザなど，世界中，とくにアジアでの新興ウイルス感染症の発生が頻発している．また，アフリカでのエボラ出血熱，マールブルグ病，リフトバレー熱の大規模な流行の頻発，西ナイル熱やヒトのサル痘ウイルス感染症の米国での発生，クリミア・コンゴ出血熱のトルコでの大規模な患者発生など，再興ウイルス感染症も大きな問題となっている．

これら重篤な人獣共通ウイルス感染症の自然宿主の多くは野生動物である．最近，エボラウイルスの自然宿主がオオコウモリ（ウマヅラコウモリ，フランケオナシケンショウコウモリ，クビワフルーツコウモリ）である可能性を強く示唆する研究成果が報告された．エボラウイルスと近縁なマールブルグウイルスもコウモリが自然宿主である可能性が指摘されているが未だに証明されていない．ラッサウイルス，ハンタウイルスは野生ネズミを宿主とする．ヘンドラ，ニパウイルスはオオコウモリを自然宿主とする．SARSコロナウイルスの自然宿主はキクガシラコウモリ属である可能性が強く示唆されている．一方，クリミア・コンゴ出血熱ウイルスはダニと野生動物や家畜，リフトバレー熱ウイルス，西ナイルウイルスは，蚊と野生動物や家畜をサイクルとする感染環をもつ，いわゆるアルボウイルスである．これらのウイルス感染症が近年とくに多発している原因としては，1）環境の変化による宿主動物の増加（ハンタウイルス肺症候群など），あるいは媒介節足動物の増加（ダム建設，洪水などによる蚊の大発生によるリフトバレー熱の大流行；ダニおよび宿主野生動物の増加によるトルコでのクリミア・コンゴ出血熱の大規模な流行），2）熱帯雨林などの開発（宿主オオコウモリ生息地を開発して養豚場を建設した結果，コウモリから豚へニパウイルスが感染し，最終的にヒトへ感染した），3）家畜の移動（リフトバレー熱，クリミア・コンゴ出血熱のヒツジなどの移動による中東への侵入），4）野生動物の輸入（アフリカからドイツ，ユーゴスラビアに輸入されたサルを介したマールブルグ病の侵入，アフリカから米国へのペット用野生げっ歯類の輸入によるサル痘の侵入など），5）野生動物の食習慣（いずれも宿主動物からの感染経路は不明だが，SARSコロナウイルス感染ハクビシンからヒトへの感染によりSARSが発生したと考えられている．この際，ウイルスの外被蛋白が変異してヒトに馴化したことが明らかになっている．また，近年のエボラ出血熱の流行では，最初の患者は感染して衰弱あるいは死亡したチンパンジーやゴリラから感染したと考えられている），6）野生動物から家畜への感染（高病原性鳥インフルエンザ），7）航空輸送によるヒトの移動（香港を経由して世界各国に広がったSARS，しばしば輸入症例が発生するラッサ熱など）などがあげられる．これらの詳細は，「野生動物由来感染症対策」および各論に譲る．

3．動物の輸入規制と法的対策

非常に重篤な人獣共通ウイルス感染症のほとんどが野生動物由来感染症であるため，「野生動物由来感染症対策」の項に記載された対策が講じられる．ヒトの感染症としては，世界保健機構（WHO）によるグローバルな対策と国内においては感染症法や狂犬病予防法などによる対策が講じられているが，これらの人獣共通ウイルス感染症のうち家畜感染症としても重要な高病原性鳥インフルエンザ，リフトバレー熱，ニパウイルス感染症などは，国際獣医事務局（OIE）によるグローバルな対策と国内においては家畜伝染病予防法による対策が講じられている．

平成15年に米国でアフリカから輸入したげっ歯類によりサル痘ウイルスが持ち込まれ，プレーリードッグへの感染を介してヒトのサル痘患者が発生した．日本にも，米国が輸入したアフリカヤマネの一部（17匹）が輸入されたが，輸入動物を追跡調査した結果ウイルス陰性であった．この数カ月前に，プレーリードッグは，ペストを媒介するおそれがあることから輸入禁止措置がとられていたため，日本へのサル痘ウイルス侵入が防げたと考えられる．このように，感染症法や家畜伝染病予防法に基づく動物の輸入の禁止あるいは制限により，重篤な人獣共通ウイルス感染症の侵入防止に一定の効果がある．また，米国への輸入げっ歯類によるサル痘ウイルスの侵入を踏まえてアフリカからの野生げっ歯類の輸入規制が行われた際には，当時の感染症法では輸入規制が法的にできなかったため外為法により規制された．現在，感染症法第54条の規定に基づき輸入禁止措置がとられている動物は，イタチアナグマ，タヌキ，ハクビシン（SARS），コウモリ（狂犬病，ニパウイルス感染症，リッサウイルス感染症），サル（エボラ出血熱，マールブルグ病），プレーリードッグ（ペスト），ヤワゲネズミ（ラッサ熱）である．ただし，サルに関しては，医学実験用，展示用に輸入許可されたものに関しては，動物検疫所での法定検疫が行われている．また，狂犬病予防法に基づくイヌ，ネコ，アライグマ，キツネ，スカンクの検疫や，その他の多くの動物の輸入に際し届出が必要となっている．また，家畜伝染病予防法でも，OIEや国際食糧農業機構（FAO）などからの情報などを踏まえて特定国，地域からの輸入停止措置を講じることがある．また，偶蹄目（ウシ，ヒツジ，ヤギ，キリンなど），奇蹄目馬科（ウマ，シマウマなど），ウサギ目ウサギ科（家兎など），家禽（ニワトリ，ダチョウ，アヒルなど）などが指定検疫物に指定されている．また，検疫法に基づいて検疫感染症（一類感染症，コレラ，黄熱など）の病原体が侵入することを防止するため，海外からの来航者について検査などを行っている．SARS流行時には，空港で流行地からの入国者の検疫が実施された．また，感染症の媒介動物である蚊やネズミなどの調査，駆除，消毒などが実施されている．

この他，感染症法ではサーベイランス体制の整備を目的として，医師による1類～4類感染症患者の届出など，獣医師による届出（サル：エボラ出血熱，マールブルグ病，赤痢；プレーリードッグ：ペスト；SARS：イタチアナグマ，タヌキ，ハクビシン；ウエストナイル熱：鳥類；エキノコックス症：イヌ）に関しても定めている．また，感染症の種別により各種感染症指定医療機関が指定され，該当する感染症の患者の治療に当たる．たとえば，エボラ出血熱など1種感染症患者の治療などは1種感染症指定病院が担当する．

これまで，わが国には病原体の保管や使用に対する法的規制はなく，関連学会，各機関で病原体取扱いの基準を定めていた．このため，国内での病原体の保有に関する情報もない状況であった．このような状況の中で，SARSの大流行終息後に実験室感染がシンガポールと中国で起き，二次感染者が死亡する事例があった．これを受けて厚生労働省が，文部科学省，農林水産省，経済産業省とともに国内の研究機関などにおける病原体保有調査を行い，8機関がSARSコロナウイルスを保有していることが明らかになった．また，これまで病原体の保管や使用に関する基準は，バイオセーフティ（取扱いに際して病原体や毒素に対する暴露予防を目的とする封じ込め対策）を主眼においていたが，近年バイオテロに対する懸念の増加からバイオセキュリティ（病原体などの紛失，盗難，悪用，意図的な放出などに対する防止対策）の重要性が指摘されてきた．このような観点から，事故やバイオテロによる感染症の発生・蔓延を防止するための病原体管理体制の確立なども考慮して，2007年6月1日に新感染症法が施行され，病原体の保有，使用，移動などが法的に規制されるようになった．

4．感染症サーベイランス

人獣共通感染症では，患者と動物のサーベイランスの両面が必要となる．上述したように感染症法で1～4類感染症については医師からの患者届出を求めていて，獣医師から指定された動物・感染症の届出を求めている．また，家畜伝染病予防法により監視伝染病，新疾病の届出を求めているが，この対象感染症には，高病原性鳥インフルエンザやリフトバレー熱，ニパウイルス感染症が含まれる．このような，受動的サーベイランスは確定診断後に情報が得られる場合が多いため，確定診断がなされる前に症候群の段階で情報を取得して対応する症候群サーベイランスなどのより積極的なサーベイランスも必要となる．そのための人材育成として，国立感染症研究所感染症情報センターによる実地疫学調査専門家養成コース（FETP）が1999年から行われている．

5．国際協力

WHOでは，地球規模アウトブレーク警戒および対策チーム（Global Outbreak Alert and Response Team）が世界中の感染症流行情報を取得し，その対応の中枢機能を果たしている．WHOの要請を受け，2000年にGOARN（Global Outbreak Alert and Response Network）が発足した．日本からは国立感染症研究所が参加している．GOARNは感染症の流行に関する情報収集，技術・物資・人的援助を行なっている．SARSが新興ウイルス感染症として発生した際には，WHOネットワーク，GOARN，世界10カ国の研究所による国際研究ネットワークなどによる協力体制と迅速な対応が，早期のウイルス同定，検査体制・感染防御体制の確立につながった．SARS発生初期段階での症候群サーベイランスが有効に機能した．このように，新興・再興感染症に対する対策は，発生国における個別の問題としてではなく，国際的な連携をもって対応を進めることがきわめて重要である．

6．診断体制の確立

非常に重篤な人獣共通ウイルス感染症の病原ウイルスはレベル4に分類されるものが多く，これらはバイオセーフティーレベル4（BSL4）施設での取り扱いが必要となる．現在，日本では稼働しているBSL4施設がないため，実験室診断体制は組換えウイルス蛋白を利用した血清診断法とウイルス抗原検出法やPCR法などの病原診断法を整備している．しかし，非常に重篤な人獣共通ウイルス感染症ではきわめて正確な診断を求められるため，BSL4施設を稼働して診断法の精度・感度を高めることが望まれる．このため，日本以外の先進国やアフリカではBSL4施設を増設，新設していて，30施設程のBSL4施設が稼働している．

7．バイオテロ対策

米国で2001年に炭疽菌によるバイオテロ事件が現実のものとなったが，それ以前にもカルト教団による炭疽菌，ボツリヌス散布が行われたことが明らかとなっている．米国では，このような事態などを受けて1998年にCDC（Centers for disease control and prevention）にバイオテロ対策部門を設置して対応している．また，病原体の海外への分与に関しても厳しい規制を設けた．他の先進国でもバイオテロに対する警戒を強めている．また，日本を含めて先進国間のリスク管理，サーベイランス，バイオセーフティー・セキュリティー，診断法の強化などに関するネットワークが構築されている．対象とするウイルス感染症の多くは，非常に重篤な人獣共通ウイルス感染症であり，その対策の基本は上述した対策と同様で，これらの総括的な対応能力の強化が重要である．

森川　茂（国立感染症研究所 ウイルス第1部　Shigeru Morikawa）

第4章　牛海綿状脳症

1．はじめに

1986年11月に英国中央獣医学研究所（Central Veterinary Laboratory, CVL, 現在の獣医研究所 Veterinary Laboratories Agency, VLA）の Wells らは1985年に発症したウシの疾病を調べて，これまでに知られていない神経疾患を報告した[1)]．病理組織学的に，ヒツジのスクレイピーを始め，各種動物およびヒトのプリオン病（伝達性海綿状脳症，Transmissible spongiform encephalopathy, TSE）の病変に類似した海綿状の空胞変性が脳幹部に認められたため，牛海綿状脳症（bovine spongifrom encephalopathy, BSE）と名付けた．病牛の脳材料をマウスに脳内接種することにより海綿状脳症が伝達されて，TSEの一員であることがが確認された[2)]．感染牛由来の飼料あるいは肉を摂取することにより，動物園で飼育されていた牛科の動物や猫科の動物，飼いネコ，さらにヒトにも伝達した．最近英国で，BSEに感染していたヒト（病名はvCJD）が潜伏期の間に輸血の供血者となったため，輸血によってヒトの間での伝播が起きたと推定される2症例が見つかってきたため，ヒトの感染は終末感染であるといえない状況となった．

2．疫　　学

（1）BSEの発生

CVLのWilesmithは1987年の4月から原因調査のため200牛群を対象とした疫学研究を始めた．BSEは初期の段階から，ほぼイングランド全域で発生しており，一地域から感染が拡大したのではなく，同時発生を示していた．すなわち，共通の原因によって発生が起きていることが示唆された．169症例について，飼料添加物，各種ワクチン，殺虫剤，ホルモンなどがリスクファクターとして解析されて，反芻動物由来の肉骨粉が原因であることが推定された．さらに給餌歴の調査によりこの推定が再確認された．この調査結果をもとに，1988年7月に反芻動物由来の飼料添加物を反芻動物の餌を目的して，販売，供給および使用することが禁止された（the ruminant feed ban 以下 feed ban）．肉骨粉が代用乳（スターター）の成分として多量に与えられていた乳用牛にBSEの発生が集中していた[3)]．大部分のBSE例は3〜6歳で発症しており，ウシの実験的な経口感染によるBSEの潜伏期，5±1.5年にほぼ一致していた[4)]．すなわち，自然感染も生後短時日の間に起きていることが示唆され，代用乳から感染したという仮説が支持される．また初期に発症したウシの感染時期は潜伏期から逆算して1980年代の始めと推定された．BSE発生農場におけるBSEの発生頻度は平均5％以下で，汚染飼料を摂取したものが全て感染・発症するわけではない．これは肉骨粉中に含まれる感染性が不均一に分布していてレベルも低いためと推定される．

3年を追って増加した発生数は1993年1月の月間の発生数は3,943頭を数えた．しかし，BSEの感染は餌を介した経口感染だけであればfeed banにより2000年までにはBSEの発生が止むと期待された．事実，次年度以降feed banの効果によって減少が始まったが期待通りではなく，2003年にはなお年間で612頭が発症した[5)]．すなわち，feed ban後に生まれたウシ（born-after-the-ban animals，BABs）に多数のBSEが発症していたためである．当初，水平感染と母子感染の可能性が考慮された．しかし，これはfeed banが適正に守られなく，農家などに残存した汚染飼料の給餌が続いたためと，ブタおよびニワトリ用の飼料がウシの飼料に誤って混入したためであり，水平および母子感染は無いかきわめて低いことがわかった[6)]．結局，英国では2004年7月末までに総発症数は183,880万頭に達した．

英国は1988年にfeed banを行ったが，同時にEUへの肉骨粉の輸出を拡大した．EUでfeed banにより輸出が止まると，ブタおよびニワトリ用としてEU以外への輸出が激増し[7)]（図4.1），アジアにも多量に輸出された（表4.1）．英国からの輸入肉骨粉によるBSE感染牛が発生し，感染牛が国内生産肉骨粉の原料となり汚染が拡大した．EUでは1994年，加工動物蛋白の反芻動物への使用を全面的に禁止した．2001年からヨーロッパ諸国でサーベイランスが始まった．その結果，従来から発生していた国では摘発数が増加するとともに，顕在化していなかった国での摘発が相次いだ．時を同じくして，アジア地域で始めてのBSEがわが国で確認され，2004年8月までに11頭が発見された．2003年にはカナダおよび米国（カナダ産牛）でも各1頭が発見され，英国での発生数は減少したが，世界的な広がりを示すようになった．肉骨粉の輸入をしたアジア諸国では，現在の所BSEの発生は報告されていない．

2003年には，異常型プリオン蛋白のウエスタンブロットパターンが従来のBSEと異なる非定型BSEがイタリア，日本，フランスおよびベルギーで相次いで発見された[8)]．イタリアで発見された2例は11歳と15歳でいずれも異常プリオン蛋白の主たる蓄積部位が脳幹部ではなく前頭葉であり，プリオンアミロイドのプラックが見られた[9)]．日本の症例は23カ月という若齢であった．日本の症例を含めて，他はウエスタンブロット以外の情報は得られていない[10)]がBSEもスクレイピーのように複数株が存在すると考えられる．これら非定型BSE相互の関連性は無いようだ．BSEの潜伏期が長いため当面発生は持続するであろうが，各国の肉骨粉の規制が適正に行なわれればBSEは減少・消滅に向かうと予想される．

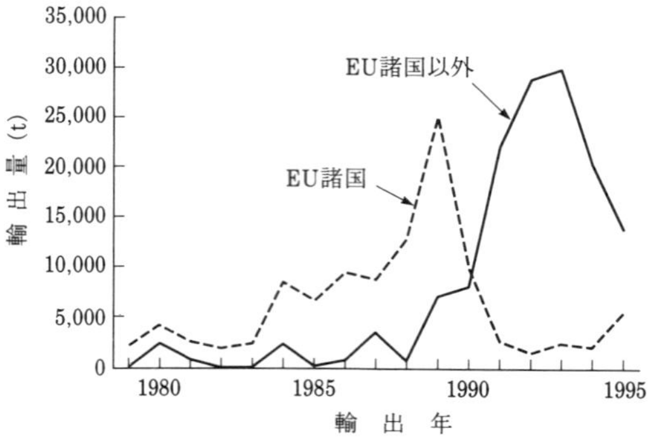

図4.1　英国から肉骨粉輸出の推移[7)]

表4.1　世界各国における年次別BSE発生数

	1989	1990	1991	1992	1993	1994	1995	1996	1997	1998	1999	2000	2001	.2002	2003	2004	2005	2006[a]	総数
オーストリア	0	0	0	0	0	0	0	0	0	0	0	0	1	0	0	0	2	2	5
ベルギー	0	0	0	0	0	0	0	0	1	6	3	9	46	38	15	11	2		131
カナダ	0	0	0	0	1[b]	0	0	0	0	0	0	0	0	0	1	1	1	5	10
チェコ共和国	0	0	0	0	0	0	0	0	0	0	0	0	2	2	4	7	8	1	24
デンマーク	0	0	0	1[b]	0	0	0	0	0	0	0	1	6	3	2	1	1		15
フィンランド	0	0	0	0	0	0	0	0	0	0	0	0	1	0	0	0	0		1
フランス	0	0	5	0	1	4	3	12	6	18	31[c]	161	274	239	137	54	31		976
ドイツ	0	0	0	1[b]	0	3[b]	0	0	2[b]	0	0	7	125	106	54	65	32		395
ギリシャ	0	0	0	0	0	0	0	0	0	0	0	0	1	0	0	0	0		1
アイルランド	15[c]	14[c]	17[c]	18[c]	16	19[c]	16[c]	73	80	83	91	149	246	333	183	126	69	32	1,580
イスラエル	0	0	0	0	0	0	0	0	0	0	0	0	0	1	0	0	0		1
イタリア	0	0	0	0	0	2	0	0	0	0	0	0	48	38[c]	29	7	8	2	134
日本	0	0	0	0	0	0	0	0	0	0	0	0	3	2	4	5	7	8	29
リヒテンシュタイン	0	0	0	0	0	0	0	0	0	2	0	0	0	0		0	0		2
ルクセンブルグ	0	0	0	0	0	0	0	0	1	0	0	0	0	1	0	0	1	0	3
オランダ	0	0	0	0	0	0	0	0	2	2	2	2	20	24	19	6	3		80
ポーランド	0	0	0	0	0	0	0	0	0	0	0	0	0	4	5	11	19	10	49
ポルトガル	0	1[b]	1[b]	1[b]	3[b]	12	15	31	30	127	159	149[c]	110	86	133	92[c]	46		996
スロバキア	0	0	0	0	0	0	0	0	0	0	0	0	5	6	2	7	3		23
スロベニア	0	0	0	0	0	0	0	0	0	0	0	0	1	1	1	2[c]	1		6
スペイン	0	0	0	0	0	0	0	0	0	0	0	2	82	127	167	137	98	41	654
スイス	0	2	8	15	29	64	68	45	38	14	50	33	42	24	21	3	3	3	464
スエーデン	0	0	0	0	0	0	0	0	0	0	0	0	0	0	0	0	0	1[b]	1
米国															1[b]	0	1	1	3
英国	7,228	14,407	25,359	37,280	35,090	24,438	14,562	8,149	4,393	3,235	2,301	1,443	1,202	1,144	611	343	225	61	18,4431

OIE報告（http : // www. oie. int / eng / info / en esbmonde. htm）を基に作成.

a）2006年10月3日現在　b）輸入牛　c）一部輸入牛を含む

(2) ウシ以外の種への伝播

BSEはウシ以外の動物やヒトにも自然状態で伝播して病気を起こした．1990年，英国で飼いネコでの発生が報告され[11)]，さらに実験的にブタへの伝達も成功した[12)]．種を越えた感染があるということから，ウシの脳，脊髄，胸腺，脾臓などの特定屑肉（specified bovine offals, SBO）を全ての動物飼料として使用することが禁止された（the animal feed ban）．1992年以後，動物園で飼育されていたウシ科の動物に加えネコ科の動物に発生した[13)]．

BSEはヒトに感染して変異型クロイツフェルト・ヤコブ病（variant Creutzfeldt-Jakob Disease, vCJD）を発症する．一方，ヒツジスクレイピーは古くから知られているが，疫学的にヒトへの感染が否定されている．また，プリオン蛋白遺伝子を改変して人プリオンに高感受性とした遺伝子改変マウスに接種しても発病しなかった[14)]．BSEの起源はヒツジのスクレイピーと推定されていたため，ヒトへの感染は重視されていなかったが，1989年11月にSBOの食用が禁止された．ペットフードによる飼いネコの発症から，ヒトのBSE感染が憂慮されて，1990年から，英国のCJDのサーベイランスが開始された．1994年2月から1995年10月までに発生したCJDのうち，10例はこれまで知られているCJDと発症年齢，臨床症状および病理組織学的所見が違っていた[15)]．新たに見つかったこれらのCJD，すなわちvCJDの発生にBSEが関与している可能性が報告された．以後，vCJDの発生が継続し，2004年8月初めまでに英国147例，フランス6例，アイルランド，米国，イタリア，カナダ各1例，の6カ国，総数157例に達した．BSEがヒトに感染した場合の潜伏期間は明らかでない．人プリオン汚染成長ホルモンが治療に使用されたために末梢から感染した医原性CJDの潜伏期は4.5年から25年以上，平均おおよそ12年である[16)]．牛プリオンのヒトへの伝達は種を越えた伝達であり，異種への伝達では通常潜伏期が延長する．このようなことを考慮すると，BSEプリオンの暴露は1983年頃から始まり1989年がピークと推定され[16)]，vCJDの発症は今後も持続することが予想される．最近vCJD患者の内15名が発症以前に輸血の供血者となっていて，輸血を受けたヒトの内1名がvCJDを発症[17)]，もう1名は他の疾病で死亡したが感染していたことがわかった[18)]．すなわち一旦ヒトにBSEが侵入するとヒトからヒトへ輸血によって伝播する危惧が現実のものとなってきた．さらにこれまでにvCJDの発生はプリオン蛋白遺伝子のアミノ酸多型，コドン129メチオニン・メチオニンのホモだけであったが，この2名の内1名はメチオニン・バリンのヘテロであった[18)]．

(3) BSEプリオンの起源

先に述べたように，BSEのプリオンは自然状態で種を超えて多くの種に伝達している．このようなBSEの起源についていろいろ論議されている[19, 20)]．まず，1980年代に大豆や魚粉などの濃厚飼料の価格高騰から肉骨粉の使用量が増加したこと，およびスクレイピープリオン汚染骨肉粉が生産されたことである．英国では1970年代におおよそ2,800万頭のヒツジが飼育されていて，スクレイピーが広く汚染していた．おおよそ1,000頭当たり2例のスクレイピーの症例が存在したと見積もられている．屠殺解体された家畜のヒトにとって不可食部や，非感染症などの疾病家畜はレンダリングプラント（化製場）で油脂，動物飼料あるいは肥料の原料として有効利用されていた．これらは加熱，脱脂，脱水されて粉砕されて肉骨粉となる．スクレイピーに感染したヒツジが原料に常時混入していたが化製場の処理工程で感染が起きない程度まで不活化されていた．しかし，1970年代石油の価格高騰に際して，化製場の処理方式が，従来のコストのかかる有機溶媒による脂質の抽出，再度の加熱による溶媒除去の工程から，よりコストのかからない方式に変わっていった．1980年代の初めにスクレイピープリオンの不活化が不十分なまま製品となってたまたまウシへの感染が起きた[21]．次いで，プリオン感染牛が化製場の原料に加わることによって，BSEの発生が急速に拡大したと推測される．従来の処理方式を維持していたスコットランドの化製場の製品を主として使用していた地域でのBSEの発生頻度は低く，逆に溶媒抽出を行っていないイングランド南部での発生頻度が高いことはこの推測を支持している．しかし，一方で，ヒツジスクレイピーを用いた肉骨粉生産のシミュレーション実験により，方式の違いに関わりなくプリオンが残存していること，BSEの病原体に類似したスクレイピーの病原体が見つからないことなどから，1970年代にプリオン蛋白遺伝子に変異が起きてウシに自発的なプリオン病が発生し，これが基になって肉骨粉を介して拡大したという考えもある[19]．

プリオンは細胞の正常な細胞成分であるプリオン蛋白（cellular prion protein，PrP^{C}）のβシート構造に富んだ構造異性体であるscrapie PrP（PrP^{Sc}）が規則正しく凝集したもので，C末端からおおよそ2/3が蛋白分解酵素（proteinase K，PKが一般的に使用される）抵抗性に凝集している．この部分だけで感染性がありPrPcoreとも呼ぶ．遺伝子を持たないため，核酸を傷害する処理，一般の消毒薬あるいは熱などに高い抵抗性を示す．PrP^{C}は細胞表面に存在し，GPI（glycosyl phosphatidyl inositol）アンカーによって細胞膜に結合する膜蛋白で2

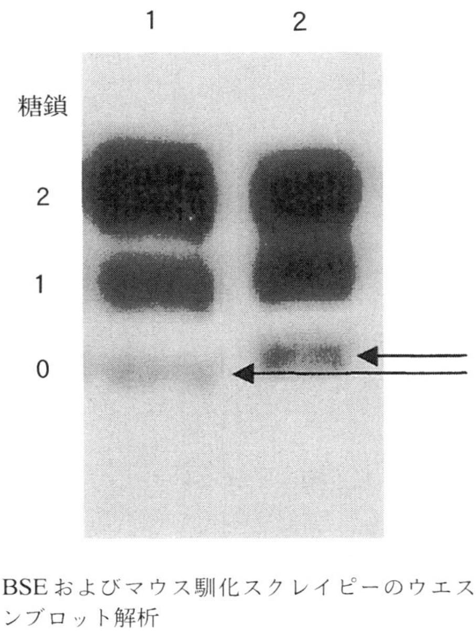

図4.2　BSEおよびマウス馴化スクレイピーのウエスタンブロット解析

BSE感染牛（レーン1）およびスクレイピー感染マウス（レーン2）の脳乳剤をproteinase Kで消化し，それぞれのPrP^{Sc}をウエスタンブロットで解析した．BSE PrP^{Sc}の3本のバンドは最上の2カ所に糖鎖結合したバンドが最も多く，糖鎖を結合しない最下のバンドが最も少ない．また，矢印で示したように最下のバンドの移動度がマウススクレイピーと比較して僅かに大きく，proteinase Kにより多く分解・除去されることがわかる．

カ所に糖鎖を結合している．また，PKによって容易に分解される．プリオン（PrP^{Sc}）が存在するとPrP^{C}はPrP^{Sc}と相互作用して分解を受けずに，PrP^{Sc}の構造を鋳型として同じ構造のPrP^{Sc}に変わる[22]．この過程が一般の感染症の感染と複製に相当する．

プリオンをPKで消化してウエスタンブロット（WB）解析すると，糖鎖の結合の有無によってPrPcoreの3本のバンドが検出される．上から，結合した糖鎖が2カ所，1カ所および無いものである．スクレイピーなどと比べてBSEのPrP^{Sc}はPKによって幾らか多く消化されるため，PrPcoreが僅かに早く泳動される．またPrPcoreは3本のバンドの量的な割合にも特徴があり，上から順に少なくなる（図4.2）．これら特徴は異種に伝達した場合にも引き継がれており，vCJDがBSEに由来するという根拠の一つになっている[23]．またBSEプリオンあるいはBSEが伝達した異種動物のプリオンをマウスに伝達し，潜伏期，脳の病変の出現部位と病変の強さをパターン化（lesion profile）すると互いに類似しているが，スクレイピーやCJDとは明らかに異なり[24]，やはりBSEが異種へ伝達した根拠となっている．

（4）BSE感染牛の体内プリオン分布

英国獣医研究所が実施した感染実験の成績がある[25]．4カ月齢の子牛30頭にそれぞれBSE牛脳組織を100gずつ経口投与した．6カ月齢以降，経時的に感染牛を淘汰して，組織ごとの感染性をマウス脳内＋腹腔内接種試験（マウスバイオアッセイ）と牛脳内接種試験（ウシバイオアッセイ）で調べられた．1ないし数頭のウシを用いた結果であるが，投与後32カ月および40カ月のウシの脳，脊髄，背根神経節および三叉神経節，投与6カ月後から18カ月経過した回腸遠位部から感染性が検出されたが，22カ月および26カ月経過したウシの調べたいずれの組織からも感染性を検出できなかった．なお，投与38カ月後のウシ1例の骨髄（胸骨）からマウスバイオアッセイによって，また，投与10カ月後のウシ1例の扁桃からウシバイオアッセイによって感染性が検出された．発症あるいは潜伏期間の終わりでは，大部分の感染性は，中枢神経組織に存在した．スクレイピー感染ヒツジや実験動物，あるいはvCJD感染者では潜伏期の早期から脾臓やリンパ節などリンパ細網系組織の濾胞樹状細胞（Folloicle Dendritic Cell，FDC）にプリオンが存在する．以前は検出されていなかった筋肉あるいは血液などからも最近になってプリオンの存在が証明あるいは推定がされている[26～28]．しかし，ウシでは回腸遠位端に存在するリンパ細網系組織であるパイエル板と扁桃に限られている[25]．

3．診　断（症状・診断方法）

BSEの診断は臨床所見，病理組織学所見，免疫組織化学および免疫生化学検査によるPrP^{Sc}の検出によって行われている．時には動物に接種して伝達を確かめるバイオアッセイも用いられる．1996年頃までは臨床所見および病理組織学的所見が診断根拠の主体であり，免疫組織化学検査（免疫染色，IHC）は補助的診断法であった．次いで病理組織学的所見と共にIHCが重視され，免疫生化学検査は補助診断に用いられた．2000年前後から健康牛を対照とした検査が行われるようになって，迅速で多数検体に対応できるELISA法などの免疫生化学的検査が世界的に普及した．

（1） 臨床診断

BSEの多くは3〜6歳の乳牛に発症する．実験的な経口感染の潜伏期が5 ± 1.5年で自然例の年齢とほぼ一致することから，自然状態では生後間もない段階で感染すると推定されている．

BSEに限らず，プリオン病の発症時期ははっきりしない．いつからかわからないが気が付いたら様子が変だという程度で始まり，進行性に，触る，手を叩くなど外部からの刺激に対する過剰反応，耳を後ろに倒すなど不安の症状，時には頭を下げて前脚で地面を掻くような攻撃的な行動，協調運動失調による四肢の強張った異常歩行，転倒，などの症状が1〜6カ月の経過で増悪し，最終的に起立不能となって死亡する．一般には管理が困難となった段階で殺処分される．発症初期の臨床診断はきわめて困難で，わが国では11例が摘発されているが臨床的にBSEを疑った症例はない．

（2） 病理学組織学検査およびIHCによるPrP^{Sc}の検出

BSEに特異的な肉眼的解剖所見はない．発症近くから中枢神経組織に病理組織学的な病変が認められるようになる．炎症を伴わない神経細胞の細胞質および神経網の空胞変性と神経細胞の脱落およびアストログリア細胞の増生に特徴づけられる海綿状変性（海綿状脳症）である．中枢神経系組織に病変が出現し始める早期から，個体差が少なく比較的安定して病変およびPrP^{Sc}の蓄積が見られ，しかもこの部分は開頭せずに大孔から採材できるためにBSEの検査対象とされている．プリオンはホルマリン固定によって不活化しないだけでなく，かえって熱に対する抵抗性も増す．このため，ホルマリン固定した組織を薄く切り出して濃蟻酸に1時間ほど浸漬して不活化を行う．水洗後定法にしたがって染色標本を作製する．IHCでは凝集したPrP^{Sc}の抗体との反応性を増すために，脱パラフィン処理を行った標本を蒸留水あるいは1ないし数mMの塩酸に浸漬して121℃で加熱処理を行った後に抗体と反応させる．最近では，カルノア固定を用いる方法が報告されている[29]．IHC検査を併用すると，病変がきわめて乏しいあるいは未だ見られない時期からPrP^{Sc}の蓄積が観察される．

（3） 免疫生化学検査

1996年にvCJDが発見され，BSEとの関係が示唆されて以降，ヒトの食物環にBSEプリオンが侵入することを阻止するために，潜伏期の感染牛も摘発・排除することが必要となった．このようなウシは臨床症状が無く病理組織学的変化も乏しいため，IHCと共に免疫生化学的検査が主流となった．検査対象は病理組織学検査およびIHCと同様に延髄の閂部である．実用的な検査方法・試薬などのキット化が図られ，迅速ウエスタンブロット（WB）法のキットおよびELISAキットが市販された．

現在検査に使用されているどの抗体もPrP^{C}とPrP^{Sc}を区別できないため，試料を蛋白分化酵素処理して，PrP^{C}を分解除去し，残存するPrP^{Sc}のPrPcoreを検出する．ELISA法ではプラスティック・ウエルに固定した抗プリオン蛋白抗体によって試料中の変性させたPrPcoreを捕捉，あるいはウエルに固定した特殊な試薬によってPrPcoreを捕捉してから変性させ，捕捉されている変性PrPcoreの蛋白を抗プリオン蛋白抗体によって検出する．試料調製にブタノール添加後の遠心などの濃縮操作があるため数十mg脳等量（試料の量をもとの組織（脳）の重量に換算して表したもの）の試料を解析できる．比較的新しいELISA法の変法として，

CDI法（Conformation Dependent Immunoassay）がある．用いる検出用の抗体のエピトープは凝集した PrP^{Sc} の内部に隠されていてそのままでは反応できないが変性させれば反応する．このような反応系で，PrP^{Sc} の変性前と変性後の ELISA 値の比をとり，変性によって増加する場合を陽性とする．燐タングステン酸沈殿による濃縮を行い，蛋白分解酵素処理をしない試料調製を行うため，蛋白分解酵素感受性のプリオンも測定できる高感度な方法といわれるが[30)]，試料調整用の緩衝液に蛋白分解酵素が含まれている[31)]．

WB法では，対象となる PrPcore のペプチドはその大きさ，糖鎖の付加具合などから特徴的な3本のバンドとして検出される．この可視的なパターンによって非特異反応との区別が容易であり，さらに3本のバンドの移動度，相互間の量的な割合などプリオンの構造を反映する有用な情報が得られる．迅速 WB 法では脳乳剤を蛋白分解酵素処理し，SDS ポリアクリルアミドゲル電気泳動用（SDS-PAGE）のサンプル緩衝液を加えて加熱し，その一部を SDS-PAGE で解析する簡便な方法である．しかし，濃縮操作がないため 0.5 mg 脳等量程度しか解析できず，微量しかプリオンの含まない場合には，他の方法で検出できても，この方法では検出できない可能性もある．

わが国で BSE の確認検査に用いられている WB 法はメタノール・ブタノール混液よる沈殿濃縮により試料が作製されるため 10 mg 脳等量以上の試料を解析できる．その検出感度はスクリーニング検査の ELISA 法に比べ数十倍高い．燐タングステン酸沈殿を行うと夾雑物の量を減少させることが出来るため，より多い組織等量の試料を解析したり，バンドをはっきりさせることが出来る．

（4）バイオアッセイ

BSE のバイオアッセイにマウスを用いると判定に年余の期間を要し，検出感度は現在スクリーニングに多く用いられている ELISA とほぼ同等で，1 DL_{50} はウシの 500 DL_{50} に相当する[32)]．牛型に PrP 遺伝子を改変したマウスの感度はウシに匹敵し，発症までの期間も1年以内と短いため，日常的な診断には向かないが目的によっては有用な検出系である[31)]．遺伝子改変マウスによっては自然のマウス同様にリンパ細網系組織に PrP^{C} を発現しているものがある．このようなマウスでは自然のマウスのように感染後早期にリンパ細網系組織に PrP^{Sc} が蓄積する可能性があり，それら組織の検査によりより早期に診断できよう．

4．予防・対策

BSE はプリオンを経口摂取することによって伝播が起きるため，その発生予防はプリオンに汚染された飼料を与えないこと，反芻動物に反芻動物由来の肉骨粉を与えないことにつきる．新たな感染がなければ，ウシの更新によって確実に消滅するはずである．しかし，英国では肉骨粉使用禁止後に生まれたウシ（BAB）に BSE が多数発症したこと，わが国でも8，9例のウシは肉骨粉使用禁止後に生まれていることなどが示すように，このような禁止措置が確実に履行されることは難しいようだ．わが国では全ての摘発例で汚染飼料が明らかになったものはない．このため，飼料生産時，飼料輸送時などにニワトリあるいはブタの飼料がウシ飼料に混入・汚染した可能性も考慮されている．現在ではウシ飼料の生産ラインをニワトリやブタのそれから独立させて，相互汚染を防止している．わが国では，1996

年に英国でvCJDが発見されたのを契機に，肉骨粉を反芻動物に給与することが行政指導によって禁止されたにもかかわらず，肥料用の肉骨粉までが飼料に流用され事故が起きたという未確認情報などもある．期待通りに飼料のBSEプリオン汚染が防止されれば，新たな感染動物が発生しないため近い将来BSEは消失するはずである．

反芻動物由来肉骨粉の肥料・飼料への利用は禁止され，数百億円の補助金を支出して焼却後に廃棄されている．現在のBSE発生が完全に終わった暁には，反芻動物の肉骨粉がニワトリあるいはブタの飼料としてあるいは肥料として有効利用されることは，資源の有効利用という点だけではなく，廃棄物となった場合の処理費用の節約という観点からも好ましいことである．ただ，将来にわたって反芻動物の飼料として利用することは注意しなければならない．人の孤発性CJDあるいは遺伝性CJDのように，ウシを含めて動物にも自発的なプリオン病が存在することは十分考えられる．米国では餌として与えられたスクレイピーヒツジが原因と推定された伝達性ミンク脳症が過去数回発生しているが，1985年にウイスコンシン州ステッソンビルのミンク農場の場合は，使用されていた餌は殺処分された乳牛が大部分で，一部馬肉でヒツジは含まれていなかった[33]．自発的に発生したプリオン病のウシがミンクに与えられて発生した可能性を否定できない．すなわち，動物にも餌による感染以外でプリオン病が発生することを否定できない．たとえ自発的に発生したプリオン病でも生成されたプリオンは感染性である．病畜からの肉骨粉を同種の動物に給与すれば，種の壁の現象が無いため，新たにプリオン病が発生する可能性がある．このような動物プリオン病の拡大とヒトへの侵入を阻止するために，食用となる動物の育成段階でプリオン汚染のない飼料の給与と同時に，絶えざるBSEの監視が必要である．BSEの汚染・浸潤状況，実施対策の効果の検証と新たな対策の樹立のために，わが国では24カ月齢以上の全死亡牛を，EUでは24カ月齢を超える神経症状牛，切迫と殺牛，死亡牛を対象にBSE検査を行っている．

ヒトへのプリオン侵入の予防について，ヨーロッパ科学運営委員会（1999年）は「食品を介したBSEのヒトへの暴露リスク」についての見解の中に，「消費者をBSEの感染性に暴露されることから保護するためにはまず感染動物をヒトの食物環から排除することであり，これを理論的に保証することが出来ないときは，特定危険部位（SRM）を除いて消費者を保護する」としている[34]．現在，わが国では，食肉原料となる全てのウシをELISA法で検査し，陽性のウシはWBおよびIHCによる確認検査を行いこれまでに9頭の感染牛を摘発・排除した．当然のことであるが，閂部でのPrP^{Sc}蓄積量が検査法の検出限界以下であれば感染牛は摘発できない．このようなウシのリスクを低減するため，全ての検査陰性のウシからSRMを除去している．英国では1989年11月から6カ月齢以上のウシの特殊屑肉（スクレイピーヒツジのプリオンが蓄積する，中枢神経系組織，可視的神経，リンパ細網系組織など）の食用を禁止していたが，vCJDの発生に伴なって，BSE症例の大部分を占める30カ月齢以上のウシの販売も禁止した．EU諸国では2000年10月からSRM除去を義務づけ（12カ月齢以上の脳および眼球を含む頭蓋，扁桃，脊柱，脊髄，および全ての月例の十二指腸～直腸），脊柱から機械的に回収した肉（Mechanically recovered meat, MRM）の使用を禁じ，2001年から食用となる30カ月齢以上（フランス，ドイツおよびEU加盟国ではないが，スイスは24カ月齢以上）のウシの検査を行っている．

5. その他

わが国ではBSE対策として，農林水産省と厚生労働省との両省にかかわる「牛海綿状脳症対策特別措置法（平成14年法律第70号）」を定め，14年7月4日に施行した．両省の連携強化のもとに，牛海綿状脳症（BSE）の発生予防と蔓延防止，安全な牛肉を安定的な供給体制の確立，国民の健康の保護ならびに肉用牛生産および酪農，牛肉にかかる製造，加工，流通および販売の事業，飲食店営業などの健全な発展を図ることを目的としている．その中には，「牛の肉骨粉を原料等とする飼料の使用の禁止等」，「死亡した牛の届出及び検査」，「と畜場におけるBSEに係る検査等」，「牛に関する情報の記録等」，「牛の生産者等の経営の安定のための措置」，「正しい知識の普及等・調査研究体制の整備等」が規定されている．

参考文献

1）Wells AG, *et al.* : A novel progressive spongiform encephalopathy in cattle. Vet Rec, 121 : 419, 1987.
2）Fraser H, *et al.*, : Transmission of bovine spongiform encephalopathy to mice. Vet Rec, 123 : 472, 1988.
3）Wilesmith JW : The epidemiology of bovine spongiform encephalopathy. Semin Virol, 2 : 239, 1991.
4）Anderson RM, *et al.* : Transmission dynamics and epidemiology of BSE in British cattle. Nature, 382 : 779, 1996.
5）OIE : Bovine spongiform encephalopathy（BSE）.　http : // www. oie. int / eng / info / en _ esb. htm
6）The BSE Inquiry. Vol.5, p.373, 2000.
7）The BSE Inquiry. Vol.10, p.72, 2000.
8）The meeting of OIE Expert Group for "Atypical" BSE Cases, Paris, December 4th, 2003.
9）Casalone C, *et al.* : Identification of a second bovine amyloidotic spongiform encephalopathy : molecular similarities with sporadic Creutzfeldt-Jakob disease. Proc Natl Acad Sci USA, 101 : 3065-3070, 2004.
10）Yamakawa Y, *et al.* : Atypical proteinase K-resistant prion protein（PrP^{res}）observed in an apparently healthy 23-month-old Holstein steer. Jpn J Infect Dis, 56 : 221-222, 2003.
11）Wyatt JM, *et al.* : Naturally occurring scrapie-like spongiform encephalopathy in five domestic cats, Vet Rec, 129 : 233, 1991.
12）Dawson M, *et al.* : Primary parenteral transmission of bovine spongiform encephalopathy to the pig, Vet Rec, 127 : 338, 1990.
13）The BSE Inquiry, Vol.16, pp.61, 2000.
14）Gombojav A, *et al.* : Susceptibility of transgenic mice expressing chimeric sheep, bovine and human PrP genes to sheep scrapie. J Vet Med Sci, 65 : 341-347, 2003.
15）Will RG, *et al.* : A new variant of CreutzfeDLt-Jakob disease in the UK. Lancet, 347 : 921, 1996.
16）Will RG, *et al.* : Infectious and sporadic prion diseases. In : Prion Biology and Diseases,（Prusiner SB ed）, Monograph 38, CoDL Spring Harbor Laboratory Press, New York, pp.465, 1999.
17）Llewelyn CA, *et al.* : Possible transmission of variant Creutzfeldt-Jakob disease by blood

transfusion. Lancet, 363 : 417-421, 2004.
18） Peden AH, *et al.* : Preclinical vCJD after blood transfusion in a PRNP codon 129 heterozygous patient. Lancet, 364 : 527-531, 2004.
19） Horn G, *et al.* : Summary and conclusions of the review of the origin of BSE. Vet Rec, 149 : 98, 2001.
20） Wilesmith JW : Manual on bovine spongiform encephalopathy. FAO Animal Health Manua 2, pp. 24, 1998.
21） Wilesmith JW, *et al.* : Bovine spongiform encephalopathy. Epidemiological studies on the origin. Vet Rec, 128 : 199, 1991.
22） 堀内基広：プリオン病の分子生物学　品川森一，立石　潤，山内一也監修　人と動物のプリオン病 p.106-127，近代出版，2003.
23） Collinge J, *et al.* : Molecular analysis of prion strain variation and the aetiology of 'new variant' CJD. Nature, 383 : 685, 1996.
24） Bruce ME, *et al.* : Transmissions to mice indicate that 'new variant' CJD is caused by the BSE agent. Nature, 389 : 498, 1997.
25） Wells GAH : Report on TSE infectivity distribution in ruminat tissues （State of knowledge, December 2001）. EC SSC meeting of January 10-11, 6.2.b, p.78, 2002.
26） Bosque PJ, *et al.* : Prions in skeletal muscle. Proc Natl Acad Sci USA, 99 : 3812-3817, 2002.
27） Andreoletti O, *et al.* : PrP^{Sc} accumulation in myocytes from sheep incubating natural scrapie. Nat Med, 2004.
28） Glatzel M, *et al.* : Extraneural pathogenic prion protein in sporadic Creutzfeldt-Jakob disease. N Engl J Med, 349 : 1812-1820, 2003.
29） Giaccone G, *et al.* : Creutzfeldt-Jakob disease : Carnoy's fixative improves the immunohistochemistry of the proteinase K-resistant prion protein. Brain Pathol, 10 : 31-37, 2000.
30） Prusiner SB : Detecting mad cow disease. Sci Am, 291 : 86-93, 2004.
31） Safer JG, *et. al.* : Measuring prion protein in bovine spongiform encephalopathy or chronic wasting disease by immunoassay and transgenic mice. Nat Biotechnol, 20 : 1147, 2002.
32） Deslys JP, *et al.* : Screening slaughtered cattle for BSE. Nature, 409 : 476, 2001.
33） Marsh RF *et al.* : Epidemiological and experimental studies on a new incident of transmissible mink encephalopathy. J Gen Virol, 72 : 589, 1991.
34） EU SSC : Opinion of the Scientific Steering Committee on the human exposure risk （HER） via food with respect to BSE. December, 1999.

品川森一（動物衛生研究所 プリオン病研究センター　Morikazu Shinagawa）

第5章　鳥インフルエンザ

1. はじめに

インフルエンザの流行はヒトでは古くから脅威で，現在でも毎年流行する最重要感染症の一つである．インフルエンザウイルスはその抗原性から3型（A，BおよびC型）に分類されている．A型は鳥類およびほ乳類に病原性を有し，鳥類を始め多くの動物種に広く分布しているが，B型はヒトでのみ流行している．C型はヒトに感染するが非病原性である．鳥インフルエンザウイルス（AIV）は鳥類に感染しているA型インフルエンザウイルスで，ヒトへの限定的な感染は知られていたが，重症化するものではなく，公衆衛生上問題視するほどではなかった．しかし，1997年に香港のマーケットなどで，家禽に強毒の鳥インフルエンザが流行し，そのAIVが直接ヒトに感染し，6名の死者が出る事態が発生し，以前の認識が変わった．また，2003年以降アジア地域でH5N1亜型の高病原性鳥インフルエンザが大流行し，このウイルスによるヒトの感染死亡者が150名近くに達していることから，鳥インフルエンザウイルスは今では重要な人獣共通感染症病原体の一つとなっている．

本章では，鳥インフルエンザについて，人獣共通感染症の側面および家禽の疾病として解説する．

2. 疫　学

(1) 病　因

AIVはOrthomyxoviridae科のInfluenzavirus A属に分類される，鳥類に感染分布しているA型インフルエンザウイルスである．ウイルス粒子は直径が80～120nmの球状あるいは繊維状で，粒子内部には核蛋白質および複製酵素が結合した8本のRNA分節遺伝子が納められている（図5.1）．各分節は一つあるいは二つの蛋白をコードしている．PB1，PB2およびPA蛋白はRNA転写および複製酵素複合体の構成分子である．

赤血球凝集（HA）蛋白は主要な表在蛋白で，エンベロープ外側に突起状に配列している．HA蛋白は動物細胞膜に存在するシアル酸と結合活性および細胞膜と融合活性を有し，ウイルスの細胞への感染に重要な役割を担っている．ノイラミニダーゼ（NA）蛋白もエンベロープ蛋白で，HA蛋白のシアル酸結合を切断するノイラミニダーゼ活性を持ち，増殖ウイルス粒子が細胞膜から放出される時に必要な蛋白と推察されている．A型インフルエンザウイルスはHA蛋白およびNA蛋白の抗原性に基づいて，H1～H16およびN1～N9の亜型に分けられ，その組み合わせにより，H5N1亜型というように表記されている．

ウイルス粒子内部に存在する内部蛋白質（M1，NP，PB1，PB2およびPAなど）の抗原性はA型インフルエンザウイルスに共通で，この蛋白質を抗原に用いた，寒天ゲル内沈降

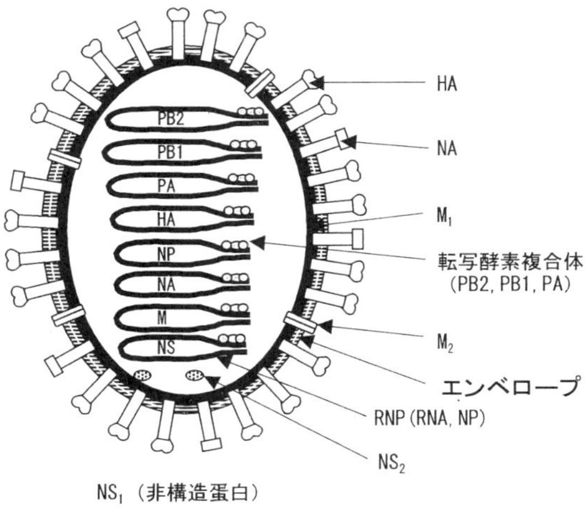

図5.1　A型インフルエンザウイルスの模式図．ウイルスエンベロープには3種の蛋白（HA，NAおよびM_2）が存在し，マトリックス（M_1）蛋白質がそれを裏打ちしている．内部にはRNA分節にNP蛋白が結合したリボ核蛋白質が8本存在する．各RNA分節は，3’末と5’末の塩基配列相補性でペアを作り，フライパンの柄構造を取っている．

反応や酵素結合免疫測定法ではA型インフルエンザウイルス抗体を共通的に検出可能である．

（2） AIVの生態

AIVは多くの鳥類に感染している．Stallknechtの総説[13]では，12目の88種の鳥類からウイルスが分離されたと報告されており，鳥類は広くAIVに感受性である．ウイルス陽性であった主な鳥類は，ガンカモ目（30種），スズメ目（24種）およびチドリ目（18種）であった．

1976年から1978年の8月にカナダのアルバータ州で行った野生カモからのウイルス分離調査では，4,827羽のカモ検体の内1,262検体（26％）がウイルス陽性で，とくに1歳未満の若いカモからは高率（18～60％）に分離された[5]．鳥種別では，マガモ（28％），オナガガモ（34％），ミカズキシマアジ（15％）などが他の種に比べてウイルス分離率が高かった．

1983～1984年の冬に行われた山陰地方に飛来する渡り鳥の糞便を用いたウイルス分離調査でも，450羽のコハクチョウ糞便から11株（2.4％），362羽のオナガガモ糞便から28株（7.7％），240羽のウミネコ糞便から1株（0.4％），のAIVが分離されており，日本においても飛来する渡り鳥が高率にAIVを運んできていることが示されている[10]．

（3） H5N1亜型による高病原性鳥インフルエンザの発生

2003年から2004年にかけてアジアの諸国で高病原性鳥インフルエンザが大発生し，国連食糧農業機構（FAO）の推定では1億羽の家禽が死亡あるいは淘汰された．当初は診断技術の未整備のため確定診断に至らなかったことから，有効な防疫措置がとられず，これほどの大発生になってしまった．2004年になってからは，各国で発生が公表され（表5.1），発生国およびFAOや国際獣疫事務局（OIE）などの国際機関または鳥インフルエンザ研究機関

表5.1　H5N1高病原性鳥インフルエンザの発生状況（19/06/2006現在）

発生国	OIEへの初報告	最近の家きん発生/疑似例	野鳥のみでの発生	ヒト感染	家きんへのワクチン
Asia					
Korea (Rep. of)	12/12/2003				
Vietnam	08/01/2004	17/12/2005		yes	yes
Japan	12/01/2004				
Thailand	23/01/2004	09/11/2005		yes	
Cambodia	24/01/2004	22/03/2006		yes	
Hong Kong SAR	26/01/2004		yes		yes
Lao PDR	27/01/2004	February 2006			
Indonesia	02/02/2004	24/03/2006		yes	yes
China	04/02/2004	19/06/2005		yes	yes
Malaysia	19/08/2004	21/03/2006			
Mongolia	10/08/2005		yes		
India	18/02/2006	07/04/2006			
Pakistan	03/03/2006	20/04/2006			yes
Myanmar	13/03/2006	06/04/2006			
Afghanistan	20/03/2006	25/04/2006			
Other Europe/Caucasus					
Russia	24/07/2005	19/05/2006			yes
Kazakhstan	02/08/2005	26/04/2006			yes
Romania	07/10/2005	06/06/2006			
Turkey	10/10/2005	31/03/2006		yes	
Croatia	21/10/2005		yes		
Ukraine	08/12/2005	14/03/2006			
Bulgaria	12/02/2006		yes		
Azerbaijan	15/02/2006	18/03/2006		yes	
Bosnia and Herzegovina	20/02/2006		yes		
Switzerland	27/02/2006		yes		
Serbia and Montenegro	02/03/2006	09/03/2006			
Albania	07/03/2006	23/03/2006			
Georgia	09/03/2006		yes		
Middle East					
Iraq	02/02/2006	29/03/2006		yes	yes
Iran	15/02/2006		yes		
Israel	18/03/2006	30/03/2006			
Jordan	24/03/2006	23/03/2006			yes
Palestina Authority	11/04/2006	March 2006			
Africa					
Nigeria	08/02/2006	29/05/2006			
Egypt	18/02/2006	05/06/2006		yes	yes
Niger	28/02/2006	02/06/2006			planned
Cameroon	12/03/2006	21/02/2006			
Burkina Faso	04/04/2006	18/05/2006			considered
Sudan	19/04/2006	08/05/2006			planned
Cote d'lvoire	25/04/2006	24/05/2006			planned
Djibouti	27/05/2006	06/04/2006		yes	planned
EU					
Slovenia	12/02/2006		yes		
Greece	13/02/2006		yes		
Italy	14/02/2006		yes		
Germany	16/02/2006	05/04/2006			
Austria	20/02/2006		yes		
France	20/02/2006	25/02/2006			zoo
Slovakia	24/02/2006		yes		
Hungary	01/03/2006	04/06/2006			
Poland	08/03/2006		yes		
Denmark	15/03/2006	01/06/2006			
Sweden	16/03/2006	17/03/2006			
Czech Republic	29/03/2006		yes		
United Kingdom	13/04/2006		yes		

が協力して防疫に当たったため，終息に向かった．しかし，東南アジア諸国や中国では散発的発生が継続しており，2005年以降にはガンやハクチョウなどの野鳥での発生も多くなり，モンゴル，シベリア，欧州，アフリカにまで感染が広がり，世界的な発生拡大の様相を見せている．表5.1にH5N1亜型による発生状況（2006年6月19日現在）をFAOAIDEnews[2)]から引用して記載した．

今回のH5N1亜型による発生では，家きん発生国でヒトへの感染死亡者も多数確認されており，2006年9月28日現在で死亡者は148名に達した．一部にヒトからヒトへの感染も疑われているため，新型ウイルスの誕生によるヒトでの大流行が懸念されている．

3．診　断

（1）病原学的診断

家禽における鳥インフルエンザ発生での臨床症状は，ウイルスの病原性により多様であり，診断の目安とならない場合がある．高病原性鳥インフルエンザの発生の場合，突然の死亡率上昇が特徴的で，強毒のニューカッスル病や中毒と区別が難しい．その他の臨床症状には，呼吸器症状，顔面の浮腫，肉冠の出血・チアノーゼ，下痢，産卵の停止や低下がある．

鳥インフルエンザの確定診断は発病家禽の気管，肺，直腸，脾臓などの臓器からのウイルス分離でなされる．すなわち，材料乳剤の遠心上清を9～11日の発育鶏卵の尿膜腔内に接種し，35～37℃で2～4日間孵卵する．AIVが分離された場合には，尿膜腔液がHA性陽性となる．ニューカッスル病などのパラミクソウイルスでもHA性陽性となるので，それぞれに対する抗体を用いて，寒天ゲル内沈降反応あるいは赤血球凝集抑制（HI）試験などで同定する．また，簡便法として，A型インフルエンザウイルス抗原の検出キットやPCR法による遺伝子検査などでも同定可能である．

HAおよびNA亜型の判定は特異抗血清を用いてHI試験およびノイラミニダーゼ活性抑制試験により行う．さらにOIEマニュアルに準拠して，ニワトリ接種による病原性判定試験を行う．

（2）血清学的診断

発症極期を過ぎた場合や鶏群の感染歴確認には，寒天ゲル内沈降反応による抗体検査が行われる（図5.2）．寒天ゲル内沈降反応では，A型インフルエンザウイルスの亜型に共通的に反応する内部蛋白を抗原に用いるため，全ての亜型に対する抗体が検出可能である．

（3）病原性診断

野生の水鳥が保有するAIVは，保有宿主はもとよりニワトリやシチメンチョウなどの家禽にも病原性の低い弱毒ウイルスである．しかし家禽では，弱毒ウイルス感染でも，飼育環境ストレスや他の病原体の感染状況により，呼吸器症状，産卵率低下，死亡率の上昇などの臨床症状を示す場合がある．とくにシチメンチョウはニワトリに比較して発症しやすい．

一方，AIVにはニワトリやシチメンチョウに高死亡率を引き起こす強毒株があり，その感染症を古くは家禽ペスト，近年は高病原性鳥インフルエンザと呼んでいる．高病原性鳥インフルエンザは伝播力が強く，被害が甚大となるため，摘発淘汰で防疫するのが効果的で，終息するまでに1,000万羽を越える家禽を殺処分した例もある．現在までに高病原性鳥インフルエンザの発生はH5またはH7亜型のウイルスに限られている．

日本では，1925～1926年に発生した「ニワトリペスト」からの分離ウイルスがAIVであることが判明し[14]，日本で発生が確認された最古の高病原性鳥インフルエンザとなっており，その後2004年にHSN1亜型の強毒株による発生があった．

家禽への病原性に中心的役割を担っているのはHA蛋白で，HA蛋白が HA_1 と HA_2 に開裂する部位のアミノ酸配列が病原性に強く関連している．つまり，HA_1 のC末アミノ酸配列に強毒株ではアルギニン（R）とリシン（K）の塩基性アミノ酸が集積しているのが特徴で，そのアミノ酸構造は蛋白分解酵素により容易に開裂される．

インフルエンザウイルスが細胞に吸着後，侵入する際に，HA蛋白が開裂していないとウイルス粒子は感染性を有しない．したがって，HA蛋白を開裂可能な蛋白分解酵素の体内分布がウイルスの増殖部位を規定している．弱毒株のHA蛋白開裂部位には塩基性アミノ酸が単独あるいは不連続に存在し，そのようなHA蛋白を開裂可能な蛋白分解酵素は，クララおよび細菌由来蛋白分解酵素などに限られる．したがって弱毒株は，このような蛋白分解酵素が分布する呼吸気道内や消化管内の粘膜上皮でのみ増殖可能となっている．一方，強毒株では，塩基性アミノ酸が集積しており，細胞内在性の蛋白分解酵素でも開裂可能で，ウイルスは脳や心臓を含むあらゆる臓器で増殖可能となり，種々臓器の機能障害を引き起こすことにより高致死性の病原性を発揮する．強毒株 HA_1 のC末アミノ酸配列モチーフはR/K-X-R/K-R（R：アルギニン，K：リシン，X：非塩基性アミノ酸）で示される[6, 12]（表5.2）．

野外の高病原性鳥インフルエンザ発生例において，家禽での弱毒株の流行が確認された後に強毒株が出現した例が，1983年の米国ペンシルバニア州（H5N2亜型株）[9]，1994年の

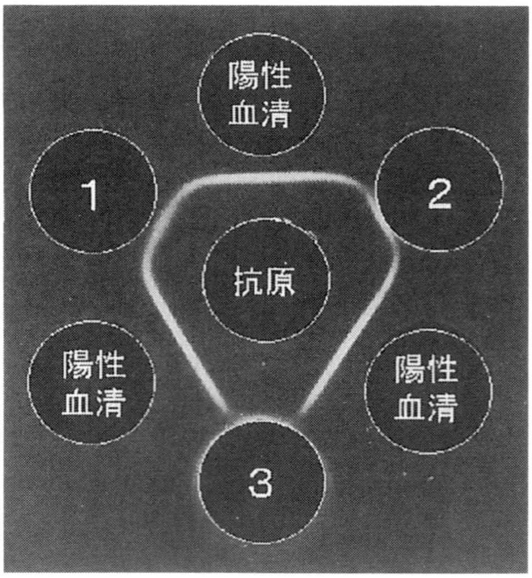

図5.2　鳥インフルエンザ血清抗体の寒天ゲル内沈降反応による検出．1～3は検体血清で，検体血清の沈降線が陽性血清で形成された沈降線と連結した場合に特異的な陽性反応と判定する．1は陽性例，2は弱陽性例，3は陰性例を示す．

表5.2　鳥インフルエンザウイルスのHA蛋白開裂部位のアミノ酸配列と病原性

インフルエンザウイルス	亜型	アミノ酸配列	強毒性
H5亜型			
A/turkey/MN/10734/94	H5N2	PQ----RETR	−
A/Chicken/PA/13609/93	H5N2	PQ----RKTR	−
A/Turkey/England/91	H5N1	PQ--RKRKTR	+
A/Chicken/PA/1370/83	H5N2	PQ----KKKR	+
A/Turkey/Ireland/83	H5N8	PQ--RKRKKR	+
A/Tern/South Africa/61	H5N1	PQRETRRQKR	+
H7亜型			
A/Chicken/NY/13142-5/94	H7N2	PENP---KTR	−
A/Turkey/Nahalal/88	H7N3	PEIP---KGR	−
A/Starling/Victoria/5156/85	H7N7	PEIPKKREKR	+
A/chicken/Victoria/85	H7N7	PEIPKKREKR	+
A/FPV/Dobson/27	H7N7	PELPKKRRKR	+

Senneらの論文[12]の表から抜粋
塩基性アミノ酸（RおよびK）は網掛け表記した．

メキシコ（H5N2亜型株）[7]および1999年のイタリア（H7N1亜型株）[1]などで認められた．Itoら[8]はH5N3亜型の弱毒株をニワトリの気嚢内接種で24代，続いて脳内接種で5代継代してニワトリを100％殺す強毒株作出に成功し，実験的にも弱毒株の強毒化変異を証明した．以上のことより，H5およびH7亜型のAIVはニワトリで感染を繰り返しているうちに強毒化する場合があることが明らかになった．

行政的な防疫措置を講ずるための高病原性鳥インフルエンザの判定基準は国により異なるが，多くの国ではOIEの基準を参考にしている．OIEでは，分離ウイルスを8羽のニワトリに静脈内接種して6羽以上死亡した場合に加え，5羽以下の死亡でもHA開裂部位のアミノ酸配列が強毒株のそれと類似の場合には，分離ウイルスを高病原性AIVとして扱うことにしている．日本では，OIEの基準に加え，H5またはH7亜型のウイルスは，たとえ弱毒株でも強毒に変異する可能性があることから，家畜伝染病予防法に基づき高病原性鳥インフルエンザとして殺処分などの行政措置をとることにしている．

4. 治　療

家禽における鳥インフルエンザの治療は行わない．とくに高病原性鳥インフルエンザの場合は，感染鳥および感染の疑いがある鳥を含めての淘汰を実施し，発生地域での早期撲滅が重要である．

ヒトに対しては，感染防止のため，大量のウイルス暴露を避ける予防が大切である．万一ヒトが感染した場合は，他の急性呼吸器感染症と臨床検査では区別がつかない．感染患者では，死亡率が高いため，迅速な診断が必要である．診断基準としては，発症家禽との接触の有無が重要で，次にウイルス分離や遺伝子増幅法によるウイルス検出で，患者を診断する．A型インフルエンザウイルス感染が確認された場合，タミフルなどの抗ウイルス剤を服用する．

5．予防・対策

(1) 鳥類における予防・対策

AIVは日本に飛来する渡り鳥にも高率に感染しており，渡り鳥あるいは野鳥と家禽群を接触させないことが本病防疫の鉄則である．輸入愛玩鳥もウイルスを保持していることが確認されており[3)]，注意を要する．

2004年に日本で発生した高病原性鳥インフルエンザの伝播経路は，海外から渡り鳥などの野鳥が農場近辺の池などにウイルスを持ち込み，そこから池の水の給水，留鳥，野生動物，ヒトなどが農場に持ち込んだと推定されている．したがって，予防策としては野鳥対策，農場への出入りにおける消毒の徹底などの衛生管理が重要と指摘されている．

中国では，家禽に馴化して家禽に強い伝播力を持つAIVの流行があるようで，輸入された家禽肉からAIVが分離されている[4)]．また，米国においても生鳥マーケットを中心に家禽に高伝播力を持つAIVが流行している．このような家禽に馴化したAIVは家禽に強い伝播力を持っているため，感染鳥のみならずそれと接触したヒトや車両，道具などを介して容易に鶏群に感染を起こすので，より一層の侵入防止対策が必要である．

高病原性鳥インフルエンザ清浄国と目されるわが国においては，本病の防疫は摘発淘汰を基本としている．殺処分は可能な限り鶏舎内で行い，殺処分鶏は埋却あるいは焼却により処分しなければならない．

ワクチンは発症および死亡防御に有効である．しかし，野外ウイルス侵入の発見が困難になるため，ワクチン接種群から定期的にウイルス分離材料および血清を採取して，ウイルス侵入を常に監視する必要がある．したがって，発生が拡大していない段階では原則的にワクチンは使用しない．

(2) ヒトへの感染予防

鳥類ではH1からH16まで全亜型のA型インフルエンザウイルスの感染が確認されているが，ヒトでは現在までH1からH3亜型のみの流行が確認され，容易に交差感染は成立していない．しかし，ウイルスの生態学的実態および分子系統解析から，ヒトおよび他のほ乳類のA型インフルエンザウイルスは鳥類から供給されていることが推察されている．

2種類のインフルエンザウイルスが同一細胞に感染した場合，それぞれのRNA分節が入れ替わったウイルスができ，この現象を遺伝子再集合と呼んでいる．遺伝子再集合はA型インフルエンザウイルスの進化にとって重要な役割を担っている．

AIVが種を越えて伝播する場合，1) 全分節ゲノムが伝播する，2) 一部の分節が遺伝子再集合により伝播する，の2様式がある．ヒトの世界に1957年に出現したアジア型 (H2N2) および1968年に出現した香港型 (H3N2) 新型インフルエンザウイルスは後者の伝播様式であったと思われる．

しかし1997年および2004年に，香港および東南アジアや欧州などで家禽に流行していたH5N1亜型のAIVが全分節ゲノムが伝播する伝播様式でヒトに感染し，6名[15)]および少なくとも23名が死亡する発生事例がある．香港政府は140万羽に及ぶ家禽の全群淘汰により，発生の拡大を食い止めた．この発生では，いずれもヒトからヒトへの伝播はなかった．

さらに1999年に，香港で風邪症状の2名の患者からH9N2亜型のAIVが分離され[11]，2003年には，オランダで発生したH7N7亜型の高病原性鳥インフルエンザの家禽群に接触した作業員が，H7N7のAIVに感染して結膜炎やインフルエンザ様症状を示した．その中で1名の獣医師の死亡が報告されている[16]．いずれもヒトでの流行には至らなかったが，株によってはAIVが直接ヒトに感染・発病し得ることが判明した．

AIVがヒトに感染することの脅威は，確率は低いが重症化して死亡するケースもあることと，新型ウイルス出現のチャンスとなり得ることである．それを防止するためには，たとえ軽症でもヒトでのAIV感染を防ぐことと，新型インフルエンザウイルス出現に備えて，ワクチンを準備しておくことが必要である．

参考文献

1） Capua I, Marangon S (2000) The avian influenza epidemic in Italy, 1999-2000 : a review. Avian Pathology 29 : 289-294.

2） FAO (2006) Update on the avian influenza situation (As of 19/06/2006). FAOAIDEnews No.40.

3） 衛藤真理子，岩中麻里，瀬戸秀佳，鎌川明美，西口明子，田中公明，藤井　博，村上洋介，真瀬昌司，山口成夫 (1998) 輸入愛玩鳥の鳥インフルエンザウイルス保有状況調査．第126回日本獣医学会講演要旨集，142.

4） 衛藤真理子，真瀬昌司 (2003) 中国産輸入鶏肉からのニューカッスル病ウイルスおよびH9N2インフルエンザウイルスの分離．日本獣医師会雑誌 56，333-339.

5） Hinshaw VS, Webster RG, Turner B (1980) The perpetuation of orthomyxoviruses and paramyxoviruses in Canadian waterfowl. Can J Microbiol 26 : 622-9.

6） Horimoto T, Kawaoka Y (1994) Reverse genetics provides direct evidence for a correlation of hemagglutinin cleavability and virulence of an avian influenza A virus. J Virol 68 : 3120-8.

7） Horimoto T, Rivera E, Pearson J, Senne D, Krauss S, Kawaoka Y, Webster RG (1995) Origin and molecular changes associated with emergence of a highly pathogenic H5N2 influenza virus in Mexico. Virology 213 : 223-30.

8） Ito T, Goto H, Yamamoto E, Tanaka H, Takeuchi M, Kuwayama M, Kawaoka Y, Otsuki K (2001) Generation of a highly pathogenic avian influenza A virus from an avirulent field isolate by passaging in chickens. J Virol 75 : 4439-43.

9） Kawaoka Y, Naeve CW, Webster RG (1984) Is virulence of H5N2 influenza viruses in chickens associated with loss of carbohydrate from the hemagglutinin Virology 139 : 303-16.

10） Otsuki K, Takemoto O, Fujimoto R, Yamazaki K, Kubota N, Hosaki H, Mitani T, Tsubokura M (1987) Isolation of influenza A viruses from migratory waterfowl in San-in District, western Japan in the winter of 1983-1984. Res Vet Sci 43 : 177-9.

11） Peiris M, Yuen KY, Leung CW, Chan KH, Ip PL, Lai RW, Orr WK, Shortridge KF (1999) Human infection with influenza H9N2 [letter]. Lancet 354 : 916-7.

12） Senne DA, Panigrahy B, Kawaoka Y, Pearson JE, Suss J, Lipkind M, Kida H, Webster RG (1996) Survey of the hemagglutinin (HA) cleavage site sequence of H5 and H7 avian influenza viruses : amino acid sequence at the HA cleavage site as a marker of pathogenicity potential. Avian Dis 40 : 425-37.

13) Stallknecht DE, Shane SM (1988) Host range of avian influenza virus in free-living birds. Vet Res Commun 12 : 125-41.

14) Sugimura T, Ogawa T, Tanaka Y, Kumagai T (1981) Antigenic type of fowl plague virus isolated in Japan in 1925. Natl. Inst. Anim. Health Q. (Jpn.) 21 : 104-105.

15) Tam JS (2002) Influenza A (H5N1) in Hong Kong : an overview. Vaccine 20 Suppl 2 : S77-81.

16) van Kolfschooten F (2003) Dutch veterinarian becomes first victim of avian influenza. Lancet 361 : 1444.

山口成夫（動物衛生研究所 研究管理監　Shigeo Yamaguchi）

第6章　E型肝炎

1．はじめに

E型肝炎はE型肝炎ウイルス（HEV）の感染によって起こるヒトの急性肝炎である．最近まで，本病は衛生状態の悪い発展途上国に限って発生が確認されていたため，欧米や日本などの先進国では輸入感染症（旅行者感染症）と考えられてきた．しかし，近年，日本を含む先進国で海外渡航歴のないヒトでの本病の発生が報告され，また，日本の国民20人に1人がHEVに対する抗体を保有していることも明らかにされた．これらのことから，先進国でもHEVが土着していると考えられるようになり，その感染ルートに関心が集まってきた．一方，ブタにはヒト由来HEVと遺伝学的に酷似したHEVが広く浸淫していること，ブタ以外の幾つかの動物においてもHEVあるいはHEV様ウイルスが存在することが近年わかってきた．このような中で，2003年には動物（食肉）からヒトに感染してE型肝炎を発症させたとする直接的あるいは間接的な証拠が相次いで報告された．すなわち，E型肝炎は人獣共通感染症としての側面を有することが明らかにされた．しかし，動物からヒトへの感染はどの程度の頻度で起こっているのか，現時点では全く不明である．また，E型肝炎の発生が近年先進国で急増している事実は認められていない．

2．疫学と臨床症状

ヒトの主要なウイルス性肝炎としてA，B，C，DおよびE型が知られている．この中で，E型肝炎は衛生状態の悪いアジアにおける流行性肝炎の最も重要な疾病である．伝播は主にヒト糞便中に排泄されたウイルスの経口感染（糞口ルート）によるもので，とくに水系伝播（water-borne transmission）が多いとされる．大規模な発生としては，1955年インドのニューデリーにおいて飲用上水の糞便汚染が原因で29,000人が発症した．その後，同様な感染ルートによる大流行がミャンマー（1976～1977年；20,000人発症；妊婦において18％の致死率），インドのカシミール（1978年；52,000人発症），中国（1986～1988年；100,000人発症），ソマリア（1988～1989年；11,000人発症），メキシコ（1988～1989年；4,000人発症）などで確認されている．最近（2004年）では，アフリカのチャドやスーダンで大流行が確認されている．また，これらの国々では散発的な発生も頻繁に認められる．症例の多くは青年や大人であり，小児での発症例は少ない．患者から家族内接触者などへの二次罹患率は低く，その理由としては糞便中に排泄されるウイルス量が少ないことが上げられる．致死率は1～3％とA型肝炎の約10倍であり，とくに，妊婦は重症化しやすく，妊娠第三期での致死率は15％～25％と非常に高いことが報告されている．

潜伏期は2～9週間（平均6週間）で，臨床症状はA型肝炎と似ており，腹痛，食欲不振，褐色尿を伴った黄疸，発熱，肝臓の腫脹，不快感，嘔吐などで，時に関節痛，下痢，蕁麻疹なども見られる．黄疸症状が約2週間続いた後，通常発症から1カ月を経て完治する．黄疸に先立ってウイルス血症が1～2週間見られ，また，ウイルス血症に相前後して，糞便中へのウイルス排出が2～3週間見られる．E型肝炎はA型肝炎と同様，慢性化せず，肝硬変や肝癌への移行はない．終生免疫（一度感染すると二度目の感染や発症は阻止される）が成立するか否かは不明である．

本病は欧米や日本などの先進国では輸入感染症，すなわち，E型肝炎が常在している発展途上国への渡航者が罹患する疾病と考えられてきたが，近年，日本を含む先進国で海外渡航歴のないヒトでの本病の発生が確認された．また，HEVに対する抗体調査により，米国で1～5％，日本でも約5％のヒトが抗体陽性であることが明らかにされた．これらのことから，先進国でもHEVが土着しているのではないかと考えられるようになった．最近，ブタがHEVの保有宿主（レゼルボア）であり，また，日本において加熱不十分な野生動物肉などの喫食によりHEVに感染したと考えられる症例が幾つか報告された（後述）．

3．病原体

HEVは直径約30nmのエンベロープを持たない小型球形ウイルスで，約7.2Kbのプラス一本鎖RNAをゲノムとして持っている．1980年代初め，モスクワのBalayanがA型肝炎ウイルス陰性の流行性肝炎患者由来糞便抽出液を自ら飲み，肝炎の再現に成功した．これが本ウイルス発見の最初である．形態学的に食中毒の主要原因の一つであるノロウイルスと類似していること，主要な構造蛋白が一種であることなどから，以前はカリシウイルス科に分類されていた．しかし，ゲノム上での非構造蛋白機能ドメインの配置がカリシウイルス科のウイルスとは全く異なることが明らかとなり，現在は未分類のウイルスとされている．HEVが効率よく増殖する培養細胞系は確立されておらず，このことが，ウイルスの性状解析，本病の診断，また疫学調査を行う上で大きな障害となっている．HEVはゲノム塩基配列の相同性により，現在まで4種類の遺伝子型（Ⅰ～Ⅳ）に分けられている．発展途上国での流行ウイルスはⅠ型とⅡ型であるのに対し，先進国で海外渡航歴のないヒトからは主にⅢ型のウイルスが検出されている．また，中国と台湾での最近の散発的な発生は主にⅣ型であることが報告されている．このように発展途上国と先進国で検出されるウイルスの遺伝子型が異なり，人獣共通感染症の一面を持つと考えられる遺伝子型は主にⅢ型とⅣ型である．日本での検出例においても，海外渡航歴のないヒト症例からは主にⅢ型とⅣ型（北海道で多い）の検出が報告されている．地域的には北海道，東北および関東での症例が多く報告されており，現在までは「東高西低」の傾向がある．HEVは血清学的には単一と考えられ，実験感染において異なった遺伝子型のHEV間で交差防御が成立する．

4．診　断

急性期患者の血清や糞便を検査材料としてRT-PCR法によるHEV遺伝子（RNA）検査が実施されている．現在広く使用されているプライマーは，いずれの遺伝子型（Ⅰ～Ⅳ）のHEV

も検出できるように設計されている．遺伝子型別はPCR産物の塩基配列の決定によって行われる．血清学的検査では，組換え蛋白を抗原としたELISA法が幾つかの機関で開発され，急性期と回復期のペア血清を用いたHEV IgG抗体価の上昇確認，また，急性期血清中のHEV IgM抗体の検出によって行う．

5. 日本で確認されたHEVの感染ルート

日本おいてHEVが動物（食肉）からヒトに感染してE型肝炎を発症させたとする直接的あるいは間接的な証拠が2003〜2004年に相次いで報告された（図6.1）．まず，北海道でヒトとブタから遺伝子レベルでほぼ同一のHEV（Ⅳ型）が検出された．また，北海道で市販の豚レバー363パッケージ中7件（1.9％）からHEV遺伝子（Ⅲ型あるいはⅣ型）が検出され，2001〜2002年に北海道の特定病院で受診したE型肝炎患者（Ⅲ型あるいはⅣ型の感染）の多く（10名中9名）が発症2〜8週前に加熱不十分な豚レバーを食べていたと報告された．また，鳥取県でイノシシの生肝臓を食べたヒト2名がE型肝炎を発症（Ⅳ型の感染）して内1名は死亡した．さらに，兵庫県においてシカの生肉を食べて肝炎を発症したヒト4名からとれたHEV（Ⅲ型）が食べ残しのシカ肉から検出されたHEVと遺伝子レベルで同一であったことが報告された．また，長崎県で老人会のイノシシ肉バーベキューパーティーにより12人中11人がHEV（Ⅲ型）感染し，内5人が発症した．加えて，北海道の焼き肉店で加熱不十分な豚レバーを摂取したと考えられる6名がHEVに感染し，内1名が劇症肝炎で死亡した．これらの証拠から，E型肝炎は人獣共通感染症としての側面を有することが明らかとなった．すなわち，これらHEVの感染ルートは食物性伝播（food-borne transmission）であり，動物由来感染（zoonotic transmission）であった．また，ウイルス保有宿主としてはブタ以外に野生動物も注目する必要が生じてきた．しかしながら，このようなルートによるヒトの感染はどの程

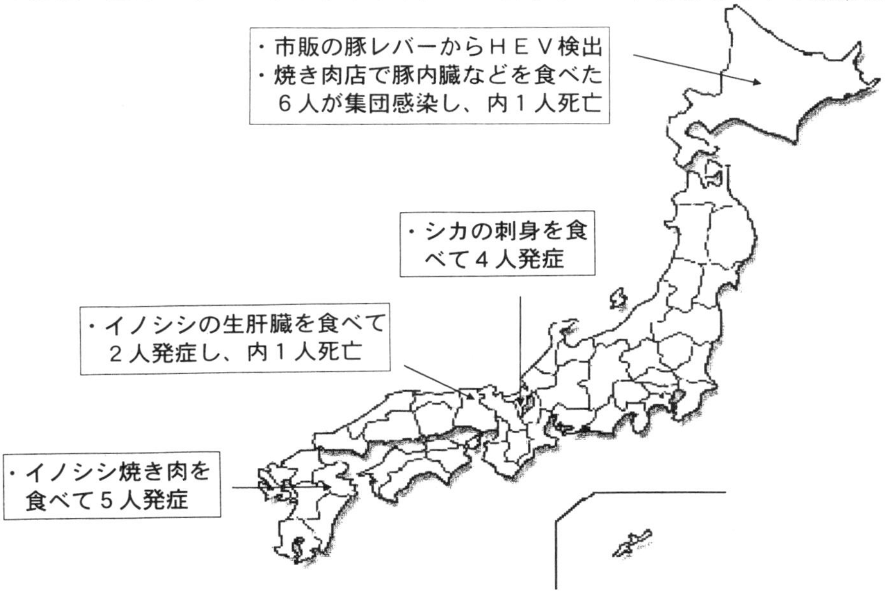

図6.1　2003〜2004年に報告されたHEVの食物性伝播
（人獣共通感染症としての間接的ならびに直接的証拠）

度の頻度で起こっているのか，現時点では明らかではない．また，他の感染ルートとして，輸血による感染（blood-borne transmission）が2003年に報告されている．一方，北海道札幌市の特定病院で診断されたE型肝炎36症例においては，潜伏期間中での海外渡航歴は2例，輸血感染は見られず，聞き取り調査を実施した13例の中で食物性伝播の可能性は豚レバーを摂取した2例に留まったと報告されていることから，上記以外の感染ルートも存在すると考えられる．

6．ブタや他の動物でのHEV感染

ブタにおいてヒト由来HEVと遺伝子レベルで酷似したHEVが世界的に高率に浸淫していることが明らかにされている．ブタの血清，糞便，肝臓などからRT-PCR法によりHEV遺伝子が検出され，SPF豚からの検出例も報告されている．ブタから検出される遺伝子型はⅢ型とⅣ型のみであり，とくにⅢ型が多い．わが国のブタからも両型のウイルスが検出され，その多くはⅢ型である．

ブタにおけるHEVの感染時期に関して，血清中のHEV遺伝子は主に2〜4カ月齢のブタから検出され，1カ月齢と6〜7カ月齢以降のブタからは検出されなかったと報告されている．筆者らは糞便中のHEV遺伝子検査と血清中の抗体検査を実施した．その結果，糞便中のHEV遺伝子は2〜3カ月齢のブタから高率に検出され，とくに，3カ月齢では検査した半数以上のブタが陽性を示した．また，検出率は低いが，出荷時のブタの糞便からも陽性例が確認された．血清中の抗体検査では，調査した31農場中30農場でHEVの浸淫が確認され，HEV陽性農場にはSPF農場も含まれていた．HEV陽性農場においては，抗体価の上昇は3〜4カ月齢で顕著に認められ，4〜5カ月齢では抗体陽性率が100％を示した（図6.2）．また，1980〜1990年代に採取された豚血清も高率に抗体陽性を示した．これらのことから，HEVは日本のブタ集団に広く浸淫しており，SPF豚も例外ではないこと，ブタでのHEVの感染は2〜3カ月齢が主であること，ブタのHEV感染はここ数年の間に急に広まったのではないことが明らかとなった．また，出荷時期の大部分のブタにおいてウイルスはすでに体内から消失しているが，一部例外も存在すると考えられた．

ブタにおけるHEVの病原性は低いと考えられる．豚由来株（Ⅲ型）のブタへの実験感染で

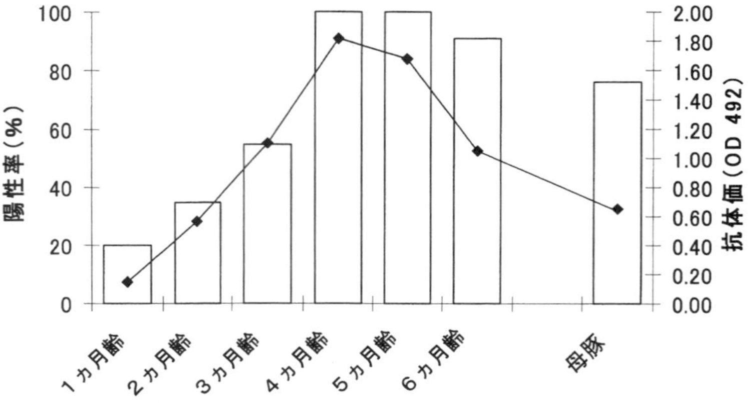

図6.2　ブタにおける月齢別HEV抗体陽性率（%；縦棒）と抗体価（OD値；折れ線）

は，肉眼病変として肝門リンパ節ならびに腸管膜リンパ節の腫大，組織病変としてリンパ球-形質細胞性肝炎と肝実質細胞壊死が認められるが，臨床症状やアラニンアミノトランスフェラーゼ（ALT；GPTとも呼ばれる）などの肝臓由来酵素の上昇は確認されていない．ウイルス遺伝子は肝臓，胆汁，糞便や血清などから2～3週間以上検出される．このようにHEVはブタにおいて浸淫率が高く病原性は低いことから，HEVの一部（Ⅲ型，Ⅳ型？）についてはブタが本来の自然宿主ではないかとも推測される．

ブタ以外の哺乳動物においてHEV遺伝子は，シカ，イノシシおよびマングースから検出されている．また，HEV抗体は，ラット，ウシ，サル，ヒツジ，ヤギ，ネコ，イヌ，イノシシなどで確認されている．よって，ブタ以外の動物においても，HEVあるいはHEV様ウイルスの感染があると考えられるが，これらの感染実態はほとんど不明である．一方，トリにおいては，ヒトHEVと抗原交差するが，遺伝学的には明らかに区別されるウイルス（big liver and spleen disease virus，トリHEV）が検出されている．

7. 動物からヒトへのHEVの伝播

ブタからヒトにHEVが伝播する直接証拠は現在まで報告されていない．しかし，前述のように加熱不十分な豚レバーを食しての感染を示唆する報告があるほか，多くの研究者がブタ-ヒト伝播の可能性を指摘している．その根拠は大きく以下の三点に基づいている．第一点目はウイルス遺伝子の近似性である．先進国において海外渡航歴のないヒトとブタから主に検出されるHEVはどちらもⅢ型である．一方，台湾と中国では最近のヒトでの主要なHEVはⅣ型であり，両国のブタから検出されるHEVは同じⅣ型である．また，同じ遺伝子型の中でも，地理的に近い地域から検出されたブタ由来株とヒト由来株は，地理的に遠い地域からのそれらよりも遺伝学的により近縁である場合が多い．さらに，前述のようにヒトとブタから遺伝学的にほぼ同一のウイルスが検出されている．第二点目の根拠として，一部のHEVはサルとブタの両方で実験感染が成立することがあげられる（表6.1）．ヒト由来株Ⅰ型，Ⅱ型，Ⅲ型はいずれもサルへの接種により感染が成立する．一方，ヒト由来株Ⅰ型あるいはⅡ型をブタに接種した場合，ブタは感染しない．しかし，Ⅲ型のヒト由来株をブタに接種すると感染は成立し，また，Ⅲ型のブタ由来株をサルに接種しても感染する．すなわち，Ⅲ型のHEVは種を超えて感染することが明らかにされている．第三点目の根拠は，ブタと頻繁に接触するヒトと，全く接触しないヒトでHEV抗体陽性率が異なるという

表6.1　HEVを実験的投与されたサルとブタでのHEVの感染性

遺伝子型	由来	株名	感染性[a]	
			サル	ブタ
Ⅰ	ヒト	Sar-55	○	×
Ⅱ	ヒト	Mex-14	○	×
Ⅲ	ヒト	US-2	○	○
Ⅲ	ブタ	swUS1	○	○

[a] ○，感染性有り；×，感染性無し

表6.2　ブタに頻繁に接触するヒトと全く接触しないヒトとのHEV抗体陽性率の比較

調査国	調査年	比較対象	陽性数/検査数	HEV抗体陽性率（%）
台湾[a]	1999	養豚従事者	8/30	26.7
		豚肉取扱者	3/20	15.0
		豚非接触者	4/50	8.0
モルドバ[b]	2001	養豚従事者	135/264	51.1
		豚非接触者	63/255	24.7
米国[c]	2002	養豚従事者	18/165	10.9
		豚非接触者	3/127	2.4
米国[d]	2002	豚専門獣医師	78/295	26.4
		豚非接触者	73/400	18.3

[a] Hsieh *et al.* (1999) J Clin Microbiol 37 : 3828-3834
[b] Drobeniuc *et al.* (2001) J Infect Dis 184 : 1594-1597
[c] Withers *et al.* (2002) Am J Trop Med Hyg 66 : 384-388
[d] Meng *et al.* (2002) J Clin Microbiol 40 : 117-122

成績による（表6.2）．台湾での抗体陽性率は養豚従事者26.7％，対照者8％，モルドバでの陽性率は養豚従事者51.1％，対照者24.7％，米国ノースキャロライナ州においては，養豚従事者10.9％，対照者2.4％と報告されている．また．米国8州でのブタ専門獣医師の抗体陽性率は26.4％，対照者のそれは18.3％と報告されている．このように，いずれの報告においても頻繁にブタと接触するヒトは非接触者に比べて抗体陽性率が高い結果となっている．

ブタ以外の動物からヒトへのHEVの伝播は，前述のように，加熱不十分な野生動物の内臓や肉の喫食によると考えられる例が報告されている．ごく最近，シカ肉の生食によるHEV感染のリスクが評価された．この報告によると，日本の一地域においてシカ肉生食経験者の血清中HEV抗体陽性率は17.7％，一方，同じ地域でのシカ肉生食未経験者（対照者）のそれは2.2％と有意な違いが認められている．

8．治療・予防対策

治療は対症療法のみであり，劇症肝炎には，血漿交換，人工肝補助療法，肝移植などが必要となる．

E型肝炎のワクチンは現在開発段階である．輸入感染症としての本病の予防は，本病常在国への渡航時には清潔の保証がない飲料水，非加熱の貝類，自分自身で皮をむかない非調理の果物・野菜を摂取しないようにする必要がある．

動物（食肉）に起因するE型肝炎発生のリスクについては不明な点が多い．とくに，野生動物におけるHEVの感染実態はほとんど明らかにされておらず，早急な調査が必要とされる．一方，HEVはSPF豚を含めた豚集団に高率に浸淫しているが，養豚従事者に肝炎発症者が多いという事実は現在まで確認されていない．このことは，ブタとの日常的な接触によってE型肝炎を発症するものではないことが想定されるが，結論にはさらなるデータの蓄積が必要である．また，HEV感染の回避だけでなく，養豚における基本的な労働衛生管理として，ブタ接触後の手洗いの励行と衣服や履物の交換は大変重要である．一方，農場においては，適切な糞尿処理を実施して流出や地下浸透による水質汚染のないようにする必要がある．

ブタにおけるHEVの主な感染時期は育成期であり，大多数のブタは出荷時にはすでに感染耐過してHEVは体内から消失していると考えられる．しかし，一部の出荷豚の糞便や市販の豚レバーからHEV遺伝子が検出されていることから，内臓や筋肉にHEVが含まれるリスクはゼロでない．このため，レバーなどの内臓肉だけでなく正肉も含めて生食は行うべきではない．生食を行わないことは野生動物の肉などにおいても全く同様である．HEVは通常の「加熱調理」により感染性を失うため，肉や内臓を食べることによる感染の危険性はなくなる．ブタにおいて日齢の違いによりHEVに対する感受性が異なるという報告は現在まで見当たらない．一方，成豚でのHEVの実験感染例が報告されている．このことから，現状の感染時期はブタの飼育方法や飼育環境が大きく影響していると考えられ，これらが変化すると感染時期が変わる可能性は残されている．よって，農場毎にHEVの感染実態を定期的に調査することも今後必要であると考える．

参考文献

1）Meng XJ（2003）Swine hepatitis E virus : cross-species infection and risk in xenotransplantation. Curr Top Microbiol Immunol 278 : 185-216.

2）Meng XJ, Purcell RH, Halbur PG, Lehman JR, Webb DM, Tsareva TS, Haynes JS, Thacker BJ, Emerson SU（1997）A novel virus in swine is closely related to the human hepatitis E virus. Proc Natl Acad Sci USA 94 : 9860-9865.

3）Okamoto H, Takahashi M, Nishizawa T（2003）Features of hepatitis E virus infection in Japan. Intern Med 42 : 1065-1071.

4）武田直和（2004）E型肝炎．感染症の話．IDWR感染症週報．http : // idsc. nih. go. jp / kansen / index. html

5）Tei S, Kitajima N, Takahashi K, Mishiro S（2003）Zoonotic transmission of hepatitis E virus from deer to human beings. Lancet 362 : 371-373.

6）White DO, Fenner FJ（1996）E型肝炎．医学ウイルス学．北村　敬訳．367-369．近代出版．東京．

恒光　裕（動物衛生研究所 ウイルス病研究チーム　Hiroshi Tsunemitsu）

第 7 章　日本脳炎

1. はじめに

日本脳炎（法定・人獣共通感染症）とは，蚊の刺咬によって日本脳炎ウイルスに感染したヒトやウマなどの急性脳炎とブタの繁殖障害をいう．

日本脳炎の流行地域は，南アジア，東南アジアおよび東アジアの広範なアジアモンスーン地帯に分布する．世界保健機構によれば，世界の日本脳炎患者数は毎年数万人に及び，その5～35％が死亡し回復しても約75％に神経障害などの後遺症が残るとされている．これに対してわが国では，1960年代半ばまで年間数千人の患者を記録したが，近年は西日本を中心に年間患者数が10名以下の状況が続いている．一方，家畜の日本脳炎も，かつてはウマの急性脳炎とブタの繁殖障害が多発して馬産・畜産業上の重要な衛生問題になっていたが，ヒトの症例と同様に近年それらの発生は激減している．しかし，厚生労働省感染症流行予測調査事業の全国日本脳炎ブタ情報によれば，日本脳炎ウイルスは毎年北関東から東北地方を北限として継続して流行しており，本病は依然公衆衛生と動物衛生の双方において重要な疾病となっている．本項では，日本脳炎の疫学上重要な役割を持つとともに，畜産上問題となるブタの本病を中心に，その疫学，診断および予防・対策について概説する．

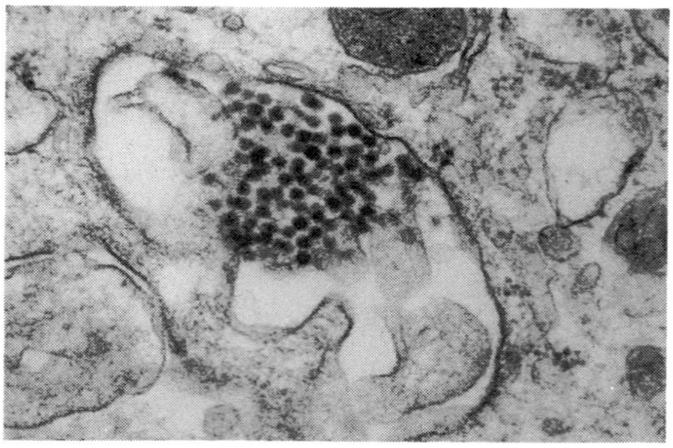

図7.1　ブタの腎臓細胞における日本脳炎ウイルスの電子顕微鏡像

2. 疫　学

日本脳炎ウイルスはフラビウイルス科フラビウイルス属のウイルスで，ウェストナイルウイルスと同様の日本脳炎血清群に分類される．日本脳炎ウイルスは，血清学的には一つとされているが，ウイルス膜蛋白質遺伝子などの解析から現在5種類（Ⅰ～Ⅴ型）の遺伝子型に分類されている．わが国で従来から流行しているウイルスは遺伝子型Ⅲ型に分類されているが，近年東南アジアを主な流行地域としてきたⅠ型に分類されるウイルスも国内で確認されている．このウイルスの感受性動物は，ヒトを含むほ乳類と鳥類，両生類，は虫類，節足動物ときわめて多種類で，このうち蚊が媒介昆虫となる．自然感染で急性脳炎をおこすのはヒト，ウマ，ウシ，ヤギなどであるが，ウシやヤギの症例はまれである．さらにこれら動物のほとんどは不顕性感染である．これに対してブタでは，急性脳炎はおこさないが，雌豚の死産と雄豚の造精機能障害などの繁殖障害をおこすため畜産上問題となる．

日本脳炎ウイルスは多種類の蚊から分離されているが，Culex属に分類される蚊が主な媒介蚊となる．わが国ではコガタアカイエカ（Culex tritaeniorhynchus）が主な媒介蚊とされている．自然界における日本脳炎ウイルスの存続には「動物」-「蚊」-「動物」の感染環が必要で，ブタとサギ科の鳥類が日本脳炎ウイルスの増幅動物として蚊へのウイルス供給源となる．とくにブタは，日本脳炎ウイルスの自然宿主としてウイルスの存続に重要である．すなわち，ブタが日本脳炎ウイルスに感染すると一時的に血液に大量のウイルスが出現する（ウイルス血症）．この時期の血液を吸った蚊が，蚊の体内でウイルス増殖をおこすためにウイルス媒介能を持つ有毒蚊となり（生物学的媒介），免疫を持たないヒトや動物を刺咬する際にウイルスを感染伝播する．ヒトやウマなどのブタ以外の動物では，感染してもウイルス血症の持続期間が短くそのウイルス力価も低いため，これを吸血しても蚊は媒介能を持つ有毒蚊にはならない．このためヒトやウマは日本脳炎ウイルスの終末宿主とされている．このようにブタは，日本脳炎の流行疫学において，自然宿主として「ブタ」-「蚊」-「ブタ」の感染環を成立させるとともに，ヒトやウマなどを感染させるウイルスの増幅動物として「ブタ」-「蚊」-「ブタ以外の動物」の感染経路を成立させるために重要な存在となっている．

このように，日本脳炎ウイルスの感染伝播には蚊の媒介が必要で，毎年その地域での蚊の吸血行動が活発になる時期に一致したウイルスの流行期がみられる．わが国では流行地域は毎年気温の上昇とともに南から北に北上する．また，ヒトやウマの急性脳炎や雄豚の睾丸炎は通常この流行期にほぼ一致して発生するが，雌豚の異常産はその地域の流行期から遅れて発生する．すなわち，妊娠豚が感染するとやがて胎児は感染死亡するが，死亡胎児は直ちに娩出されないでほぼ分娩予定日に死産の形で娩出される．このため実際の異常分娩は，その地域のウイルスの流行開始時から分娩までの期間が経過したのち発生することになる．1969～1970年に実施された全国調査によると，わが国における日本脳炎による異常分娩の発生は，春から夏にかけて種付けされる初産豚に多く，このような初産豚では毎年8月から11月の間に死産が発生する．免疫を獲得していない初産豚が妊娠中に初めて日本脳炎ウイルスに感染した場合，母豚全体の約40％に異常分娩が，また分娩子豚全体の約20％に異常子豚が発生する．前年の日本脳炎ウイルスの流行期に遭遇して免疫を獲得した経産豚にはこうした繁殖障害は多発しない．異常分娩の発生率は母豚が妊娠中期に感染した場合に最も高く，妊娠初期，妊娠後期の順に低くなる．

以上のように，ブタは日本脳炎ウイルスの増幅動物として公衆衛生上重要な存在であるとともに，ブタ自身も本病により子豚の生産性に直接関わる繁殖障害の被害を被る．養豚業の振興は戦後国民の栄養改善に大きく貢献してきたが，日本脳炎は養豚業の大きな衛生問題の一つとして畜産業においても重視され，発生の実態解明などの疫学調査や予防技術の開発が進められてきた．とくに1971年以降，公衆衛生上の諸問題を克服して開発されたブタの繁殖障害予防用生ワクチンが普及し，ほとんどの繁殖候補豚がこのワクチンによって免疫されるようになって，日本脳炎によるブタの繁殖障害発生数は患者数減少と同様に急減している．日本脳炎患者数が減少した原因としては，ヒト用ワクチンの普及とともに，水田の減少や稲作方法の改良によるコガタアカイエカ生息数の減少，ブタの飼育環境とヒトの生活様式の変化によるヒトとブタの接点の減少などが指摘されている．増幅動物であるブタについてみても，わが国で初めて日本脳炎の流行実態が解析された1950年代前半や，ブタの死流産発生の全国実態調査が行われた1960年代後半に比較すると，大規模集約化による農場数の減少や農場立地条件など養豚環境の変化に加え，品種改良や飼養技術の進展によって子豚の生産から肥育豚の出荷までの期間が著しく短縮されるなど養豚の形態は著しく様変わりしている．こうした養豚形態の変化やブタ用ワクチンの普及は増幅動物である豚群の免疫状態にも変化を及ぼし，ひいては日本脳炎の発生様相にも影響を与えているのかもしれない．

3．診　　断

（1）臨床症状と病変

ブタの日本脳炎では，通常妊娠豚の死産と種雄豚の造精機能障害による不妊症が問題になる．蚊の刺咬によってブタ体内に侵入したウイルスは諸臓器で増殖したのち高力価のウイルス血症をおこす．ブタはこの時期には症状を示さず，ヒトやウマのような脳炎はおこさない．妊娠豚ではウイルスが血流にのって胎盤に到達し，次いで胎児が感染，死亡するため異常分娩が発生する．流産や早産はほとんどみられない．また，多胎動物であるブタでは，子宮内で胎児ごとにウイルス感染時期が異なるために，異常子豚には，ミイラ化胎児，黒子，白子などの大小の死亡子豚と，胎内で感染しても生きて娩出され，痙攣，震え，旋回，麻痺などの神経症状を示すものが混在する（図7.2，7.3）．さらに，同腹の異常子豚に

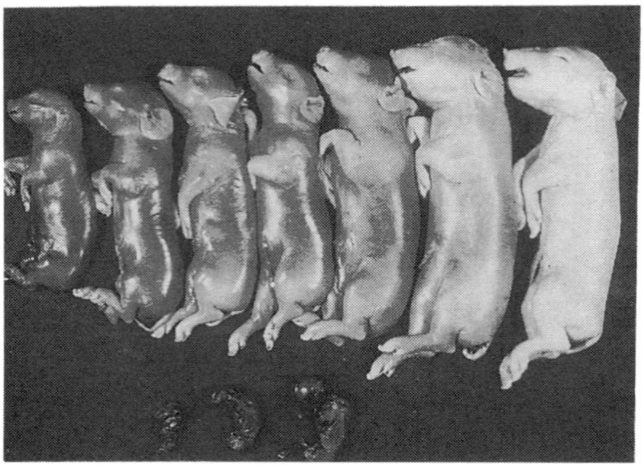

図7.2　日本脳炎による死産．右から大小の白子と黒子．下列はミイラ化胎児

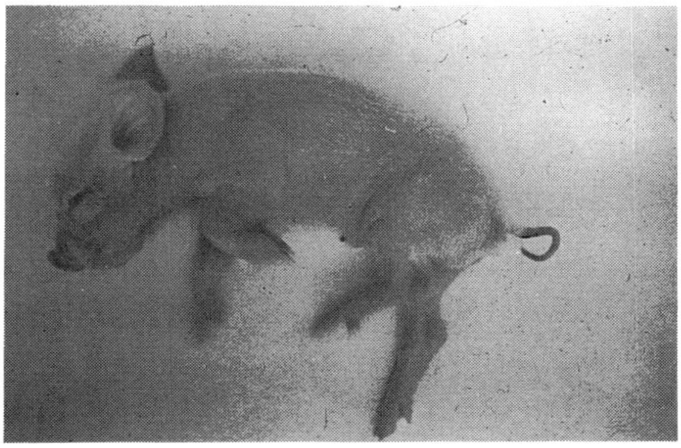

図 7.3　日本脳炎による異常子豚（神経症状を示す）

異常なく発育する正常子豚が含まれることもある．母豚が胎児の骨形成以前の妊娠早期に感染すると初期胚や感染胎児が母豚体内で吸収されてしまうために，臨床的には産子数の減少や不妊の形をとることがある．雄豚が感染すると精巣や精巣上体などの生殖器官に炎症がおこるため，精子数の減少，精子生存率の低下，精子の奇形などの造精機能障害をおこす．臨床的には発熱，食欲減退，陰嚢腫大，交尾欲減退などの症状を示す．無精子症などの繁殖障害を後遺症として残す症例もある．日本脳炎の非流行地から日本を始めとするアジアの流行地に導入した種雄豚にはしばしば日本脳炎による不妊症が発生する．

ブタの日本脳炎では，娩出されたミイラ化胎子や黒子の脳実質は萎縮し時に水腫を示す．また，白子にも脳水腫や大脳欠損の異常がみられるが，分娩直前や分娩後に死亡したと思われる子豚には肉眼病変はみられないことが多い．組織学的には，神経細胞の変性壊死と細胞浸潤を特徴とする典型的な非化膿性脳炎像が観察される．感染雄豚では，陰嚢は炎症性水腫により腫大する．精巣および精巣上体は軽度に腫大し炎症病巣が，また精索には膠様浸潤がみられる．慢性に経過すると精巣は逆に萎縮する．組織学的には，炎症性水腫，出血，細胞浸潤の他，精子形成異常が認められる．

なお，ブタの異常分娩の原因は多く，ウイルス，細菌および原虫の感染による他，中毒や内分泌異常なども原因となる．また，日本脳炎以外にも多数の感染症がブタの異常分娩の原因となる．したがって，臨床的に原因を特定するのは困難で，確定診断には後述する実験室内検査が必要になる．しかし，ワクチン接種歴を始め，発生の季節，初産豚と経産豚での発生状況の比較，流産の有無，さらに子豚，肉豚および繁殖豚など農場内豚群の臨床症状の有無などは，異常分娩の鑑別の参考になる．また，日本脳炎によるブタの異常産は，通常夏から秋にかけて分娩を予定している初産豚に多発するので，異常を起こした繁殖豚の種付け時期や死産胎子の体長から死亡時期を推定して，その地域の日本脳炎ウイルスの流行時期との関連を調べることも重要である．

ブタ以外の動物では急性の脳炎症状がみられる．ウマの場合は，40 ℃前後の発熱に続き，結膜の充血，食欲不振，歩様異常，疝痛症状などがみられ，運動機能の失調を伴う麻痺型あるいは興奮型などの様々な神経症状を示す．多くは発熱程度で回復するが，脳炎を発症した場合の致死率は 40 %程度と高率である．典型的な症状を示す場合には疫学的背景を勘案して診断の絞り込みは可能であるが，確定診断にはやはり実験室内検査が必要である．ヒトの日本脳炎も，発熱，頭痛，意識障害を伴う脳炎症状が特徴で，高い死亡率を示し，回復しても高率に神経障害などの後遺症が残る．

（2）実験室内診断

日本脳炎の診断には，血球凝集抑制反応（HI反応），中和テストおよびエライサなどによる抗体変動の証明や2-ME感受性IgM抗体の検出などの血清学的検査，ほ乳マウスや感受性培養細胞を用いたウイルス分離，RT-PCR法などの遺伝子診断および免疫組織化学染色などの病原学的検査が用いられる．

血清学的検査において，ヒトやウマの場合には急性期と回復期のペア血清で抗体の有意な上昇を確認することにより診断が可能であるが，ブタの場合，母豚は感染時に臨床症状がなく死産の発生で異常に気付くことがほとんどであることから，妊娠中に母豚の抗体が陽転したことを証明するペア血清が揃わず妊娠中の初感染を証明できない症例が多い．しかし，胎齢約70日以上の胎子では自らウイルス感染に対して特異抗体を産生している可能性が高く，またブタでは母豚の抗体が胎盤を通過して胎子に移行しないので，異常子の血清や浸出体液からウイルスに特異的な抗体を検出すれば，胎子の子宮内感染を証明して確定診断ができる．病原学的検査では，脳（ヒト，ウマ，ブタ胎子）の他，主要臓器や胎盤（ブタ）などを用いて上述の方法によりウイルスの証明を試みる．

4．治　療

日本脳炎には特異的な治療法はない．ヒトやウマでは対処療法を行う．

5．予防と対策

日本脳炎によるブタの繁殖障害の予防にはワクチンを用いる．市販ワクチンとして不活化ワクチンと生ワクチンの2種類がある．日本脳炎と豚パルボウイルス病の2種混合生ワクチンおよびこれにゲタウイルス病ワクチンを加えた3種混合生ワクチンも市販されている．春から夏にかけて種付けを予定している初産豚を対象に予防注射を行えば日本脳炎による繁殖障害はおおむね予防できるが，その地域で推定されるウイルスの流行時期までに確実な免疫を賦与することが重要である．また，日本脳炎ウイルスの流行には地域差や低流行年があるので経産豚であっても予防接種が必要な場合がある．種雄豚の不妊症予防にもワクチンは効果があるが，生ワクチンの場合にはワクチンウイルスが造精機能障害をおこさないことを確認した安全なものを使用する必要がある．輸入豚や初めて夏をむかえる繁殖用雄豚を対象に予防接種する．ウマの日本脳炎の予防にも不活化ワクチンが市販されている．

ヒトの日本脳炎の対策としては，現在感染マウス脳から精製した不活化ワクチンが用いられている．ヒトへの感染を防ぐためには，日本脳炎ウイルスの感染サイクルを勘案した媒介蚊対策と増幅動物対策がある．しかし，殺虫剤による媒介蚊の対策は殺虫剤への蚊の抵抗性獲得や環境汚染などの問題があってわが国では現在は行われていない．また，ワクチンでブタを免疫して媒介蚊の発生を防ぐ増幅動物対策はかつて西日本の各地において，府県の医師会を中心に試みられ，その効果も実証されているが，実際応用の問題として毎年生産される膨大な数の子豚を免疫する必要があることや移行抗体の存続によるワクチンブレイクなどの問題があって現在は実施されていない.

6. その他

ヒトの日本脳炎は「感染症の予防及び感染症の患者に対する医療に関する法律」における4類感染症全数把握疾患である．また，動物の日本脳炎も流行性脳炎として「家畜伝染病予防法」における家畜伝染病である．なお，家畜伝染病予防法の流行脳炎には，日本脳炎，西部馬脳炎，ベネズエラ馬脳炎，ウェストナイルウイルス感染症など脳炎を起こすアルボウイルスによる感染症が含まれ，その対象動物はウシ，ウマ，ヒツジ，ヤギ，ブタ，スイギュウ，シカ，イノシシである．ヒトやこれらの対象動物が日本脳炎として診断された場合には法規に従い届出などの所要の手続きを行う.

参考文献

1) Endy, T. P. and Nisalak, A. Japanese encephalitis virus : ecology and epidemiology, Current Topics in Microbiology and Immunology, 267 : 11-48, 2002.
2) 竹上　勉. 日本脳炎, ウイルス, 53 : 25-30, 2003.
3) 三浦康男. 日本脳炎, 豚病学, 第四版, 近代出版, 東京, p.215-220, 1999.
4) 村上洋介. ウイルスによる繁殖障害/日本脳炎と豚パルボウイルス病, 最新ブタの病気, 家の光協会, 東京, p.84-90. 2000.

村上洋介（動物衛生研究所 企画管理部　Yosuke Murakami）

第8章　狂犬病

1．はじめに

本病は，狂犬病ウイルスの主に咬傷からの感染によって起こる人獣共通感染症で，ヒトでは恐水症とも呼ばれている．発病した場合，重篤な神経症状を伴ってほぼ100％死亡するきわめて悲惨かつ危険な疾病である．本病は紀元前23世紀頃よりすでに人類に知られていたが，多くの急性感染症の発生が減少した今日においても，世界におけるその発生状況は旧西欧各国を除いてここ数十年大きな変化はない．日本では1957年を最後に本病の根絶に成功したが，アジア各国を含めた世界の発生状況には憂慮すべきものがあり，わが国の防疫対策はおろそかに出来ない．

2．疫　学

（1）生　態

図8.1には，過去10年間で狂犬病の発生あるいは狂犬病関連（リッサ）ウイルスの検出された地域を示した[7]．ヒトを含めて世界の感染症の発生状況を正確な数値で表した報告はき

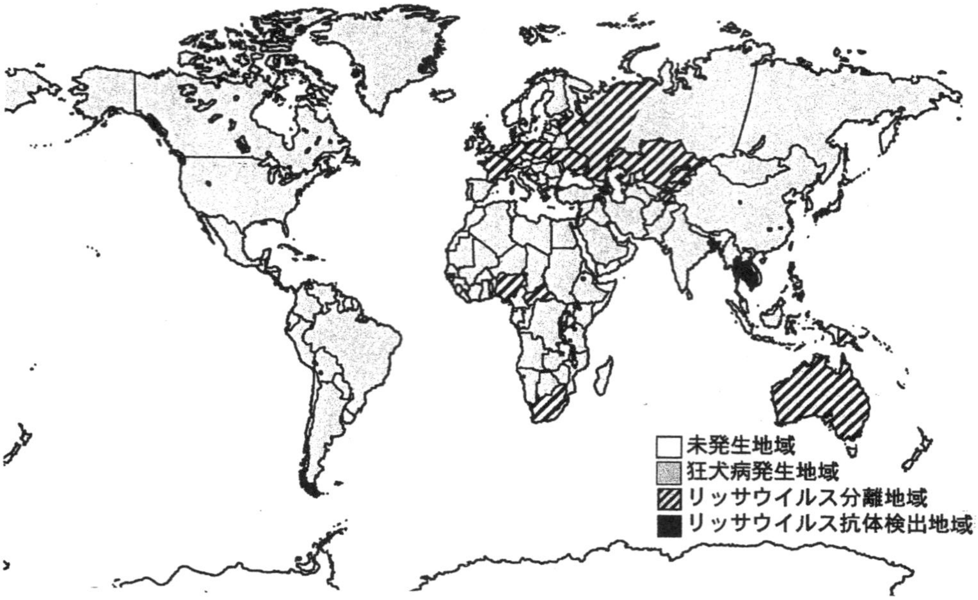

図8.1　世界の狂犬病とリッサウイルス感染症の発生状況（2004年）（文献7より改変）

わめて少ない．中でも狂犬病の発生状況をまとめることは，イヌ・ネコや家畜のみならず野生動物の間で感染環が維持されている地域が多く，難しい．WHOやOIEなどの刊行物およびインターネット（たとえばRABNET）[6]，ヨーロッパ地域での狂犬病サーベイランスレポート「Rabies Bulletin Europe」[5]あるいは世界各地の研究者達からの個人的な情報から総合的に判断すると，確実にこの10年間で1件の発生も報告されていない国は，わが国の他に北欧三国，ニュージランドおよび太平洋上の島国にすぎない．イギリスおよびオーストラリアも真性の狂犬病は長い間発生していないが，1996年に狂犬病に類似したリッサウイルスがコウモリから相次いで分離されている．とくに，100年間にわたりヒトの狂犬病の発生の無かったオーストラリアでは，発病コウモリに咬まれたヒトが狂犬病と同じ症状で亡くなっており，注目されている[2]．

世界における現在の狂犬病の発生数は，毎年ヒトで約33,000～35,000，動物で33,000～54,000と報告されている．しかし，これらのデータには中国，インド，バングラデッシュ，ナイジェリア，南アフリカなど多数の発生が考えられている国々からの正確な数値が含まれておらず，また，リッサウイルス感染症もヨーロッパを除き含まれていない．したがって，実際の発生はこれらの数倍から数十倍と推測される．このような状況下で，ヨーロッパ地域および米国では，比較的正確な発生数が報告されている．表8.1にはヨーロッパにおける過去28年間のイヌ，家畜，野生動物の年度別発生数を示した．この表から，以下のこ

表8.1　ヨーロッパにおける狂犬病の発生状況

年度	ヒト	家畜	野生動物	合計
1978	4	3,379	13,456	16,839
1979	4	3,468	13,348	16,820
1980	3	4,348	14,255	18,606
1981	2	4,788	14,759	19,549
1982	0	5,549	17,210	22,759
1983	0	4,860	17,530（1）	22,390
1984	1	4,661	18,956（1）	23,618
1985	1	3,858	15,185（11）	19,044
1986	1	3,588	13,560（122）	17,169
1987	1	2,858	13,831（140）	16,690
1988	3	2,933	13,142（53）	16,078
1989	7	5,073	17,536（41）	22,616
1990	17	5,503	15,524（40）	21,044
1991	1	4,194	12,284（15）	16,479
1992	12	2,703	8,360（14）	11,075
1993	8	2,381	6,994（18）	9,383
1994	7	2,160	6,652（8）	8,819
1995	10	2,274	5,850（6）	8,134
1996	8	2,677	5,395（16）	8,080
1997	12	1,626	3,438（25）	5,076
1998	4	2,313	3,933（32）	6,250
1999	5	2,317	4,269（42）	6,591
2000	9	2,276	5,870（33）	8,155
2001	12	3,537	6,886（39）	10,435
2002	7	3,967	6,077（25）	10,051
2003	6	3,951	7,128（33）	11,085
2004	13	2,150	3,289（46）	5,452
2005	9	3,980	5,841（35）	9,830

( ) ヨーロッパ・バット・リッサウイルス
Rabies Bulletin Europe[5]より改変

とがいえる．① 発生数は1992年から激減しているが，2000年より再び増加傾向にある．② 野生動物による発生が60％～83％を占めている．③ ヒトの発生は比較的少ない．④ 毎年，食虫コウモリから狂犬病ウイルスに類似したEuropean bat lyssa virus（EBL）が分離されている．発生数の減少は，1986年にその兆候がすでに認められていたが，東欧の大きな社会変革により，一時的に増加したものの，その後本格的に減少した．その原因は，主にイタリア，スイス，ドイツ，フランスなどの旧西欧各国での減少である．これらの国々では，野生動物，中でもアカキツネの狂犬病対策として，スイスでは1978年より，ドイツ，フランスでは1983年より経口ワクチン投与がヘリコプターを用いて始められており，その効果が現れたためである．1983年当時，イタリア，スイス，ドイツ（東西併せて）およびフランスでは，それぞれ年間448件，1,064件，9,160件，2,663件の発生があったが，2005年には前2カ国は0件，後2カ国は，それぞれ63件と3件（すべてEBL）にまで激減させている．とくに，本病の科学的研究をPasteurにより開始したフランスでは，数千年来の狂犬病の発生を撲滅する記念すべき年を間近に迎えようとしている．一方，旧東欧各国，中でもベラルーシ，リトアニア，ウクライナなどの旧ソ連各国，ロシアおよび戦争で社会的混乱を引き起こしたクロアチアでは，多数の発生が持続しており，2005年にはこれらの国の合計が7,539件を超え，ヨーロッパの発生の約80％を占めている．しかし，旧東欧のポーランド，チェコでは，徐々に経口ワクチン散布地域を広げており，それらの地域でも発生が減少し始めている．したがって，野生動物や放浪犬が本病の感染源となっている地域にとって，経口ワクチンの空中散布はきわめて有効な対策といえる．今後，この方式は世界に広がるであろう．ヨーロッパ地域でもう一つ注目されることは，食虫コウモリからリッサウイルスのEBLが分離されることである．以前からEBLと近縁なドーベンハーゲウイルスが南アフリカのヒトや食虫コウモリから分離されていたが，ヨーロッパでの起源は不明である．冒頭で述べたように，オーストラリアでもEBLにきわめて類似したAustralian bat lyssa virus（ABL）が土着の食果あるいは食虫コウモリより多数分離されており，最近パプアニューギニアのコウモリからも分離され，フィリピン，カンボジア，タイ，バングラデッシュではそれらに対する抗体をコウモリから検出している．リッサウイルスの世界的な分布と狂犬病ウイルスとの関係を調べることは，今後の狂犬病予防対策上重要である．

米国での狂犬病の発生状況は，1年遅れであるが，毎年J. Am. Vet. Med. Ass.の12月号に報告されている[3]（日本獣医師会雑誌にもその和訳が掲載されている）．また，アメリカ疾病対策センター（CDC）のホームページ[1]の狂犬病部門を開くと，きれいな図として見ることが出来る．図8.2には米国での狂犬病の1955年から2002年までの発生状況を家畜と野生動物別に示した．発生数は，1960年代に家畜と野生動物とで逆転し，1980年代に増加に転じ，1990年代で一段と急増し，2002年には約8,000件を記録している．その内，93％が野生動物による発生である．野生動物の発生の内，39％はアライグマで，次いでスカンク，コウモリ（主に食虫），キツネである．それらの野生動物の発生地域は比較的限局しており，アライグマは東部地域，スカンクは主に中西部地域に分布している．面白いことに，各地域と動物内で，それぞれ同一の遺伝性状を保有したウイルスが流行している．すなわち，アライグマは単独，スカンクは3群，キツネは2群に別れる．アラスカとオンタリオ周辺でキツネから分離されるウイルスは，両地域が遠く離れているにもかかわらず，同じ遺

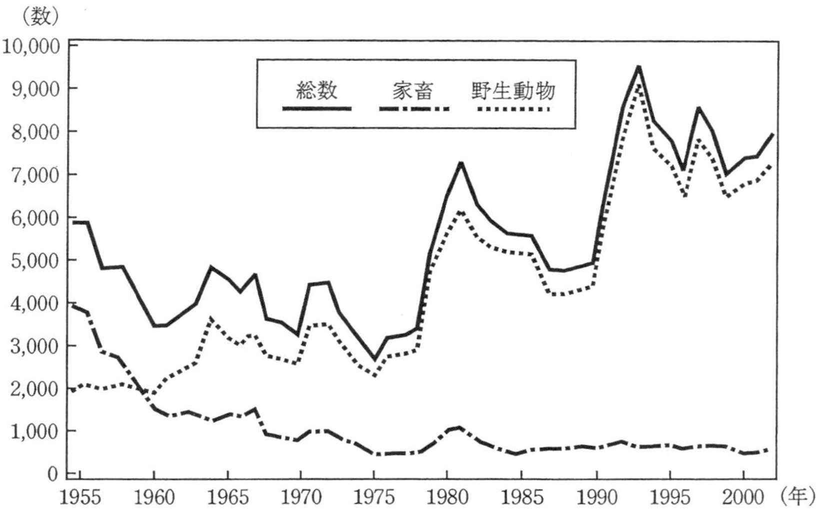

図 8.2　米国における狂犬病の発生状況（1955～2002 年）

伝性状を持っている．これは，1950 年代に狩猟目的でアラスカからオンタリオ周辺に移送した北極キツネの中に狂犬病ウイルスに感染していたものが含まれていたためと考えられている．これらのデータは，同一地域で同種の動物間において，狂犬病ウイルスは長期間に渡りほとんど変異していないことを物語っている．このことから，ウイルスは潜伏期間中に抗体を産生していないか，抗体に感作されにくい生体内に潜んでいるものと思われる．米国におけるコウモリからのウイルスは，ヨーロッパでのそれと異なり，真性の狂犬病ウイルスである．コウモリの場合，特定の地域を持たず，全米各地から分離されている．また，遺伝性状は少なくとも 4 群以上あることが判明している．これらの点から，コウモリ由来のウイルスが狂犬病の進化や変異に関係しているのかも知れない．他の興味ある点は，ヒトの狂犬病とコウモリとの関連である．米国では，1990 年以来 2002 年までにヒトの狂犬病は海外からの持ち込み（7 件）を含めて合計 36 件発生している．その内 27 件（75 %，国内のみでは 93 %）は食虫コウモリ由来ウイルスによることが判明している．ヒトと食虫コウモリとの接触頻度がそれ程高いと思われないのになぜヒトから分離されるのか，まだ答えはない．しかし，コウモリの狂犬病は年々増加しており，注意を要する動物である．

米国においても，経口組換えワクチンが条件付きながら 1995 年より野生動物に使われ始めている．現時点では，発生数が減少しておらず明確な効果が現れていない．

アジア，アフリカ，中南米地域の発展途上国ではイヌがヒトや家畜に対する主な感染源動物で，多数の発生が推定されているが，実体は不明である．表 8.2 に 2000 年のアジア各国における狂犬病死亡者および咬まれた後のワクチン接種者の推定数を示した．インド，パキスタン，バングラデッシュ，ミヤンマーなどきわめて危険な状況にあることがわかる．1984 年に撲滅した韓国も 1993 年に北朝鮮との国境で再発し，2002 年にはヒトを含めて 77 件に

表8.2　アジア各国の狂犬病の発生件数（2000年）

国　名	死亡者数	暴露後ワクチン接種者
バングラデッシュ人民共和国	2,000	60,000
カンボディア王国	20	12,000
中華人民共和国	150～350	5,000,000
インド	30,000	1,500,000
インドネシア共和国	＞100	8,000
ラオス人民民主共和国	＜20	3,000
マレイシア	0	不明
ミャンマー連邦	500～1,000	5,000
ネパール王国	＞100	25,000
パキスタン・イスラム共和国	2,000～5,000	69,000
フィリピン共和国	300～600	685,000
スリランカ民主社会主義共和国	100～120	80,000
タイ王国	50～70	200,000
ヴィェトナム社会主義共和国	＞100	600,000

（感染研，井上智博士より）

達している．中国も最近増加傾向にあり，2005年には約2,500人が死亡している．しかし，イヌへのワクチン投与を強力に実施しているタイでは1990年にヒトで185件，動物で6,535件発生していたが，2004年にそれぞれ19件，341件までに減らしている．しかし，首都のバンコク市内を含め，全土に多数の放浪犬がおり，それらの対策がさらなる発生減のカギを握っている．

わが国の狂犬病の発生状況は，これまでに多くの人達によって報告されている．したがって，ここではワクチンとの関係のみに焦点を絞る．これまでの発生状況（図8.3）を見ると，各種統計が整備された1897年以降，大まかに2回の流行時期がある．最初は1924年の合計3,524件をピークとし，約30年間流行が続いた時期で，次が1950年の976件をピーク

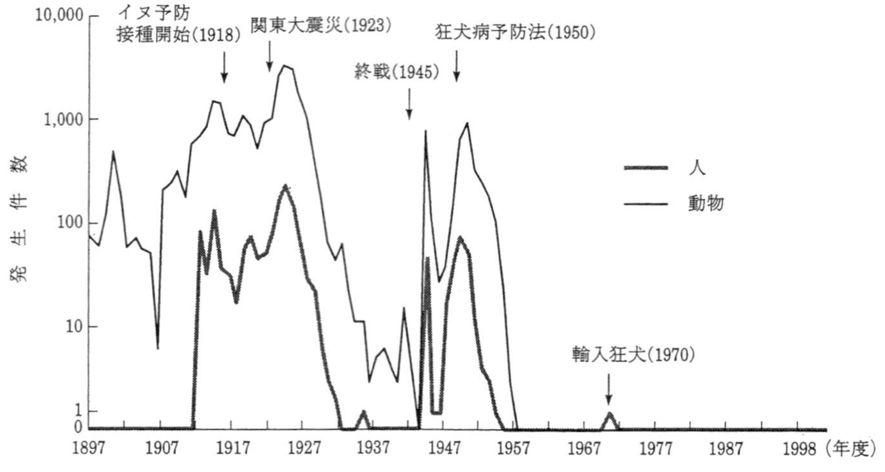

図8.3　日本における狂犬病の発生状況（1897～2001年）

とする第二次大戦中およびその後の約10年間の時期である．最初の流行は，1922年に家畜伝染病予防法が改正され，1925年にイヌへの予防接種や放浪犬の捕獲などの対策が強力に推し進められた結果，その後10年間でほぼ沈静化された．日本での最後の流行は（？），やはり1950年に狂犬病予防法が制定され，同様のイヌ対策が施された後，7年間で発生を皆無にしている．以上の事実はイヌへのワクチン接種が狂犬病の予防にいかに有効であるかを明白に物語っている．

以上の発生状況のデータから，イヌにワクチンを積極的に投与している国では，確実に本病の発生を減少あるいは撲滅させている．また，野生動物が主な感染源となっている地域では，10年前までは本病の撲滅が不可能と考えられていたが，野生動物に経口ワクチンを散布することにより本病を激減させた．中でも旧西欧での撲滅は，時間の問題になろうとしている．ただ，経口ワクチンの現在の散布方法では，アフリカ，ヨーロッパおよびオーストラリアでそれぞれ分離されているドーベンハーゲ，EBL，ABLなどのリッサウイルスの保有宿主である食虫・食果コウモリならびにアメリカ大陸における狂犬病ウイルスを保有する食虫・吸血コウモリに効果を望めない．今後，陸生動物における狂犬病を減少あるいは撲滅させた地域では，この点の改良が必要である．一方，多くの発展途上国では，経済，宗教，社会慣習などの問題が狂犬病の発生に繋がっており，ヨーロッパのような減少は当分望めない．

（2） 感染経路

ウイルスは気道および胎盤感染もするが，ほとんどは咬傷により感染する．ヒトの場合，まれに角膜や腎臓などの臓器移植によっても感染する．潜伏期間はきわめて不定で，通常は14日～90日間（平均約1カ月）で，短い場合は1週間，長い場合は7年間の例も記録されている．潜伏期間中のウイルスの体内における潜伏場所は不明である．末梢から神経組織への侵入門戸として，神経筋接合部のアセチルコリンレセプター部位が有力である．ウイルスは軸索流を介して上行し，脊髄交感神経節に達する．その後脊髄，脳幹，海馬の神経細胞で急激に増殖したウイルスは，再び軸索を介して遠心的に末梢神経へ伝播される．ウイルスは通常血流を介して体内に伝播することはない．一部のウイルスは唾液腺細胞で増殖し唾液中に大量のウイルスを排出する．ウイルスの唾液中への排泄は最も早くて発症の13日前，一般的には2～3日前から始まる．発病動物は咽喉頭の麻痺による嚥下障害を起こして唾液を飲み込めず外部へウイルスと共に排泄され，咬傷により感染を広げていく．

（3） 原　因

狂犬病ウイルスはRhabdoviridae科，*Lyssavirus*属，に分類される．ウイルスはエンベロープを保有し，幅75～80 nm，長さ180 nmの弾丸状の特異な形態をしている．遺伝子はマイナス一本鎖のssRNAで，約12,000の塩基が3'-N-P-M-G-L-5'の順に並んでいる．ウイルスは二大別され自然感染動物から分離されるウイルスを街上毒（street virus），これをウサギや他の動物の脳組織で長期間連続継代を行い，潜伏期間の短縮と一定化，末梢感染性の減少などの性状の変化した株を固定毒（fixed virus）という．固定毒は1880年代にPasteurによって確立され，現在も狂犬病ワクチンの開発やウイルスの基礎的研究に重要な働きをしている．リッサウイルス属には狂犬病ウイルスの他に6種のウイルスが含まれ，ラゴス・バットLagos batウイルス，モコラMokolaウイルス，ドーベンハーゲDuvenhageウイルスはアフリカで，EBL1 ウイルスと EBL2 ウイルスは欧州各地で，ABL ウイルスはオーストラリアおよびパプアニューギニアで，それぞれ分離されている．それらのウイルスは感染したヒトや動物での症状や抗原・遺伝性状などの類似性から狂犬病関連（類似）ウイルスと呼ばれている．これらのウイルスはモコラを除き狂犬病ウイルスと血清学的に交差し，狂犬病ワクチンにより感染を防御することもできる．

最近，リッサウイルス属としてさらに Aravan ウイルス , khujand ウイルス , Irkut ウイルス , West - Caucasian - bat ウイルスが新たにユーラシア大陸各地の食虫コウモリから分離されている[4)]

3．診　　断

（1）症　状

自然感染したイヌとネコの症状はほぼ同じである．前駆期には暗所への隠れ，食欲不振，情緒不安定などの挙動異常が1～2日間認められる．その後，狂躁型か麻痺型のいずれかの症状を示す．発病動物の80～85％は狂躁型で，異嗜，反射機能の亢進，顔貌険悪，各部位の筋肉組織のれん縮，振せん，角膜乾燥，嗄れ声，流涎などの興奮状態が2～4日間続いた後，運動失調，下顎下垂，脱水，意識不明の麻痺状態を1～2日間経て死亡する（図8.4）．したがって，狂躁期にはきわめて攻撃的で飼い主も識別不能となり咬傷事故が多発する．麻痺型は発病初期から麻痺症状が3～6日間続いて死亡し，人獣への被害はほとんどない．他の動物の症状もほぼ同じであるが，ウシは麻痺型が比較的多い．ヒトでの症状も基本的には動物の症状と同じである．恐水状態は咽喉頭の麻痺および嚥下困難などによる強度の苦痛から逃れるために起こる．

（2）病　理

脳，脊髄の充血，浮腫，単核細胞浸潤などが認められる場合もあるが，発病死したヒトや

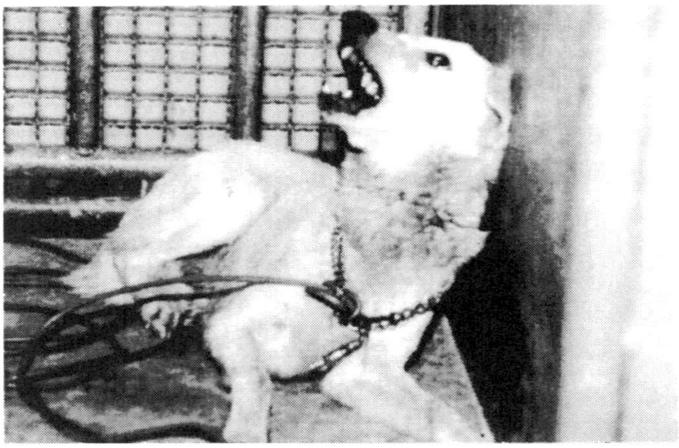

図8.4　狂躁状態の発病犬

動物での病変は一般に軽微または欠ける．アンモン角，小脳，大脳皮質などの神経細胞の細胞質内に直径0.5～20 μmの球状ないし楕円形の好酸性封入体（ネグリ小体）が出現する．検出には普通Mann染色を用いるが，Sellersの染色法も1～2分間で行えることから現在も使われている．ただ，ネグリ小体の検出率はイヌで66～93％で，株によっては発現しないこともあり，陰性例では必ず他の試験を行わねばならない．

（3）病原・血清

脳組織の塗抹標本で蛍光抗体法によりウイルス抗原を検出する．検出率はイヌで98％に達し，迅速かつ確実な方法として現在最も広く使われている．抗原陰性の場合，必ず脳組織の乳剤遠心上清をマウスの脳内に接種する．接種後3日以降21日以内に神経症状を呈して死亡したマウスはその脳組織における抗原を蛍光抗体法により調べる．細胞培養装置のある実験室ではマウスの代わりにマウス神経芽細胞種由来のNA細胞に接種し，培養3～4日目に抗原の検出によりウイルスの増殖を判定する*in vitro*法が用いられている．また，感染脳組織からRNAを抽出し，ウイルスのN遺伝子を検出するRT-PCR法も行われている．この方法は自家融解した組織でも短時間に遺伝子を検出できる利点があり，蛍光抗原陰性例のマウス脳内接種に代わる迅速法として急速に普及している．PCRで増幅したDNAを適当な制限酵素（たとえば*Dde*I）で切断し，その切断DNAパターンの多様性（RFLP）によってウイルスの由来を推測することが可能である．

既述したように潜伏期間中に血中抗体はほとんど上昇せず，抗体測定による生前診断は出来ない．生前診断として，角膜や皮膚毛根部の神経細胞における蛍光抗原の検出が試みられているが，発病後の確定診断としてのみ用いられている．したがって，潜伏期間中の診断法はない．

4．治　療

感染動物に咬まれた動物は治療せず殺処分する．ヒトでは，組織培養細胞由来の不活化ワクチンが予防用としてウイルス暴露前の免疫（pre-exposure vaccination）に，また動物に咬まれた後の治療用として長い潜伏期間を利用して抗体を惹起させる暴露後免疫（post-exposure vaccination）が行われている．わが国では，鶏胚線維芽細胞で増殖させたHEP-Flury株を人体用の不活化ワクチンとして用いている．

5．予防・対策

わが国では1985年から西ヶ原株由来の弱毒型のRC-HL株をハムスター肺組織由来のHmLu細胞で増殖させた組織培養細胞由来の不活化ワクチンがイヌに使用され，年1回の接種が法律で義務付けられている．世界各国でも組織培養ワクチンが使われているが，発展途上国の中には未だに副作用の強い感染山羊脳不活化ワクチン（センプル型）を用いているところもある．糖蛋白遺伝子を組み込んだレコンビナントワクチニアウイルスによるワクチンが，従来の弱毒生ワクチンと共にヨーロッパの広い地域で野生動物に経口投与されている．わが国では，2000年から狂犬病の検疫対象動物として，イヌの他にネコ，アライグマ，キツネおよびスカンクが追加された．また，2004年に，狂犬病予防法に基づく検疫制度が見直され，発生国から輸入する場合，生後3カ月齢以上での初回予防注射，4週間以上の間隔をあけた2回目の注射および6カ月以上の待機期間を義務付けられた．したがって，10カ月齢以下の仔犬の輸入は出来なくなった．さらに，野生動物の輸入はこれまでほとんどフリーであったが，2005年に届出制になり，事実上野生げっ歯類の輸入は出来なくなった．島国の日本にとって狂犬病に対する水際対策はきわめて重要であり，これらの制度が施行されたことにより，狂犬病ウイルスの侵入する可能性が大幅に減弱されるものと期待される．

参考文献

1） CDC ホームページ：http : // www. cdc. gov / ncidod / dvrd / rabies /
2） Jackson, A. C and Wunner, W. H. : "Rabies" Amsterdam, *et al.*, Academic press 2002.
3） Krebs, J. W., *et al.* : Rabies surveillance in the United States during 2002. J. Am. Vet. Med. Ass., 223（12）: 1736-11748, 2003.
4） Kuzmin, I. V., *et al.* : Bat lyssaviruses（Aravan and Khujand）from Central Asia : phylogenetic relationships according to N, P and G gene Sequences. Virus Res., 97 : 65 − 79, 2003.
5） Potzsch, C. J., *et al.* : "The Rabies Bulletin Europe" Geneva, WHO.
6） RABNET ホームページ：http : // oms2. b3e. jussieu. fr / rabnet /
7） Warrell, M. J. and Warrell, D. A. : Rabies and other lyssavirus diseases. Lancet 363 : 959 − 969, 2004.

源　宣之（元岐阜大学 応用生物科学部 獣医学課程　Nobuyuki Minamoto）

第9章　ウエストナイルウイルス感染症

1．はじめに

ウエストナイルウイルス（WNV）は，1937年ウガンダのウエストナイル州でヒトの熱性疾患者の血液から分離されたのが最初である．その後，1990年代になりアフリカ各地，中近東，地中海北部，ヨーロッパ諸国，ロシア（カザフスタン）で発生し，アジアではインド，パキスタンに至るまで世界の広範囲な地域で発生している．しかし，1999年突然，米国ニューヨークの中心部で発生し，流行は徐々に全米各地へ拡大するとともに，2002年には西海岸各州へ拡大し，2003年には米国全土に達した．その後2004年，2005年も米国の各地で流行は継続するとともに，カナダ，メキシコ，カリブ海諸国など近隣国にも波及し，中南米のエルサルバドルでも死亡したウマにおいてWNV感染が確認され，2006年南米アルゼンチンのウマが発症するに至り，WNVの流行は北米，中米から南米へと拡大する傾向がみられている．

2．疫　　学

（1）WNV感染における蚊と野鳥の役割

1）米国における蚊の生態学

1999年の発生以来，WNVは36種類の蚊から分離されている，これらの蚊が媒介蚊として重要な役割を担っていることは，確かであると思われているが，蚊の生態については，ほとんど明らかになっていない．一般に蚊の種類でイエカ類は通常，成虫で越冬することが知られており，とくに気温が氷点下にならないような場所，たとえば地下の下水道，洞穴の水たまりなど，ある程度湿度が保たれているところで越冬する．一方，ヤブカ類は通常，卵の形態で越冬する．WNVが1999年に初めてニューヨークでの流行が確認されたことから，WNVが越冬し翌年に流行が再び起こるか否か注目されていた．そこで，Nasciらは[11]，2000年の1月と2月にニューヨーク市の下水道でイエカ類を91プール2,383匹採集しWNVの検出を試みたところ，3検体（0.3％）からTaqMan RT-PCRでWNV遺伝子が検出され，WNVがVero細胞で1検体（0.1％）から分離された．これらのことからWNVは確かにイエカの体内で越冬し，2002年末までに米国の広大な地域に流行が拡大していったものと推察されている．

2）鳥類と蚊，他の吸血昆虫におけるWNV感染サイクル

WNVは，イエカ類の蚊（*Culex pipiens*；アカイエカ，*C. restuans*，*C. quinquefaciatus*）と鳥類の間に感染サイクルを形成するものと推察されている．とくにアカイエカは住宅周辺で鳥類に嗜好性の強い蚊であり都市にも多く生息している，この蚊は1999年ニューヨーク

における流行に際し，鳥類間での主な媒介蚊とみられているが，ヒトへの伝播に際してどのような役割を演じたのかは明らかでない．さらに *C. quinquefaciatus* は米国南部に生息し，住宅周辺に飛来する蚊であり都市での流行に関与している可能性は十分にある．アフリカでは *C. univittatus* がヒトの WNV を媒介する蚊として重要とされている．なお2002年の流行時に WNV はマダニ類，シラミバエからも分離されているが，自然界での流行にこれら吸血昆虫が媒介にどのように関与しているかは明らかでない．

一方，鳥類が自然界における WNV レゼルボア（ウイルスを体内に保有し感染源となる動物）であり増幅動物でもある．これら鳥類の中でもスズメ目とチドリ目の鳥類がウイルス血症の力価と持続からレゼルボアとしての能力が高く，とくにアオカケス，オオクロムクドリモドキ，メキシコマシコ，アメリカカラス，イエスズメなどの感受性が高いことが報告されている[7)]．米国でのサーベイランスにより1999年から2002年までの流行において162種類の野鳥が感染し死亡していることから蚊と野鳥間で感染サイクルを保ちながら鳥類が他州へ移動することにより感染が拡大し伝播していったものと推察されている．また近年，ロシアのウラジオストーク周辺の極東地域では，2003～2004年の間にロシア極東地方で採取された死亡した野鳥から ELISA 法，RT-PCR 法でクロハゲワシからの4例の陽性とアマサキからの2例の陽性が確認され，すでに極東ロシアでは WNV が流行している可能性が示唆されている．

（2） WNVの特徴と伝播様式

WNV はフラビウイルス科フラビウイルス属 日本脳炎ウイルス血清型群（Japanese encephalitis serocomplex）に分類され抗原的には日本脳炎，セントルイス脳炎（SLE），クンジンウイルス，マレーバレー脳炎（MVE）ウイルスなどと交差反応を示す．WNV はエンベロープを有し直径40～50 nm の球形 RNA ウイルスで一本鎖（＋）極性の RNA で約11 bp の直線状単一分子の構造である．主に蚊（米国ではイエカ属が主体）の媒介によって伝播するが，他の吸血昆虫（ヒメダニ，マダニ，シラミバエ）からも分離されており，伝播の可能性は否定できない．2002年，2003年ともに米国における患者の発生は，7月上旬であり，その1～2カ月前に鳥や蚊から分離されている．したがって伝播は，鳥→蚊→鳥の伝播サイクルにより維持され流行拡大するものと考えられている．また他の脊椎動物（ヒトやウマ）の感染は，伝播サイクルとは別にたまたま WNV を保有した蚊に刺されることにより感染するものと思われているが，鳥→蚊→ヒトや鳥→蚊→ほ乳動物での伝播サイクルは明らかでない．

（3） 北米および中米における流行の現状

2002年 WNV が全米で大流行し，ヒトでの発生は44州に及び4,157人が発病284人が死亡し，各種動物とくにウマにおいては，40州で14,717頭が発病した．その内20～30％が斃死あるいは安楽死されている．また各州のサーベイランスにより多種類の死亡野鳥124,854羽が収集され，31,514羽を検査したところ15,745羽の WNV 陽性が確認されている．2003年は昨年 WNV 感染者数の少なかった州を中心に予想以上のスピードで WNV 感染患者が増加し45州で9,858人に達し，内262名が死亡し，ウマでは35州で4,636頭が発病している．さらに2004年，2005年とややヒト，ウマでの発生数は減少したものの依然として流行は続いている（表9.1）．また2006年になってアイダホ州，ワシントン州などヒトでの発生患者数が増加する傾向がみられ，CDC の報告によると10月3日現在約3,011名もの

表9.1　米国におけるウエストナイルウイルス感染症の発生（2000～2005年）

	ウマでの発生	ヒトでの発生	WNV陽性野鳥
2000年	7州の60頭が発症，23頭死亡	3州の21人発症，2人死亡	12州の4,323羽の野鳥が感染
2001年	20州の738頭が発症，156頭死亡	10州の66人発症，9人死亡	27州の7,000羽以上の野鳥が感染
2002年	40州の14,717頭が発症	44州の4,156人発症，284人死亡	43州の15,746羽の野鳥が感染
2003年	35州の4,636頭が発症	45州の9,862人発症，264人死亡	43州の11,597羽の野鳥が感染
2004年	35州の1,341頭が発症	40州の2,539人発症，100人死亡	46州の7,331羽の野鳥が感染
2005年	36州の1,075頭が発症	38州の2,949人発症，116名死亡	45州の5,344羽の野鳥が感染

患者数に達し，ウマでもすでに約810頭が発症している．米国では1999年初発以来，すでに7年が経過しWNVの流行が全土に拡大している，しかし流行は衰える傾向を示さず，発生数の増加が見られていることから，流行は新たな段階に入ったものと思われる．また米国のみならず隣接のカナダにも飛び火しており，2003年ヒトでの感染患者は1,388人に達し，14人が死亡し，ウマでも350頭が発病している．なおカナダでは．鳥，蚊のサーベイランスでもWNV陽性例が多数確認されている．また2003年頃から米国隣接の国へ流行が拡大する傾向にありメキシコでも多数のWNV感染が確認されている．WNVサーベイランスからWNV感染確定例はメキシコのいずれの地域からも確認されており，すでにメキシコ南部へと感染は拡大して，さらにKomarら[6]によると2003年中米のエルサルバドルでもウマの発症例が確認され，2004年には南米コロンビアでも抗体陽性馬が確認されており，WNVの流行は中米から南米へ急速に拡大している．また2006年2月下旬ついにアルゼンチンでウマ3頭が脳炎を発症死亡し，剖検馬の脳からWNVが分離されている[9]

（4）世界におけるWNVの流行と疫学

WNVは，ウガンダで熱性疾患者の血液から分離されたのが最初である[2]．当時，この地を統治していたイギリス人やウマの往来にともない，WNVの流行はウガンダ国内から他国

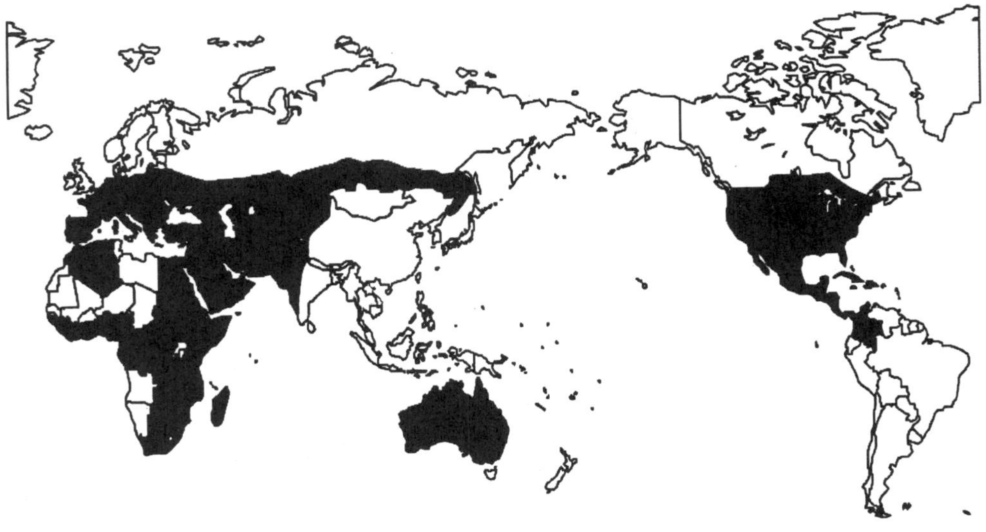

図9.1　世界におけるWest Nile virusの分布

へ拡大して行った．そして，ヒトではアフリカ各地，中近東，地中海北部，ヨーロッパ諸国，ロシア（カザフスタン）で発生し，アジアではインド，パキスタンに至るまで世界の広範囲な地域で発生している．近年，ヒトでは1994年アルジェリア，1996年モロッコ，1997年チュニジア，1998年コンゴ共和国などのアフリカ諸国，中近東では1998～2000年イスラエル，ヨーロッパでは1996年ルーマニア，1998年イタリア1999年，2003年ロシア，2000年フランスと広範囲に流行し多くの患者が発症している．また昔からウマではエジプトで中近東馬脳炎とよばれ高い致死率が報告されている[10]．その後，ウマでは1962～65年にフランスで約50頭が発病，1998年イタリアでは14頭が発病し，6頭死亡，ポルトガルとモロッコでは94頭が発病し42頭が死亡，2000年フランスでは神経症状を示した131頭中76頭がWNVに感染していることが確定しており，WNVも分離されるなどウマへの影響は大きい．このようにウマはWNVに対し高い感受性を有し，脳炎など強い神経症状を引き起こし死亡する例も少なくない．以上のようにWNVは世界の広範囲な地域に分布し発生を繰返している（図9.1）．

（5）オセアニア，東南アジア地域におけるフラビウイルス属の疫学

インド，パキスタン以外，この地域でのWNV感染症の発生は報告されていないが，元来東南アジア諸国は，ヒトで日本脳炎やデング熱の発生が多発するところとして知られている．さらに多数のフラビウイルスが分離されていることからWNVも存在している可能性が高くウマなどの家畜および家禽など，多くの動物間でWNVに対する抗体を保有しているものと推察されている．一方，オーストラリアでは，フラビウイルス属で同じ日本脳炎ウイルス血清グループに属するクンジンウイルスおよびMVEウイルスの流行が報告されている．中でもクンジンウイルスはオーストラリア北Queenslandにある Kowanyamaで1960年 *Culex annulirostris* から分離されたウイルスで，とくに西オーストラリア Kimberley地方ではヒトの熱性疾患，脳炎患者が報告されている[5]．またBadmannらは，脳脊髄炎発症馬の中枢神経からクンジンウイルスが分離されたことを報告しているが[1]オーストラリア各州のサーベイランスでは蚊，おとり鶏，野鳥からのウイルス分離も積極的に実施され，各地でクンジンウイルスが分離されている．

（6）WNV遺伝子と分子系統樹解析

CDC（米国疾病管理予防センター）では，過去アフリカ，ヨーロッパ，中近東，インドそして米国で分離されたWNVのエンベロープ糖タンパク遺伝子の分子系統樹解析し比較した結果，1998年イスラエルで分離された株と99.7％以上の相同性を示していたと述べている[3]．また，ほぼ世界中で分離されているWNVは，分子系統樹解析から系統-1に属している．しかしアフリカ分離株の中には，系統-1と比べ遺伝子構造が異なり約75％の相同性しかなく系統樹解析から系統-2に分けられている株も存在している．また，オーストラリアで流行しているクンジンウイルスは，WNV遺伝子との相同性は約87％でWNVの分子系統樹から系統-1に属し，サブグループとして位置付けられている[12]．一方1966年マレーシアサラワク州で *Culex pseudovishunui* から分離された株は，クンジンウイルスと同定されているもののアフリカ株に近く分子系統樹解析で系統-2に属している．1999年から分離されている米国流行株は系統-1株による流行であるが，アジアからオセアニアにかけてはアフリカ系統の遺伝子構造をもつWNVが流行している可能性[4]もあり疫学的にも興味あるものと思

われる.

（7） 各種動物におけるWNV感染

従来，フラビウイルスは特定の動物と蚊の間で感染サイクルが成立し，ヒトや動物に様々な疾病を引き起こすことが知られている[8]．しかし，米国におけるWNV感染様相の特徴は，多数の動物種が感受性を示し広い感染スペクトルをもつことである．これまで感染が報告されている動物は，ウマ，アルパカ，オオコウモリ，イヌ，ネコ，グレーリス，ラマ，オオカミ，キツネリス，ヒツジ，シマリス，シマスカンク，トナカイ，オットセイ（アザラシ）さらには爬虫類のアリゲータまで感染が確認されている．主な動物がWNVに感染した場合の臨床所見は次のとおりである．

3．診　　断

（1） 症　状

1） ウマ

WNVに感染すると5〜15日の潜伏期を経て発熱とともに食欲不振，後躯の運動失調，歩行困難，旋回運動，起立不能など脳炎による様々な神経症状を呈し，重篤例では死亡する．なお米国におけるウマの実験感染では感染後3〜4日間で最も高い$10^{2.5}$ PFU/mlのウイルス血症を示している．

2） イヌ，ネコ

多くの場合無症状で経過するが1982年南アフリカで発症したイヌから，1999年ニューヨークでは死亡したネコからWNVが分離され，さらに本年の流行ではイヌ4頭が感染し3頭が死亡．いずれも脳炎症状が認められている．

3） ウシ

感染するが症状は認められない．

4） ヒト

通常型は急激な熱性疾患として発症し，頭痛，背部痛，めまい，発汗，時に猩紅熱様発疹（約半数の症例で認められる），リンパ節腫大，口峡炎を合併する．患者は第3〜7病日に解熱し，短期間に回復する．発熱は二峰性を示すこともある．

脳炎型は重篤で高齢者によくみられる．中央アフリカでは劇症肝炎を併発した症例が報告されている，また心筋炎や膵炎を併発した例もある．

5） 鳥類

鳥類では，カラスやカケスなど野鳥類が神経症状を示し死亡するなど最も感受性が高い．1999年ニューヨークでの流行に際し動物園で感染，死亡したフラミンゴの剖検所見では脳炎が観察されるとともにWNVが分離されている．その他，ハト，カモ，カモメなどでも発症が確認されている．なお最も養鶏関係者が心配されているニワトリに対する病原性であるが，自然感染におけるニワトリでは症状を示さず，体内でのウイルス増殖性も低い，また感染試験でも接種後2日でやや高いウイルス血症が認められる例はあるものの一般的に蚊の体内で増殖するほどのウイルス量にならないため，ニワトリが感染し流行に繋がる可能性はきわめて低い．以上のようにWNVは多くの動物に病原性を示すことが報告されてきた，鳥類では種類によって感受性は異なることが明らかにされている[6].

(2) 診断法

発病および死亡動物の血液，脊髄液，脳などの臓器を用い RT-PCR による WNV 遺伝子の検出が最も早く優れている．また乳のみマウスおよび C6/36 細胞（ヒトスジシマカ由来）や Vero 細胞を用いてウイルス分離を行う．

血清学的検査は IgM 捕捉 ELISA，プラーク減少法による中和試験などが用いられている．なお血清反応としては HI 試験や CF 反応もあるが日本脳炎ウイルスと強い交叉反応を示すため注意を要す．

4．予防・対策

(1) 予防

ウイルスを伝搬するベクター（蚊やダニなど）の対策をとることであるが，ヒトの場合戸外に出る際には，可能な限り長ズボンや長袖を着用し，蚊の吸血活動の盛んな夕暮，夜明け時に戸外に出ないなど蚊に刺されないような対策は可能である．しかし野鳥，ウマなど動物における蚊の予防は困難である．

(2) 農水省における WNV 感染症の対策

1) 鳥類の輸入検疫強化

米国における WNV 感染症の発生状況から日本へ侵入する可能性として航空機で入国するヒトに対する空港での検疫強化，航空機内の蚊の収集など厚労省側の監視体制が継続されている．一方，輸入鳥類（とくに指定外鳥類）を介して感染することも充分考えられるため，農水省は平成15年3月19日付けで輸入鳥類の検疫強化を指示し実施されている．

2) 蚊および死亡野鳥のサーベイランス

「ウエストナイル感染症防疫マニュアル」のサーベイランス実施方法で，都道府県は蚊の捕集および死亡野鳥の脳を採材動物衛生研究所に送付することになっており，動衛研では病原学的 PCR 法による WNV 遺伝子検索など病原学的検査を実施してきた．その結果，今までに WNV 陽性例は確認されていない．なお米国での WNV サーベイランスは，表9.2に示すような調査項目を掲げ，各州において WNV の流行を予測する目的で IgM 捕捉 ELISA 法による抗体サーベイランス，発症死亡馬および死亡野鳥および蚊については，ウイルス分離と RT-PCR (nested-PCR)[4] を行っている．米国の CDC では，各州で発生している WNV 感染症全般に関する情報の管理を「ArboNET」の名称で呼ぶ情報管理システムを構築し，ヒトおよびウマでの発生情報，蚊・死亡野鳥サーベイランス，おとり鶏での動向，獣医学領

表9.2　米国における WNV サーベイランスの様式

・死亡野鳥（とくにカラス）の調査
・蚊の生態学的調査
・野鳥の捕獲調査
・おとり鶏群配置による動向調査
・獣医学領域でのサーベイランス
・ヒトでの発生のサーベイランス

域の発生まで幅広い情報の一元化を図っている．

(3) ワクチン

米国ではウマ用の不活化ワクチンが用いられている．使用法は1ドーズを3～6週間隔で2回筋肉内へ接種する．以後は年1回1ドーズを追加接種することで充分な免疫が得られる．また，最近DNAワクチンが認可されている．なお，わが国での使用は認められていないが，万一の侵入流行に備え，不活化ワクチンが備蓄されている．

5. その他，今後の展望と課題

2003年4月から本格的に開始されたWNV感染症のサーベイランスであるが，様々な問題点を抱えながらも都道府県から動衛研へ送付された蚊・死亡野鳥の材料を検査してきた．その結果，現時点ではWNV陽性例は全く確認されておらず，日本へは侵入していないものと推察される．さらに，わが国を含む東南アジアでは疾病の発生こそ明らかでないが，遺伝子タイプⅠ型のみならずアフリカ型に近いⅡ型がマレーシア（サラワク州）で分離されるとともに，オーストラリアを中心にWNVのサブタイプといわれているクンジンウイルスが流行しているため疫学的には複雑な様相も示唆されている．2003年における米国のWNVの流行は2002年を上回る患者の発生数となった．さらに2004年，2005年と流行は続いており止む気配はみられない．また2006年発生数が増加傾向にもあり，最終的にどのような流行の様相を示すのか予測が困難となっている．一方，2006年にはWNV流行地域が南米アルゼンチンへと飛び火している．さらに周辺諸国への流行予測は不可能であるが，このように感染地域が拡大するとアメリカ大陸や極東ロシアなど様々なルートからわが国への侵入が予測され，綿密なサーベイランスを継続する必要がある．

参考文献

1) Badman, RT. Campbell J, Aldred J. Arbovirus infection in horses-Victoria. Comm Dis Intell 17 : 5-6 1984.
2) Curtis, GH. West Nile Fever. The Arboviruses : Epidemiology and Ecology Volume Ⅴ Chapter 49 : 59-88 1989.
3) Lanciotti RS, Ebel GD, Deubel V, Kerst AJ, Murri S, Meyer R. Complete genome sequences and phylogenetic analysis of West Nile virus strains isolated from United states, Europe, and the Middle East. Virology 298 : 96-105 2002.
4) Gubler DJ, Campbell GL, Nasci R, Komar N, Petersen L, Roehrig JT. West Nile Virus in the United States : Guidelines for Detection, Prevention and Control. Viral Immunol. 13 : 469-475 2000.
5) Hall RA., Broom AK., Smith DW., Mackenzie JS. The Ecology and Epidemiology of Kunjin Virus Curr Top in Microbiol and Immunol. 267 : 253-269 2002.
6) Komar N, Clark G. West Nile virus activity in Latin America and the Caribbean Rev Panam Salud Publica 19 : 1-11 2006.
7) Komar N, Langevin S, Hinten S, Nemeth N, Edwards E, Hettler D, Davis B, Bowen R, BunningM. Experimental Infection of North American Birds with the New York 1999 Strains of West Nile Virus. Emerg. Infect. Dis. 9 : 311-322 2003.

8）Mclean RG, Ubico SR, Bourne D, Komar N. West Nile Virus in Livestock and Wild life. Curr Top in Microbiol and Immunol 267 : 272-308　2002.
9）Morales M.A, *et al.* West Nile Virus Isolation from Equines in Argentina, 2006 Emerg. Infect. Dis. 12 : 1559-1561　2006.
10）Murgue B, Zeller H, Deubel V. The Ecology and Epidemiology of West Nile Virus in Africa, Europe and Asia Current Topics in Microbiology and Immunology. 267 : 196-221　2002.
11）Nasci RS, Savage H M, White DJ *et al.* West Nile Virus in Overwintering Culex Mosquitoes, New York City, 2000. Emerg. Infect. Dis. 7 : 626-630　2001.
12）Scherret JH, Mackenzie JS, Hall RA, Deubel V, Gould EA. Phylogeny and Molecular Epidemiology of West Nile and Kunjin Viruses. Curr Top in Microbiol and Immunol. 267 : 373-390　2002.

後藤義之（農業生物系特定産業技術研究支援センター　Yoshiyuki Goto）

第10章　ヘンドラウイルスとニパウイルス感染症

1. はじめに

パラミクソウイルス科には，ウシの牛疫ウイルス，イヌのジステンパーウイルス，トリのニューカッスル病ウイルス，ヒトのムンプス（おたふく風邪）ウイルス，麻疹（はしか）ウイルスなど，動物やヒトに対して重篤な病気を引きおこすウイルスが多く含まれている．かつては，一部の例外を除き，宿主となる動物種あるいはその近縁種を越えて感染が広がるとの報告はなかった．ところが，1980年代後半より，ジステンパーウイルスが水棲動物を含めた野生動物に致死的流行をおこす例が複数報告されている他，これまで知られていない新種のパラミクソウイルスが，種々の家畜や野生動物から分離されるようになり，新興感染症の病原体として注目されるようになった．本稿で取り上げるヘンドラウイルス，ニパウイルスは1990年代に出現した新しいパラミクソウイルスであり，ウマ，ブタそしてヒトに致死的な感染をもたらした．両ウイルス感染症には病原学的，疫学的に共通する背景もいくつかあることから，本稿ではこれらを比較するとともに，わが国における対策の現状を紹介する．

2. ヘンドラウイルス感染症

(1) 発生経緯

ヘンドラウイルス感染症は1994年から現在までに，オーストラリアにおいて3件の発生が報告されており，合計でウマ16頭，ヒト2名の死亡が確認されている．以下，3件の発生を経時的に紹介する．

1) 1994年9月，オーストラリア，クイーンズランド（Queensland）州ブリスベン（Brisbane）郊外ヘンドラ（Hendra）の競走馬厩舎において，2週間の間に14頭の競走馬が，高熱および重篤な出血性肺炎で死亡した[1)]．また，これらのウマと接触のあった調教師と厩舎助手の2名が同様の症状を呈し，調教師は入院10日後，急性呼吸器症状により死亡した．同厩舎ではさらに7頭のウマの感染が確認され，4頭は回復，3頭は不顕性感染であったが，いずれも安楽死させられた．死亡したウマおよび患者より，パラミクソウイルス様のウイルスが分離され，ウマ由来の分離ウイルスを別のウマに実験感染させたところ，同様の病態が再現されたため，このウイルスを本疾患の病原体と同定した．本ウイルスは，モルビリウイルス属M遺伝子特異的なプライマーを用いたRT-PCRにより核酸が増幅されたこと，同属の牛疫ウイルスと血清学的に弱い交差反応が認められたことから，当初ウマモルビリウイルスと命名されたが，その後の詳細の遺伝学的な解析により，既存のパラミクソウイルスとは異なる新種のウイルスであることが明らかになり，現在ではヘンドラウイルス（HeV）と呼称されている．

2）1995年9月，クイーンズランド州マッケイ（Mackay）において，農場勤務の男性が脳炎症状を呈して入院し，25日後死亡した[2]．さかのぼり調査の結果，この患者は94年8月に急性呼吸器症状あるいは急性神経症状を呈して死亡したウマ2頭の解剖に補助的に参加し，その直後に軽度の髄膜炎を発症し，その後回復していたことがわかった．患者からはHeVの遺伝子や抗体が検出されたことから，本症はHeVが原因であると報告された．94年の発症当時，当該馬の症状はアボカド中毒および毒蛇の咬傷によるものと診断されていたが，ウイルス学的な検索を行ったところ，後者にはHeVが感染していたことが明らかになっている．

3）1999年1月，クイーンズランド州ケアンズ（Cairns）郊外において，9歳の雌の競走馬が沈鬱，食欲不振を示し，顔面・口唇部・頚部の水腫，心拍数の上昇が認められた[3]．アレルギー反応と診断され，抗ヒスタミン剤・鎮痛剤（フルニクシン）・抗生物質を投与された結果，同日中に症状は一時的に改善したものの，翌日にも起立困難の症状を呈し，鼻には黄色の泡状の分泌物が認められたため，採血したうえで安楽死させた．組織学的な所見から，急性間質性肺炎と診断され，肺よりHeVの抗原ならびに遺伝子，血清中にHeVに対する抗体が認められたことから，本症例はHeVが原因と考えられた．

いずれの発生例においても，周辺のウマおよびヒトに対して，抗HeV抗体の保有について調査が行われたが全て陰性であり，その後の新たな症例の報告はなく，流行は終息している．

（2）症　状

HeVの感染を受けたウマにおいて，最も頻繁に認められる症状は急性呼吸器障害であり，多くは肺リンパ管腔の拡張，重篤な肺水腫や鬱血などを伴っているが，時に腸間膜の水腫や，胸水や心嚢水の貯留，リンパ節の充血が見られることがある．多くの場合，パラミクソウイルス感染に特徴的な内皮性の多核巨細胞が，肺の毛細血管や細動脈，脾臓，脳，胃，心臓や腎糸球体などに出現する．感染馬の中には，急性の神経症状を呈し，脳に囲管性細胞浸潤を伴う非化膿性脳炎像が認められることがある．

ヒトのHeV感染例においても，症状は基本的にウマと類似している[1-4]．第1症例の2名の患者は，発症初期にはともにインフルエンザ様症状として観察され，内1名は重度の呼吸障害を呈し死亡したが，もう1名の患者は6週間にわたり，筋肉痛，頭痛，傾眠，めまいなどを呈した後に回復している．一方，第2症例の患者は，ウマの解剖の補助をした後，軽度の髄膜炎の症状を呈した．いったんは回復したものの，約1年後に痙攣を伴う髄膜脳炎症状を呈し，重篤な意識障害とともに死亡した．この症例においては，意識障害に伴う誤嚥性肺炎を除き，ウイルス感染に由来する呼吸器障害は認められなかった．

（3）伝　播

上記三つの事例の間に疫学的な関連は認められなかったことから，HeVの自然宿主および感染経路に関心が集まった．自然宿主の候補となるものは，距離的に離れた三つの地域間を移動できるか，それらの地域に共通して生息している動物，かつウマとの接触が可能な動物である．各発生農場の周辺で，大規模な野生動物の調査の結果，オーストラリア大陸に住む全4種のオオコウモリにおいて，抗HeV抗体が検出された他[5,6]，オオコウモリの（出産時の）子宮分泌液や胎仔からHeVが分離されている[6,7]．これまで，他の野生生物種（げっ歯類，有袋類，鳥類，両生類，昆虫類）においては，HeV感染は認められておらず，オオコウモリからヒトへの直接感染はこれまで報告されていないことから，HeVにおいては，オオコウモリ→ウマ→ヒトという伝播経路が成り立つと考えられている．これまで野外例においても，実験感染においても，HeV感染を受けたオオコウモリに明瞭な臨床症状は認められていない．上記の発生は全て，それぞれの地域のオオコウモリの出産シーズンに重なっていることから，感染オオコウモリの出産に伴う子宮分泌液や胎仔に汚染された牧草などを介して，ウマが感染した可能性が指摘されている．ウマからウマへは，鼻汁などを介して伝播すると考えられている[6)]．

3. ニパウイルス感染症

（1） 発生経緯

ニパウイルス（NiV）感染症は，1998年～99年にかけてマレーシア，シンガポールで初めて発生し，ヒトに致死的な急性脳炎，ブタに主に呼吸器感染症の流行をもたらした新興の人獣共通感染症である．この期間に両国合わせて265名の感染者，105名の死亡者（致死率40％）が報告された[8,9]．また，マレーシアでは約110万頭のブタが殺処分（全国のブタの約45％）され，1,800カ所以上の養豚場が閉鎖（全国の養豚場の約48％）されたことにより，同国の養豚産業は壊滅的な打撃を受けた．2001年以降インド，バングラデシュで，ヒトでの流行が数回報告されているが[10,11]，同地域でのブタにおける発生は確認されていない．本稿では，「家畜とヒトにおける共通感染症」としての本症に着目し，主にマレー半島における流行について触れる．

本症の原因が特定されたのは1999年3月のことであるが，その後のさかのぼり調査の結果，マレー半島における発生は時期的・地理的に，以下の三つのクラスターに分けられることが明らかになっている．

1）1997年マレーシア・ペラ（Perak）州キンタ（Kinta）郡において，養豚労働者の間で急性脳炎の流行があり，うち1名が死亡した．翌年，同州都イポー（Ipoh）周辺の養豚労働者においても，同様の急性脳炎の流行が認められ，99年2月までに15名の死者が出た．

2）98年12月から99年1月に，ネゲリ・センビラン（Negeri Sembilan）州，首都クアラルンプール（Kuala Lumpur）近郊のシカマト（Sikamat）において，同様の発生が認められた．これは上記の発生から，感染したブタの移動により広がったと考えられている．

3）98年12月以降，ネゲリ・センビラン州のブーキト・ペランドク（Bukit Pelandok）で少数例の発生を認めた後，翌99年2月から3月にかけて患者は急増し，最大で毎週30～50人（うち約半数が死亡）を数えた．さらに3月以降は，隣接するセランゴール（Selangor）州でも少数の患者が発生した．

上記の地域は日本脳炎（JE）の常在地であったことから，当初いずれの発生もJEによると考えられ，媒介蚊の駆除，JEワクチンの集団接種などの対応がなされたが，発生をコントロールするには至らなかった．また，患者の大半が成人男性であり，かつ養豚場労働者であること，JEワクチンの被接種者にも患者が出ていること，ブタに（通常JEには認められない）呼吸器・神経症状を伴う死亡例があること，など疫学的にJEとは異なる特徴が明らかになったことから，他の病原体の関与も示唆された．そのため，マラヤ大学において，第3のクラスターにおける死亡患者の髄液を用いてウイルス分離を行ったところ，Vero細胞に多核巨細胞を形成するパラミクソウイルス様のウイルスが分離された．遺伝学的な解析の結果，ヘンドラウイルスとは近縁であるが新種のウイルスであることが明らかになり，ウイルスが分離された患者の村スンガイ・ニパ（Sungai Nipah）の名をとって，ニパウイルス（NiV）と命名された．

ウイルスの発見を受け，マレーシア政府は99年3月下旬より，ヒト，ブタおよびその他の家畜，野生動物を対象に血清疫学調査を行い，さらに全国の養豚場のスクリーニング検査を行った．その結果，殺処分されたブタは100万頭以上，閉鎖された養豚場は1,800カ所以上にのぼり，同国の養豚産業は壊滅的な打撃を受けた．この厳しい行政措置により流行は終息し，同地域においては現在まで新たな発生は報告されていない．またシンガポールにおいては，マレーシアからの輸入豚を扱う屠殺場の労働者11名に，NiV感染が認められ，1名が脳炎で死亡している．

（2）症　状 [4)]

ブタでは呼吸器症状が主徴であり，多核巨細胞形成を伴う肺炎像が多く認められる．ウイルス抗原は，主に上部気道の巨細胞や上皮細胞，気管管腔内の壊死片などに検出される．ブタによっては，髄膜に炎症性浸潤を伴う神経症状を認め，痙攣が生じることもある．このほか，母豚が感染を受けた結果，乳を飲めなくなった子豚が脱水症状で死亡するという例も多く見られた．当初，本病はJEであると考えられたため，適切な対応が遅れ感染の拡大を招いたが，ブタにおけるJEは，妊娠豚における異常産や，雄成豚における造精障害という経過をたどることが多く，成豚の死亡が認められたNiV感染症とは症状は異なる．一般的に感染率は高いが，感染豚の多数は7～14日の潜伏期を経ても症状を示さず，死亡率は5％以下と考えられている．

ヒトでは，ブタの場合と異なり，主な臨床症状は急な発熱，頭痛，めまい，嘔吐などである．共通する組織所見としては，中枢神経系における広範な血管炎の他，血管内皮細胞にはパラミクソウイルス感染に特徴的な多核巨細胞が認められた．これらの血管障害は，肺・心臓・腎臓などでも観察されたが，ウイルス抗原は主に中枢神経系の内皮細胞や，神経細胞において検出されている．

（3）伝　播

NiVについても，伝播経路を明らかにするために，大規模な野生動物の調査が行われた結果，HeV同様，オオコウモリが自然宿主であることが明らかになった．これまでにマレーシアに住むオオコウモリの内4種において，抗NiV抗体が検出されている他，ウマ，ネコ，イヌ，ヤギ，トリ，げっ歯類において特異的な抗体が認められている[6)]．オオコウモリの尿からウイルスが分離されていることから[12)]，マレーシアでは，まずオオコウモリからブタにウイルスが伝播し，そこで増幅したウイルスがヒトを含めた他の動物に伝播したと考えられている．一方，バングラデシュにおける発生では，オオコウモリとヒト以外では感染が確認されていないことから，オオコウモリからヒトへの直接感染およびヒトからヒト感染の可能性も指摘されている．

4．病原体[13)]

HeV，NiVはパラミクソウイルス科（Paramyxoviridae）ヘニパウイルス属（Henipavirus）に分類され，互いに近縁なウイルスであることが明らかになっている．HeVが発見された当初，HeV遺伝子がモルビリウイルスM蛋白遺伝子に対するPCR法により増幅されたことや，ウエスタンブロッティングでモルビリウイルス属牛疫ウイルスと僅かな交差反応が見られたことから，一時期ウマモルビリウイルスと命名されたが，その後の遺伝学的な解析の結果，パラミクソウイルス科の既存の属分類に当てはまらないことがわかり，新たな属として分類された．形態学的にも，エンベロープ（ウイルス粒子表面の脂質と蛋白からなる膜構造）が二重の縁取りになっている点は，他のモルビリウイルスと異なっている[14)]．現在，ヘニパウイルス属に属しているのはHeV，NiVの2種のみである．
HeVとNiVのウイルス蛋白間では，遺伝子レベルで70.5～88.5％，アミノ酸レベルで67.6～92.1％の相同性が見られる．ELISAなどの血清反応ならびに中和反応では，互いに若干の交差反応が認められている．

5．治　療

HeV，NiV感染症ともに，特異的な治療法・予防法は見つかっておらず，現在のところ治療は対症療法にとどまっている．ヒト患者の治療には，抗ウイルス剤リバビリンなどが用いられたが，その有効性については現在も研究が進められている．

6．診断体制および対策

HeV，NiV感染症は，動物（家畜）とヒトがともに感染する人獣共通感染症である．わが国では，家畜衛生領域において，両疾病はともに家畜伝染病予防法のもとで監視伝染病（届出伝染病）に指定されており，対象動物はHeV感染症においてはウマ，NiV感染症においてはブタ，イノシシ，ウマである．また公衆衛生領域においては，2003年11月の感染症法の改正により，NiV感染症は新たに第4類感染症に指定された．今後，家畜衛生・公衆衛生の両領域において，連携した診断体制の整備を行うことが今後の課題と考えられる．

診断において，HeV，NiVの取り扱いにはバイオセーフティーレベル4（BSL4）の実験施設が必要とされている．感染性ウイルスを用いない，PCRなどの遺伝子診断やELISAなどの血清診断が開発・実用化されているが，BSL4施設を有する国では，上記試験の他に，感染性ウイルスを用いた中和試験により確定診断を行っている．わが国においては，BSL4施設が稼動していない現状から，不活化ウイルスやウイルス蛋白を抗原に用いた血清診断を国内で行うことを前提に，海外研究機関との連携のもと，確定診断系の構築を進めている．

7．おわりに

動物からヒトに感染する「人獣共通感染症」が公衆衛生上の問題として注目されるようになってから久しいが，これまでの「人獣共通感染症」の認識は，主にヒトの側から見た「動物由来感染症」であり，動物は「ヒトへの感染源」として，その疫学的な背景と考えられることが多かった．実際，近年注目されるヒトの感染症の大半は動物に由来しているといっても過言ではない．しかし，本稿で取り上げた両ウイルス感染症，とくにNiV感染症は家畜の大量の殺処分を招き，マレーシアの養豚産業に壊滅的な打撃を与えたことから，「ヒトへの感染源」としてのみならず，「家畜感染症」として家畜衛生にとっても大きな脅威となった．人獣共通感染症に対しては，家畜衛生・公衆衛生の両側面から国家的な防疫をはかることが重要であることはいうまでもないが，家畜衛生の現場においては，家畜の感染症が私たちの公衆衛生上の問題につながる可能性があるという認識を持ち，積極的に人獣共通感染症の動向に関心を持つことが大切である．

参考文献

1）Murray K. *et al.* A morbilivirus that caused fatal disease in horses and humans. Science 268（1995）94-97
2）O'Sullivan J. D. *et al.* Fatal encephalitis due to novel paramyxovirus transmitted from horses. Lancet 349（1997）93-95
3）Field H. E. *et al.* A fatal case of Hendra virus infection in a horse in north Queensland：clinical and epidemiological features. Aust. Vet. J. 78（2000）279-280
4）Hooper P. *et al.* Comparative pathology of the diseases caused by Hendra and Nipah viruses. Microbes and Infection 3（2001）315-322
5）Young P. L. *et al.* Serologic evidence for the presence in pteropus bats of a paramyxovirus related to equine morbilivirus. Emerg. Infect. Dis. 2（1996）239-240
6）Field H. *et al.* The natural history of Hendra and Nipah viruses. Microbes and Infection 3（2001）307-314
7）Halpin K. *et al.* Isolation of Hendra virus from pteropid bats：a natural reservoir of Hendra virus. J. Gen. Virol. 81（2000）1927-1932
8）Outbreak of Hendra-like virus-Malaysia and Singapore, 1998-1999. MMWR/CDC 48（1999）265-269
9）岡部信彦，森田公一　ニパウイルス（Nipah virus）によるアウトブレイク（マレーシア/1999年）ウイルス 50（2000）27-33
10）Nipah virus outbreak(s) in Bangladesh, January-April 2004 WHO Weekly Epdemiological Record 79（17）：168-171, 2004
11）Chadha, M. S., Comer, J. A., Lowe, L. *et al.* Nipah virus-associated encephalitis outbreak, Siliguri, India. Emerg. Infect. Dis. 12：235-240, 2006
12）Chua K. B. *et al.* Isolation of Nipah virus from Malaysian Island flying-foxes. Microbes and Infection 4（2002）145-151

13）Wang L. *et al.* Molecular biology of Hendra and Nipah viruses. Microbes and Infection 3（2001）279-287

14）Hyatt A. D. *et al.* Ultrastructure of Hendra virus and Nipah virus within cultured cells and host animals. Microbes and Infection 3（2001）297-306

加来義浩（国立感染症研究所 獣医科学部　Yoshihiro Kaku）

第11章　腎症候性出血熱

1. はじめに

腎症候性出血熱（hemorrhagic fever with renal syndrome：HFRS）はげっ歯類を病原巣とするウイルス性の人獣共通感染症の一つであり，ヒトが感染すると重篤な腎機能障害や出血などの症状を示す．1930年以降ユーラシア大陸の各地で発熱や出血傾向とともに腎臓の機能障害（蛋白尿）を特徴とする風土病の存在することが報告されていた[1]．これらの風土病は流行地ごとに中国では流行性出血熱，韓国では韓国型出血熱，さらに北欧では流行性腎症などと呼ばれていた．1978年韓国の李は北緯38度線近くを流れるハンターン川の河畔で捕獲されたセスジネズミから韓国型出血熱の原因ウイルスを分離することに初めて成功し，ハンターンウイルスと命名した[2]．本ウイルスの分離と血清学的な診断法の開発によって，これまで異なった名称で呼ばれていた上記疾患は，いずれも近縁のウイルスによって引き起こされることが判明した．そこで，WHOはこれらの疾患を腎症候性出血熱と統一して呼称することを提案した[3]．これ以後ハンターンウイルスと抗原的に関連性のあるウイルスをハンタウイルスと総称することとなった．

これまで，南北アメリカ大陸ではHFRSの発生は報告されていないが，ハンタウイルスに起因する重篤な疾患の存在することが1993年に判明した[4]．本症は肺の機能障害が特徴的なことからハンタウイルス肺症候群（hantavirus pulmonary syndrome：HPS）と命名された．

2. 疫　学

HFRSの病原体はハンタウイルスである．本ウイルスは遺伝子の性状や形態などからブニヤウイルス科の中のハンタウイルス属に分類されるRNAウイルスである[5,6]．ウイルス粒子は直径約100nmの球形で，糖蛋白を格子状に配したエンベロープがマイナス鎖で3本の分節状RNAを包んでいる．RNAは分子量の大きい方からL，M，S遺伝子と呼び，それぞれがRNAポリメラーゼ，エンベロープ蛋白，核蛋白をコードしている．

ハンタウイルスはこれまで少なくとも20の血清型もしくは遺伝子型が報告され[7]，そのうちHFRSには六つの型が関与している．ウイルスの血清型，媒介動物および重篤度には強い相関があり（表11.1），死亡率の高い順にハンターン型（5～10％），ドブラバ型（5～10％），ソウル型（1％程度），プーマラ型（1％以下）となっている．アムール型は強毒型，サーレマ型は弱毒型とされるが，死亡率については明らかにされていない．ウイルス遺伝子の塩基配列から得られた進化系統樹とげっ歯類の系統分類が一致することから，ハンタウイルスとげっ歯類は地質学的な長い時間をかけて共進化してきたものと考えられている[8,9]．

HFRSの最大の流行国は中国で年間5から10万人の症例が報告されている[10]．その他に

表11.1　ヒトに病原性を有する各種ハンタウイルス[a)]

ウイルス型	宿主			分布	病型
	亜科	属	種名（和名）		
Hantaan	Murinae	*Apodemus*	*A. agrarius*（セスジネズミ）	アジア	HFRS
Dobrava			*A. flavicollis*（キクビアカネズミ）	ヨーロッパ	HFRS
Saaremaa			*A. agrarius*（セスジネズミ）	ヨーロッパ	HFRS
Amur			*A. peninsulae*（ハントウアカネズミ）	アジア	HFRS
Seoul		*Rattus*	*R. norvegicus*（ドブネズミ）	アジア	HFRS
Seoul			*R. rattus*（クマネズミ）	アジア	HFRS
Puumala	Arvicolinae	*Clethrionomys*	*C. glareolus*（ヨーロッパヤチネズミ）	ヨーロッパ	HFRS
Sin Nombre	Sigmodontinae	*Peromyscus*	*P. maniculatus*（シカシロアシマウス）	北アメリカ	HPS
Monongahehela			*P. maniculatus*（シカシロアシマウス）	北アメリカ	HPS
New York			*P. leucopus*（シロアシマウス）	北アメリカ	HPS
Bayou		*Oryzomys*	*O. palustris*（サワコメネズミ）	北アメリカ	HPS
Black Creek Canal		*Sigmodon*	*S. hispidus*（コットンラット）	北アメリカ	HPS
Andes		*Oligoryzomys*	*O. longicaudatus*（オナガコメネズミ）	南アメリカ	HPS
Lechiguanas			*O. flavescens*（キイロコメネズミ）	南アメリカ	HPS
Choclo			*O. flavescens*（アカキコメネズミ）	南アメリカ	HPS
Laguna Negra		*Calomys*	*C. laucha*（ヨルマウス）	南アメリカ	HPS

[a)] Lundkvist and plyusnin（2002）[7)] を改変

も韓国で年間数百人，ロシアやヨーロッパ各地で数千人の発生が見られる．感染げっ歯類は全く無症状のままウイルスを長期間保有し，糞尿中にウイルスを排出する[11)]．ヒトはウイルスを含んだ粉塵を吸い込むことによって経気道的に感染する[12)]．ヒトからヒトへの水平感染は報告されていない．わが国では第二次大戦中，中国東北部において旧日本軍の間で約1万人の患者が発生して10％が死亡し，「流行性出血熱」と呼ばれた．国内では1960年代に大阪梅田駅周辺でドブネズミが感染源と疑われるHFRSの流行が発生し（119例中2例が死亡），「梅田熱」と呼称された[13)]．さらに1970年から1984年まで全国の大学や研究機関の実験動物施設で実験用ラットを介した実験室型の流行が発生した（126例中1例が死亡）[14)]．しかし，現在は血清診断法の確立による感染動物の摘発淘汰が実施されたため患者発生は認められていない．しかし，ドブネズミや野ネズミを対象にした疫学調査で全国20カ所の港湾地区で捕獲されたドブネズミや北海道のエゾヤチネズミがハンタウイルスに感染していることが明らかになった[15, 16)]．幸い，ヒトにおける流行は現在確認されていないが，何らかの原因でヒトとげっ歯類の接触機会が増加すれば，一般市民にもHFRSの再流行が起こる可能性がある．さらに，米国においてHPSが新たに出現したように，日本においても野ネズミが新型のハンタウイルスを保有しており，新型ウイルスに起因する新たな流行が発生する可能性も否定できない．最近，我々は原因不明の肝炎患者にハンタウイルスの抗体を検出した[17)]．現在，本ウイルス感染と肝炎発症との関係について検討中である．以上のように，日本の住居性ネズミや野ネズミも潜在的なHFRSの感染源として監視体制を強化する必要がある．

3. 診　　断

HFRSの診断に有効な臨床症状を以下に列記する. 1) 突然の発熱と3～7日間の高熱の稽留とその後の解熱, 2) 蛋白尿 (第6日頃をピーク), 3) 白血球減少 (第3病日) の後増加 (第6病日), 4) 血清それぞれGOT, GPT, LDH, CPK値の上昇, 5) 点状出血 (上口蓋粘膜, 躯幹部) などがあげられる. 確定診断は抗体検出やPCRによるウイルス遺伝子の検出による. 抗体検出はこれまで簡便で感度の高い方法として間接蛍光抗体法が広く使われてきた. 最近では組換え蛋白を用いたウェスタンブロット法[18]やELISA法[19]なども普及しつつある. わが国における診断キットは実験動物用のものが発売されているが, 人用のものは市販されていない[20]. 血清学的な確定診断にはIgM抗体の検出か, 急性期と回復期のペア血清で抗体価の上昇を確認することが必要となる. 抗体価は数年以上高い価を維持する.

4. 治　　療

抗ウイルス剤のリバビリンの有効性が試験的に検討されているが, おもに対症療法による治療が行われる. HFRSでは解熱前後におこる低血圧性ショックが主要な死亡原因となるので, 厳重な安静が必要とされる. わが国ではワクチンが実用化されていないため, 対症療法以外の有効な予防・治療法がない. 患者発生時に迅速な対応が可能なように, 人用の診断キットや抗ハンタウイルス剤の開発が重要な課題である.

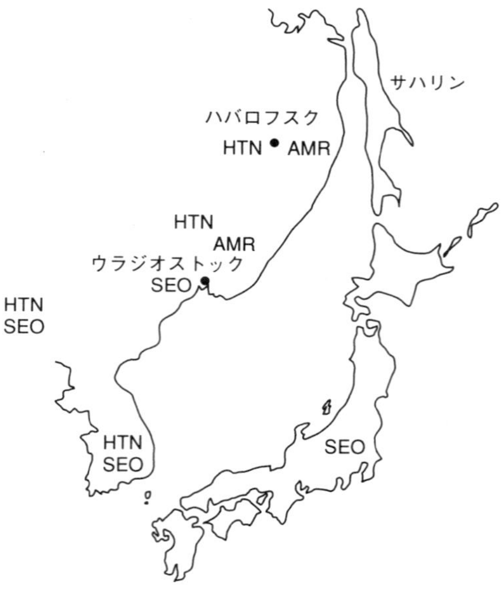

図11.1　東アジアにおける病原性ハンタウイルスの分布
HTN : ハンターン型, AMR : アムール型, SEO : ソウル型

5. 予防方法

HFRSはげっ歯類によって媒介されることから，流行地ではげっ歯類をヒトに近づけないことが最大の対策となる．すなわち，ネズミの駆除や衛生的な環境整備（ネズミの餌となるようなものを長期間保存しない，残飯などを放置しない）などに心掛けるべきである．ワクチンは中国や韓国で不活化ワクチンが製造され，実用化されている．組換え蛋白を抗原としたワクチンやDNAワクチンなどの開発が米国などで試みられているが，実用化されていない．

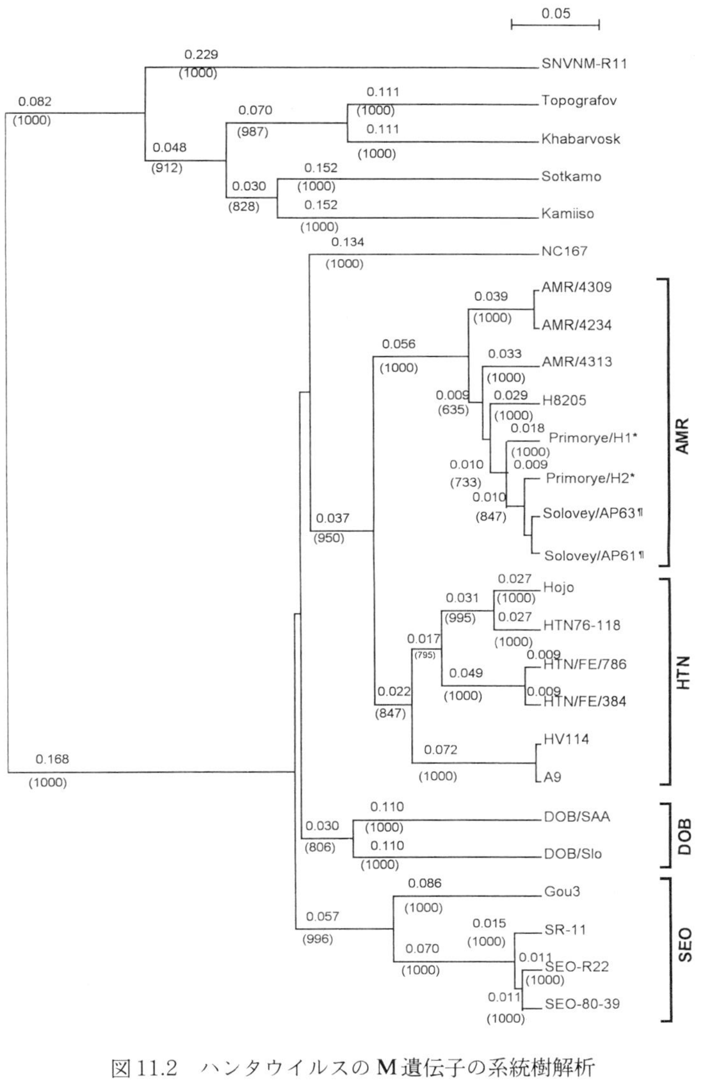

図11.2　ハンタウイルスのM遺伝子の系統樹解析

ウラジオストックのHFRS患者から検出されたウイルス（＊）とハントウアカネズミから検出されたウイルス（¶）がアムール型のウイルスと共通の系統に属するのが分かる．AMR：アムール型，HTN：ハンターン型，DOB：ドブラバ型，SEO：ソウル型

6. おわりに

これまでげっ歯類媒介性の腎症候性出血熱について概説してきた．わが国では感染例がきわめて稀であるため，本症は外来性感染症でウイルス自体が日本に存在しないかのように錯覚されやすい．しかし，北海道の広い範囲でエゾヤチネズミが本ウイルスに感染しているばかりでなく[16]，日本各地の港湾地区でも陽性ドブネズミが検出される[15]．これらのウイルスはいずれもHFRSの原因ウイルスにきわめて近縁である[21, 22]．また，極東ロシアや中国ではハンターン型の他にもヒトに重篤なHFRSを引き起こすアムール型と呼ばれるハンタウイルスが存在し，本ウイルスがハントウアカネズミを病原巣動物として存在することが遺伝子解析の結果から明らかになった（図11.1，11.2）[23]．他の危険度の高い新興・再興感染症と同様，HFRSやHPSなどのハンタウイルス感染症の発生は本来げっ歯類の生息域に人間が新たに侵入したり，人間の生活環境でげっ歯類が生息数を増したり，あるいは，温暖化などの影響で感染げっ歯類が大繁殖したことが原因と考えられる．したがって，今後，人間の社会活動や自然環境の変化によって，げっ歯類とヒトとの接触の機会が増加すれば，日本においてもハンタウイルス感染症の突発的発生がいつ何時起こっても不思議ではない状況にあると考えられる．

2003年の感染症法改正に伴って，海外からの野生げっ歯類の輸入規制が行われるよう厚生労働省が現在検討を行っている．さらに，今後日本国内における人獣共通感染症のサーベイランス体制の強化が検討されていることから，本症に対する検査体制の整備と疫学情報の蓄積が望まれている．

参考文献

1）有川二郎，橋本信夫：腎症候性出血熱．ウイルス 36：223-251，1986.
2）Lee HW, Lee PW, Johnson KM. Isolation of the etiologic agent of Korean Hemorrhagic fever. J Infect Dis. 137：298-308，1978.
3）World Health Organization：Haemorrhagic fever with renal syndrome: memorandum from a WHO. Bull WHO 61：269-275，1983.
4）Nichol ST, Spiropoulou CF, Morzunov S, Rollin PE, Ksiazek TG, Feldmann H, Sanchez A, Childs J, Zaki S, Peters CJ. Genetic identification of a hantavirus associated with an outbreak of acute respiratory illness. Science. 262：914-917，1993.
5）McCormick JB, Sasso DR, Palmer EL, Kiley MP. Morphological identification of the agent of Korean haemorrhagic fever（Hantaan virus）as a member of the Bunyaviridae. Lancet 1：765-768，1982.
6）Schmaljohn CS, Hasty SE, Harrison SA, Dalrymple JM. Characterization of Hantaan virions, the prototype virus of hemorrhagic fever with renal syndrome. J Infect Dis，148：1005-1012，1983.
7）Lundkvist A, Plyusnin A. Molecular epidemiology of hantavirus infections. In The Molecular Epidemiology of Human Viruses；Leitner, T. ed. Kluwer Academic Publishers. 351-384p.2002.
8）Antic D, Kang CY, Spik K, Schmaljohn C, Vapalahti O, Vaheri A. Comparison of the deduced gene

products of the L, M and S genome segments of hantaviruses. Virus Res 24 : 35-46, 1992.

9) Plyusnin A, Vapalahti O, Lankinen H, Lehvaslaiho H, Apekina N, Myasnikov Y, Kallio-Kokko H, Henttonen H, Lundkvist A, Brummer-Korvenkontio M, *et al.* Tula virus : a newly detected hantavirus carried by European common. J Virol 68 : 7833-7839, 1994.

10) Song G, Hang CS, Liao HX, Fu JL. Antigenic difference between viral strains causing classical and mild types of epidemic hemorrhagic fever with renal syndrome in China. J Infect Dis 150 : 889-894, 1984.

11) Lee HW, Lee PW, Baek LJ, Song CK, Seong IW. Intraspecific transmission of Hantaan virus, etiologic agent of Korean hemorrhagic fever, in the rodent *Apodemus agrarius*. Am J Trop Med Hyg 30 : 1106-1112, 1981.

12) Lee HW, Johnson KM. Laboratory-acquired infections with Hantaan virus, the etiologic agent of Korean hemorrhagic fever. J Infect Dis 146 : 645-651, 1982.

13) Lee HW, Lee PW, Tamura M, Tamura T, Okuno Y. Etiological relation between Korean hemorrhagic fever and epidemic hemorrhagic fever in Japan. Biken J 22 : 41-45, 1979.

14) Kawamata J, Yamanouchi T, Dohmae K, Miyamoto H, Takahaski M, Yamanishi K, Kurata T, Lee HW. Control of laboratory acquired hemorrhagic fever with renal syndrome (HFRS) in Japan. Lab Anim Sci 37 : 431-436, 1987.

15) 有川二郎. わが国の野生げっ歯類におけるハンタウイルス感染の疫学的研究と血清診断. 臨床とウイルス別刷 23 : 12-18, 1995.

16) Kariwa H, Yoshizumi S, Arikawa J, Yoshimatsu K, Takahashi K, Takashima I, Hashimoto N. Evidence for the existence of Puumala-related virus among *Clethrionomys rufocanus* in Hokkaido, Japan. Am J Trop Med Hyg 53 : 222-227, 1995.

17) Kariwa H, Yoshimatsu K, Araki K, Chayama K, Kumada H, Ogino M, Ebihara H, Murphy ME, Mizutani T, Takashima I, Arikawa J. Detection of hantaviral antibodies among patients with hepatitis of unknown etiology in Japan. Microbiol Immunol. 44 : 357-362, 2000.

18) Yoshimatsu K, Arikawa J, Yoshida R, Li H, Yoo YC, Kariwa H, Hashimoto N, Kakinuma M, Nobunaga T, Azuma I. Production of recombinant hantavirus nucleocapsid protein expressed in silkworm larvae and its use as a diagnostic antigen in detecting antibodies in serum from infected rats. Lab Anim Sci 45 : 641-646, 1995.

19) Morii M, Yoshimatsu K, Arikawa J, Zhou G, Kariwa H, Takashima I. Antigenic characterization of Hantaan and Seoul virus nucleocapsid proteins expressed by recombinant baculovirus : application of a truncated protein, lacking an antigenic region common to the two viruses, as a serotyping antigen. J Clin Microb 36 : 2514-2521, 1998.

20) Takakura A, Goto K, Itoh T, Yoshimatsu K, Takashima I, Arikawa J. Establishment of an enzyme-linked immunosorbent assay for detection of hantavirus antibody of rats using a recombinant of nucleocapsid protein expressed in Escherichia coli. Exp Anim. 52 : 25-30, 2003.

21) Kariwa H, Isegawa Y, Arikawa J, Takashima I, Ueda S, Yamanishi K, Hashimoto N. Comparison of nucleotide sequences of M genome segments among Seoul virus strains isolated from eastern Asia. Virus Res 33 : 27-38, 1994.

22) Kariwa H, Yoshimatsu K, Sawabe J, Yokota E, Arikawa J, Takashima I, Fukushima H, Lundkvist A, Shubin FN, Isachkova LM, Slonova RA, Leonova GN, Hashimoto N. Genetic diversities of hantaviruses among rodents in Hokkaido, Japan and Far East Russia. Virus Res 59 : 219-228, 1999.

23) Lokugamage K, Kariwa H, Hayasaka D, Cui BZ, Iwasaki T, Lokugamage N, Ivanov LI, Volkov VI, Demenev VA, Slonova R, Kompanets G, Kushnaryova T, Kurata T, Maeda K, Araki K, Mizutani T,

Yoshimatsu K, Arikawa J, Takashima I. Genetic characterization of hantaviruses transmitted by the Korean field mouse (*Apodemus peninsulae*), Far East Russia. Emerg Infect Dis. 8 : 768–776, 2002.

苅和宏明（北海道大学 大学院獣医学研究科　Hiroaki Kariwa）

第12章　牛痘と偽牛痘，伝染性膿疱性皮膚炎

1．はじめに

牛痘，偽牛痘，伝染性膿疱性皮膚炎は，いずれもポックスウイルス科に分類されるウイルスの感染により発症する疾病である．ポックスウイルス感染による疾病は，病原体と宿主の組合せの違いにより疾病の重篤さにかなりの差があるが，臨床症状には共通性があり，皮膚や粘膜部に丘疹，結節，水疱，膿疱が形成されるのを特徴とする．ポックスウイルスは2本鎖DNAを遺伝子にもつ大型ウイルスで，脊椎動物を宿主とするコルドポックスウイルス亜科と節足動物を宿主とするエントモポックスウイルス亜科に大別され，コルトポックスウイルス亜科は8属に分かれている．その中で牛痘ウイルスはオルトポックスウイルス属に，偽牛痘ウイルスと伝染性膿疱性皮膚炎の病原体であるオルフウイルスはパラポックスウイルス属に分類される．オルトポックスウイルスは約300×250nmのブロック状形態のウイルスで，パラポックスウイルスは約250×140nmの竹籠状の外観を持つ卵型のウイルスである．

牛痘の歴史は古く，Edward Jennerがこの病原体であるcowpoxvirusを種痘の予防接種に使用したことが広く知られている．本ウイルスに感染したヒトは天然痘の発症を免れることより，vaccinia virusが普及するまで天然痘のワクチンとして使用された．一方，Jennerはウシに丘疹や結節を形成し人に伝染する疾病にも，牛痘や種痘の感染を防御できないものがあることを報告しており，恐らくそれは偽牛痘だったと思われる．ワクチン接種をしたウシの接種部位に小結節が形成されたことが20世紀前半に報告されているが，これらはワクチンに混入していた偽牛痘ウイルスによると思われる．病原体として偽牛痘ウイルスが報告されたのは1963年である．伝染性膿疱性皮膚炎に関しては，口に潰瘍や結節が形成される疾病がヒツジ間に伝播するという報告が18世紀末にあり，これが本疾病の最初の記録と思われる．1923年に濾過試験によりこの疾病の病原体はウイルスであることが証明され，1949年にポックス様ウイルスとして報告されている．

2．疫　学

牛痘は当初ヨーロッパにおいてウシに散発的に発生する疾病と思われていた．しかし，ウシは発症例が少なく抗体保有率も低いこと，ウシは検疫体制が確立される以前から国際間で移動があったが本疾病の発生は特定の国に限局されていることなど，ウシが自然宿主と考えるには不自然なことが多く見られた．1970年代になって，動物園の大型ネコ科の動物

や家庭の飼いネコに本疾病の発症が報告された．また，ヒトの発症例を調べると，50％以上がネコとの接触があり，ヒトへの伝搬にネコが重要な役割を果たしていることが示唆された．様々な疫学調査の結果，本ウイルスの自然宿主は野生のげっ歯類で，その他の動物は野生のげっ歯類を介して感染していること，ネコ科やキツネなどの様々な野生動物も感染をしていること，ヒトの感染はげっ歯類から直接来るのでなく，ネコなどの感染動物を介した接触感染である可能性が高いことなどがわかってきた．ネコ間での伝搬はまれで，ネコは本疾病の reservoir にはなり得ないと考えられている．搾乳者がウシから感染することもあるが，ネコを介して感染を受けたヒトがウシと接触することにより，ウシを感染させる場合の方が多いと思われる．ヒトからヒトへの感染は通常はおこらない．本疾病の分布は英国を含むヨーロッパからロシアの西部で，地域的に限局している．イベリア半島，アフリカ，アメリカ大陸，オーストラリアからの報告はない．日本国内での発生報告もない．

偽牛痘は牛痘と症状は類似するが，パラポックスウイルス科のウイルス感染によっておこる疾病である．偽牛痘は世界各地で発生が報告されており，国内のウシも広く感染している．1997年から1998年にかけて日本各地のウシから採材した約1,800頭の牛血清を調べた報告では，約70％のウシが抗体を保有しており，陽性率は年齢とともに上昇していた．しかし大部分が不顕性感染である．感染後の免疫は弱く，同一個体で再発が見られる．外見状異常を示さないウシの末梢白血球から本ウイルスが分離されることがあり，ウシに持続感染すると思われる．ウイルスは乾燥に強く，乾燥した痂皮の中で長期間感染性を保持する．病変組織が付着した餌や飼育施設などは長期にわたり感染源となる．この疾病は「搾乳者結節（milker's node）」という名で古くから知られていように，搾乳者が病変組織に直接触れることで発病することが多い．また，屠殺した動物を直接触れる屠場従業員に発病者が多いことも報告されている．ヒトはウシの病変組織やウイルス汚染物に直接接触することで感染を受けるため，発病者は酪農家，獣医師，屠場従業員など直接ウシと接触する人間に限られており，ヒトからヒトへの伝搬はないと考えられている．

伝染性膿疱性皮膚炎も世界各地で発生しており，国内の自然宿主はヒツジ，ヤギ，日本カモシカが確認されている．ヒツジ，ヤギでは，夏の終わりから秋にかけてその年に生まれた若い動物に発症することが多い．伝搬様式は主として病変部に直接接触することによるが，ウイルスは乾燥状態では安定で長期間感染性を維持しているため，ウイルスが付着した瘡蓋，皮膚，羊毛が環境を汚染する．ウイルスに汚染した飼料や器具を介した経口感染，皮膚の傷口からの経皮感染，新生児が出産直後に母羊から感染する場合などが考えられるが，不顕性感染が多い．ヒトはヒツジやヤギと接触することにより本ウイルスの感染を受けるため，発病はヒツジ，ヤギの飼育者，屠場従業員，ヒツジ，ヤギの肉を扱う者，獣医師など特定の職業の者が多いが，羊肉を調理した主婦が感染したという報告もある．

3．診　　断

牛痘は，発症牛を搾乳した場合に搾乳者の手に結節ができることより，古くから人獣感染症と考えられた．しかし，ウシ，ヒトともに本ウイルスの感染により重篤な症状を示すことは少ない．ウシの場合は，潜伏期は5～6日で，皮膚に小丘疹が形成され，それが結節または水疱となり，膿疱化することもある．その後乾燥して仮皮を形成し治癒する．ネコ科の動物は本ウイルスの感染により発疹や結節などの皮膚病変を生ずるが，良性に経過することが多い．ヒトは牛痘ウイルスの感染を受けると，皮膚に発疹，結節，丘疹が生ずる．この病変は手にできることが多く，時には顔にも形成される．目，肘，膝に形成された例もある．丘疹は出血により赤色を呈することが多いが，2～3週間で治癒に向い，瘡蓋化する．発疹が水疱化することや，付近のリンパ節が腫大化する場合もある．大部分の患者は発熱や咽喉の痛みなどのインフルエンザ様症状を示し，不快感や無気力感を訴えている．通常は発病後6～8週で治癒するが，10週以上かかった例や，発疹の跡が残った例もある．稀な例であるが，脳炎により死亡した例もある．

偽牛痘ウイルス感染牛は，乳頭に小丘疹が出現し，結節や水胞となり，痂皮が形成されて治癒する（図12.1）．病変が乳房周辺の皮膚に広がることや，細菌の二次感染により膿瘍となることもある．症状は牛痘よりも軽い．偽牛痘ウイルスは，ウシの口および口周辺に丘疹が形成される牛丘疹性口炎の病原ウイルスと性状が類似している．両者は遺伝子解析により区別可能であるが，国内で乳頭に結節や水疱を形成したウシから牛丘疹性口炎ウイルスの遺伝子配列をもつウイルスが分離されており，両者の異同についてはさらなる検討が必要である．ヒトはウシの病変組織やウイルス汚染物に直接接触することで本ウイルスの感染を受けるため，通常は手に結節を形成する．稀であるが顔に病変が生じることがある．発病者の症状は，病変部に疼痛を感じないこと，結節が出血で赤色になることは少ないことなど，前述の牛痘と比較し軽度であり，感染者は健康状態を維持している．

伝染性膿疱性皮膚炎では，病変はヒツジやヤギの鼻面や口周辺の皮膚に出現し（図12.2），口腔粘膜に波及することが多い．顔面，四肢，乳頭に発現することもある．病変は丘疹，膿瘍，潰瘍と進み，痂皮を形成し治癒する．ヤギやヒツジでは完治するまでに1～4週を有する．しかし，日本カモシカは重篤な症状を示し，致死率も高い．ヒトに感染した場合の症状は偽牛痘と同じである．

これら疾病は不顕性感染が多いため，皮膚に丘疹，結節，水疱などを発症した動物の病因を血清診断だけで確定することはできない．ポックスウイルス感染症の迅速診断は，病変組織を電子顕微鏡で観察し，特徴のあるビリオンを検出する手法が行なわれている（図12.3）．近年は病変組織からDNAを抽出し，特異的遺伝子を検出するPCR診断が普及している．ウイルス分離は自然宿主由来の培養細胞に病変組織の乳剤を接種する方法をとるが，分離はなかなか難しく，電子顕微鏡で多数のビリオンが観察されている組織でも不成功に終わることがある．しかし分離に成功するとその後の継代は容易である．分離ウイルスの同定や抗体検査に様々な血清反応が用いられるが，ポックスウイルスは抗体による不活化が不完全であるため，中和試験による判定は実用的でない．蛍光抗体法やELISAなどの血清学的診断とともに，分離ウイルスの遺伝子確認を行なうことが必要である．

4. 治　　療

抗生物質の投与や病変部にヨードチンキやハロゲン軟膏を塗り，細菌の二次感染を防ぐ．いずれの疾病も細菌の二次感染を防げば予後は良好である．

5．予防・対策

牛痘の発生地域では生ワクチンとしてワクチニアウイルスの特殊な株が使用されている．偽牛痘や伝染性膿疱性皮膚炎も，培養細胞で長期間継代した弱毒オルフウイルスを生ワク

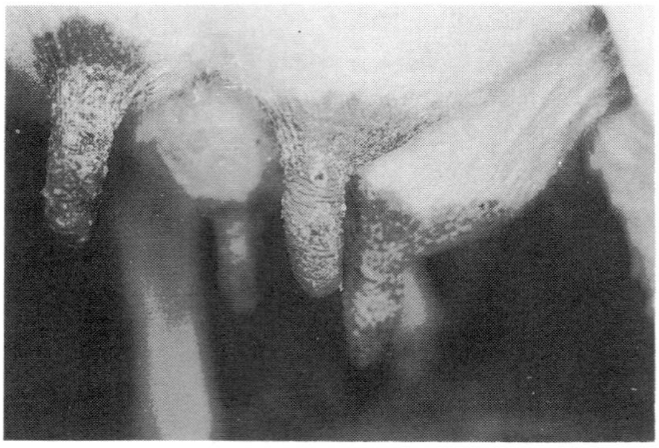

図12.1　パラポックスウイルスの感染によりウシの乳頭に生じた病変

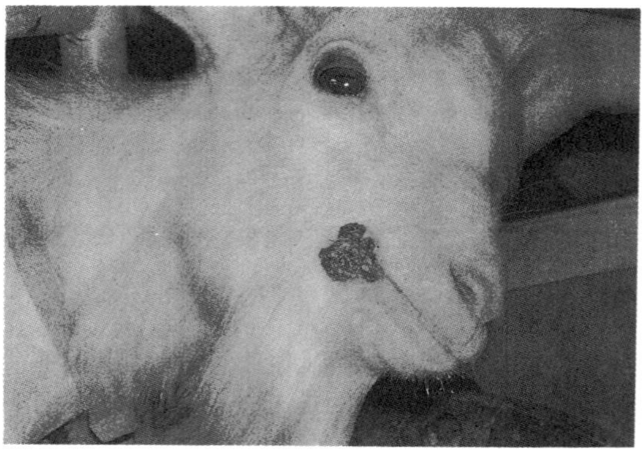

図12.2　伝染性膿泡性皮膚炎を発症したヤギ

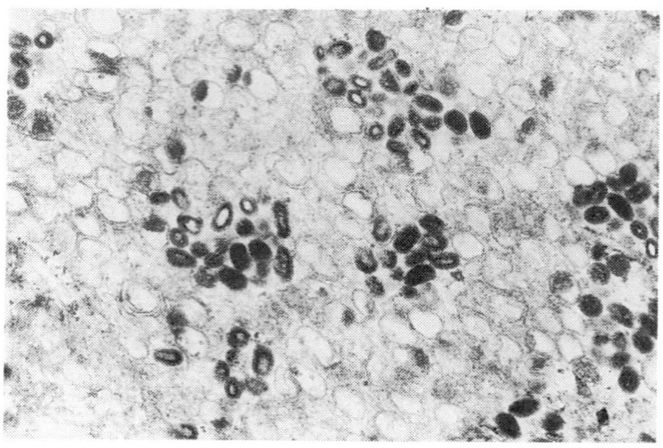

図12.3　病変組織中のウイルス粒子（パラポックスウイルス）

チンとして使用している国がある．国内ではいずれの疾病に対してもワクチンは使用していない．発症動物を隔離することで群内の動物に感染が拡大することを防ぐ．

6. その他

現在，大部分のヒトは天然痘予防のためワクチニアウイルスの接種を受けているので，牛痘ウイルスの免疫能も保有している．しかし天然痘が地球上から撲滅されたことで種痘が行なわれなくなり，牛痘ウイルスの免疫能を持たない人間が増加している．その結果，現在は限局されている牛痘の流行地が広がる可能性や，免疫能のない人間が牛痘ウイルスに感染した場合にどのような症状を示すかなど，心配な面が出てくる．

国内で分離されているパラポックス科のウイルスには，ここで記載した偽牛痘ウイルスとオルフウイルスのほかに，牛丘疹性口炎ウイルスがある．これらのウイルス名は感染している動物や病変部の違いから付けられたものであり，それぞれの標準株は遺伝子の塩基配列解析や制限酵素切断像の違いから識別できる．しかしこれらウイルスは血清学的には相互に交差すること，実験感染をすると異なるウイルスで類似した病変を形成すること，日本カモシカの病変組織からからはオルフウイルスと牛丘疹性口炎ウイルスの両方が分離されていることより，これらウイルスの異同については不明瞭である．また，現在の家畜伝染病予防法では，牛丘疹性口炎と伝染性膿疱性皮膚炎は届出伝染病に指定されているが偽牛痘はその対象でない．これらについては，学問，行政の両面から今後の検討が必要である．

参考文献

1) Baxby D. and Bennett M. 1997. Cowpox : a re-evaluation of the risks of human cowpox based on new epidemiological information. Arch. Virol. [Suppl] 13 : 1-12.
2) Esposito J. J. and Fenner F. 2002. Poxvirus pp.2885-2921. In : Fields Virology, 4th ed. Lippincott Williams & Wilkins, Philadelphia.
3) Iketani Y. *et al.*, 2002. Persistent parapoxvirus infection in cattle. Microbiol. Immunol. 46 : 285-291.
4) Sentsui H. *et al.*, 2000. Survey on antibody against parapoxvirus among cattle in Japan. Microbiol. Immunol. 44 : 73-76.
5) Inoshima Y. *et al.*, 2001. Genetic heterogeneity among parapoxviruses isolated from sheep, cattle and Japanese serows (*Capricornis Crispus*). J. Gen. Virol. 82 : 1215-1220.

泉對　博（日本大学 生物資源科学部 獣医学科　Hiroshi Sentsui）

第13章　エボラ出血熱とマールブルグ病

1．はじめに

エボラ出血熱とマールブルグ病はフィロウイルス科に属するエボラウイルス，マールブルグウイルスに起因するウイルス性出血熱である．ラッサ熱，クリミア・コンゴ出血熱と並んでウイルス性出血熱に分類される．フィロウイルスは血液や体液によりヒトからヒトへ感染が拡大し，しばしばアフリカ地域で大流行をおこす．平成11年4月に施行された感染症法（「感染症の予防及び感染症の患者に対する医療に関する法律」：平成15年10月見直し）においてペスト，天然痘と並び最も危険な感染症として1類感染症に指定されている．ヒト以外ではサル類のエボラウイルス感染症とマールブルグウイルス感染症が政令指定されており，輸入検疫の対象とされている．獣医師はサル類がエボラ出血熱，マールブルグ病に感染または感染した疑いがあると診断した時には保健所長を経由して，都道府県知事に届け出る義務が規定されている（13条：獣医師の届出義務）．

2．疫　　学

(i) エボラ出血熱

エボラ出血熱は典型的なウイルス性の新興感染症である．現在エボラウイルスには，大きく4株あることが知られている．ヒトに病原性を示す3株はいずれもアフリカ地域で流行をおこしている．スーダン株とザイール株は1976年にスーダンとザイールで，それぞれ大流行した．いずれの場合も，2次感染の拡大は主に患者の収容された病院を中心におきている．原因ウイルスはそれぞれの流行で患者から分離され，ザイールでの流行地域の河川名をとってエボラウイルス（Ebola virus）と命名された．1979年にスーダンで34名の患者，22名死亡（致死率65％）の発生がみられた後，大規模な流行はみられなかったが近年になって熱帯雨林の開発に伴い，また流行がみられるようになった．

最も病原性の高い株はザイール株で1976年，1977年および1995年にザイールで流行している．致命率は約80％である．これよりやや病原性の弱い株がスーダン株である．1976年と1979年にスーダンで流行しており，致命率はほぼ50％である．1976年ザイール（ヤンブク：318名発症，280名死亡，88％），1976年のスーダン（ヌザラ，マリディ：284名発症，151名死亡，53％）および1995年ザイール（キクウィト：296名が発症し234名が死亡，死亡率79％）の大流行では300名近くが感染・発症している．この2株はいずれもヒトが最初の感染・発症者であり，熱帯雨林に生息しているウイルス保有生物に接触したことにより感染したと考えられている．さらに2000年10月ウガンダ（グル地区）でスーダン株によるエボラ出血熱の大流行がおき，患者数426名，死亡例173名が報告されている．

他方，コートジボアール株とレストン株の2株は，いずれもサル類が関与している．コートジボアール株は1994年，象牙海岸のタイ森林公園で死亡しているチンパンジーを解剖した3名の内，1名が8日後に発病した．彼女は幸い一命を取りとめている．ヒトに対する病原性はスーダン，ザイール株よりもやや弱いようである．1996年1月ガボン（Boone）でチンパンジーからエボラ出血熱の流行がおこっている．これはウイルスに感染したチンパンジーの肉を食用に用いたためにおこった例である．コートジボアール株と同一株であるかどうかはまだ不明である．この時の流行では死亡率が57％（37名発症，22名死亡）であった．1996年11月ガボンの医師（Librevilleの病院で働いていた医師，Librevilleは上記Booneとは別の地域である）が，南ア連邦でエボラ出血熱を発病し，血液を介してシスターが感染，発病，死亡した．また1996年から97年にかけてガボンで流行があり，この時は73％（61名発症，45名死亡）が死亡している．2001年12月から2002年1月にはガボン（26名発症，23名死亡）と隣国コンゴ共和国（患者16名，死亡11名）でエボラ出血熱の流行がおきている．

第4番目の株は，アジア産のマカカ属サル類に感染をおこすもので，サルフィロウイルスともいわれている．1989年「ホットゾーン」の舞台となったバージニア州レストンのヘーゼルトン・サル類検疫施設での流行が最初である（Reston株と命名された）．その後1990年に米国（テキサス州）で，1992年にイタリア（シエナ）で，1996年に米国（テキサス州，アリス）で流行をおこしている．これはいずれもフィリピンのカニクイザル輸出業者であるファーライト社から出荷されたものである．このウイルスはサル類では致死性である．サル類での死亡率は40％（163例死亡/403例発症，1996年ファーライト，フィリピン）．サル類の飼育者で4名がレストン株に感染したことが明らかになっているが，発症はしていない．カニクイザルの自然感染例ではとくに顕著な症状はなく，食欲減退・沈鬱などの非特異症状を示して1～2日で死亡する．レストン株はヒトに対する病原性がほとんど無いと考えられている．しかし，ヒトに感染することが明らかであること，遺伝子配列ではアフリカのエボラウイルスと非常に近縁であることから，サル類を経由しヒトに順化することで病原性が高くなるのではないかと心配する研究者もいる．上記4株のエボラウイルスは，いずれもウイルスを保有する自然宿主は現在までわかっていない．熱帯雨林に生息する生物を対象に米国のCDCが調査を進めている．

（ii） マールブルグ病

1967年，当時の西独マールブルグ，フランクフルトおよびユーゴスラビアのベオグラードでワクチン製造などのためにウガンダから輸入したアフリカミドリザルが感染源となり突然発生した．このアフリカミドリザルはウガンダのエンテベ空港から英国航空でロンドンへ空輸され，ここで貨物の積み替えがあり，その後デュッセルドルフ，ミュンヘン経由で上記3カ所に送られた．到着時にアフリカミドリザルは発症，死亡している個体もいた．同時に日本に送られた500頭は感染していなかった．ロンドン空港の動物保護室に入れられていた間に，48種類の野生動物と接しており，この時にアフリカミドリザルが感染を受けたと考えられている．2003年に米国でサル痘がプレーリードッグから拡がった時，アフリカから輸入した野生げっ歯類（アフリカオニネズミなど）とプレーリードッグが一緒に飼育されていたことが明らかにされており，類似のケースと考えられる．

1967年マールブルグでは20名が発病し4名が死亡した．フランクフルトでは7名が発病し，2名が死亡した．ベオグラードでは2名が発症した．この時のアウトブレイクでは結局，一次感染者25名，二次感染者6名の計31名で7名（23％）が死亡した．二次感染者は全て回復したが，この内1人は，夫が感染し回復後2カ月たって精液中にウイルスが存在しており，精液中のウイルスにより二次感染したと考えられている（発病後83日に検索した精液にウイルスが存在していた）．

患者の血液をモルモットに接種し，継代することによりウイルスが分離され，マールブルグウイルスと命名された．その後1975年にローデシアを旅行した青年が感染し南ア連邦（ヨハネスブルグ）で発病した．同行していた女友達と看護婦も発病し，合計3名が発病し1名が死亡した．回復した看護婦は2カ月目に眼炎をおこしたが，この時眼からマールブルグウイルスが検出された．エボラウイルスでは持続感染は知られていないが，マールブルグウイルスは，回復後も体の一部にウイルスが長期間残る可能性がある．1980年にはケニアで2名の患者が出ており，1982年南アで，1987年ケニアで散発的に感染がおこっている．しかし，1999年1月～5月にコンゴ民主共和国（旧ザイール）の北東部Watsa地区Durbaでマールブルグ病の大流行がおこり，死亡例52名を含む76名の患者が発生した．エボラウイルスと同様にサル類とヒトは終宿主であり，自然宿主はまだ明らかになっていない．熱帯雨林に生息するコウモリなどの野生動物が疑われている．

（1）病　因

エボラウイルスおよびマールブルグウイルスはマイナス鎖の1本鎖RNAウイルスで，形態学的に糸状であることからフィロウイルス科（filoviridae）に属している．フィロウイルスは糸状で平均短径80nm，長径1,000nmと細長い．ゲノム遺伝子は，7個の蛋白（NP，VP35，VP40，GP，VP30，VP24，L）をコードしている．その構造はラブドウイルスやパラミクソウイルスと類似しており，これらの科のウイルスと共にモノネガウイルス上科を構成する．遺伝子解析から，エボラウイルスのザイール型では1976年に分離されたウイルスと，1995年に分離されたものとでは外殻糖蛋白（GP）遺伝子全体で1.6％しか違いがなく，また同一流行内ではウイルスの変異がみられないことから，終末宿主（ヒト，サル）での免疫選択圧がほとんどないと考えられる．フィロウイルスの標的細胞は主としてマクロファージ，肝のクッパー細胞，肝細胞，血管内皮などで，とくに感染マクロファージから大量のモノカインが産生され血管透過性を昂進させると考えられている．

エボラウイルスは病原性と流行疫学・発生地域および遺伝子解析結果から，現在まで上述したように四つの型が知られているが，マールブルグウイルスは一つの型に分類されている．またエボラウイルスはアフリカとアジアに存在するが，マールブルグウイルスは現在までアフリカにのみ存在すると考えられている．

（2）感染経路

1）エボラ出血熱

エボラウイルスのヒトからヒトへの感染は，ウイルスが患者の血液，分泌物，排泄物などから，皮膚粘膜の傷口などを通じて侵入することにより感染する．性交感染もある．アフリカ地域などの発展途上国では，注射器，針を滅菌しないで複数の患者に使用することによる病院内の感染拡大がしばしばみられる．しかし，ウガンダ（グル地区）でのエボラ出血熱の大流行では，患者や埋葬時の遺体と家族との接触により感染の拡大がみられたと考えられている．

エボラウイルスの自然宿主は特定されておらず，自然宿主からヒトへの感染経路は不明である．サル類が感染源となっているケースでも，サル類がどのように感染したかは不明．レストン株ではサル類を用いた実験室感染により飛沫感染の可能性も指摘されているが，ヒトへの感染における飛沫感染に関しては証明されておらず，接触感染が主な感染経路と考えられている．アフリカでの健康人の抗体保有に関する調査では不顕性感染も認められている．

2）マールブルグ病

マールブルグウイルスのヒト-ヒト感染は接触感染である．その感染経路は感染者の血液，体液，分泌物，血便，臓器，精液などとの接触により皮膚粘膜の小さな傷口などを通じてウイルスが侵入することにより感染する．回復後も精液中にウイルスが持続することがあり，性交感染もある．発展途上国では，しばしば注射器，針を滅菌しないで複数の患者に使用することによる院内での感染拡大がみられる．

1967年のヨーロッパの流行では患者の多くはサル類の解剖，採血，腎臓の摘出のように直接サルに接触していた．また細胞浮遊液の作成，試験管の洗浄，あるいは患者の治療にあたった医師も発病した．1988年にはソ連のコルツォボにあった生物兵器研究所（P4実験室）でモルモットへのウイルス接種の際に，誤って補助者の手に注射器を刺してしまい，感染させた例がある．このときは補助者と解剖した医師が死亡したと伝えられている．上述したようにマールブルグウイルスの自然宿主は，まだ特定されておらず，自然宿主からヒトへの感染経路は現在も不明である．

3．診　　断

（1）症　状

エボラ出血熱もマールブルグ病も，フィロウイルスによるウイルス性出血熱であり，その症状および病変は類似している．ヒトでは2～20日程度の潜伏期（潜伏期間は平均1週間位と考えられている）を経て発症する．初発症状は発熱，頭痛ついで筋肉痛・関節痛・咽頭痛がおこる．病状の進行にともなって全身倦怠，腹部・胸部痛が現れ，吐血，下血がみられ，呼吸不全，出血，腎機能不全，ショック症状などが認められ死亡する．マールブルグ病の場合は高熱，頭痛，結膜炎，咽喉頭痛，筋肉痛がおこり，高熱（1～2日）はいったん下がるが，その後再び熱発し，皮膚の発疹，斑状出血および消化管出血がみられ，エボラ出血熱と類似の経過を取って死亡するが，しばしば皮膚に発疹のみられる点が特徴である．

病理学的に肝では巣状壊死あるいは塊状壊死が瀰漫性にみられる．肝細胞の好酸性変性と萎縮および細胞質内に好酸性封入体が認められる．また類洞血管内皮細胞の変性，壊死もみられる．蛍光抗体法では，肝細胞，肝のクッパー細胞，類洞の血管内皮細胞にウイルス抗原がみられる．一般に，血小板の減少，肝機能の強度の障害（GOT，GPT，LDHの上昇）がみられる．

サル類はヒトよりエボラウイルスに対して感受性が高い．最も病原性の強いザイール株の接種では，カニクイザル，アフリカミドリザル共に6〜10日の経過で100％死亡する．スーダン株では7〜11日の経過で約半数のサル類が死亡する．レストン株接種ではアフリカミドリザルは耐過し，カニクイザルは，11〜19日の経過で50％の率で死亡する．レストン株に自然感染したカニクイザルでは肝病変以外に脾の濾胞変性，出血および赤脾髄の線維素沈着が多くみられ，また極期には全身の血管に繊維素性の血栓ができる．

サル類のマールブルグウイルス感染では，アフリカミドリザルは本ウイルスに対して非常に高い感受性を示す．皮下接種では7〜9日，接触感染では15〜36（平均20）日の潜伏期で100％死亡する．自然感染時の潜伏期は1〜2週間と考えられている．アジア産のアカゲザルでは，皮下接種で7〜9日，接触感染で16〜18日の潜伏期で100％死亡する．直接接触では感染するが，空気感染はおこらない．臨床症状として特徴的な症状は出現しない．死亡の1〜2日前に元気消失し，沈鬱になる．通常，ケージの隅に縮こまって座り，食欲は廃絶，周りに僅かに反応する程度である．ヒトのような皮膚の発疹は見られない．

（2）診 断 法

ヒトでは臨床的に他のウイルス性出血熱，チフス，赤痢，マラリアなどとの鑑別診断は難しく，ウイルス抗原，抗体の検出，ウイルス分離などの実験室診断が必要となる．本ウイルス感染の確定診断には血液，組織などからのウイルスの分離（P4施設内で行う），ELISA法や間接蛍光抗体法によるIgM抗体の検出あるいはIgG抗体価の上昇の確認，抗原キャプチャーELISAによる抗原検出，RT-PCR法によるウイルスゲノムの検出が行われる．電顕的にフィロウイルスを確認することも有効な診断法である．厚生省の研究班で森川らはフィロウイルスの抗原決定基に対する，多くのモノクローナル抗体を作成した．これらを使うことにより抗原キャプチャー法でマールブルグウイルスとエボラウイルスの鑑別，エボラウイルスのスーダン株，ザイール株，レストン株の同定が可能になった．

輸入サル類の場合はエボラウイルスあるいはマールブルグウイルスに感染したサルは短期間で発症するので，検疫期間中に流行がおこればきわめて高い死亡率になる．蛍光抗体法，免疫組織化学による抗原検出（白血球，肝臓，脾臓），電子顕微鏡によるウイルス検出（末梢白血球，肝臓），PCRによるウイルスゲノムの検出（唾液，血液，肝臓，脾臓），耐過例では抗体検査（ELISA，Western blotなど），解剖時に見られる広範な出血病変，実質臓器の壊死および病理組織学的な肝の巣状壊死，好酸性細胞質内封入体，網内系の壊死は診断の助けになる（サル類のエボラウイルス感染，マールブルグウイルス感染に関する概要を表13.1，13.2に示した）．

表13.1　サル類のエボラ出血熱

＜定義＞
フィロウイルス科のエボラウイルスの感染によりおこる急性致死性疾患.
サル類は自然宿主ではなく，ウイルスを保有する未知の動物から感染する.
ヒトに致死性の感染をおこすエボラ出血熱ウイルス（アフリカ型；ザイール，スーダン，コートジボワール株）とサル類には致死性であるがヒトに病原性を示さないエボラウイルスレストン株（アジア型）がある.
チンパンジーを除きサル類のエボラ出血熱（アフリカ型）の自然感染は知られていない.

＜臨床的特徴＞
最も病原性の強いザイール株の接種では，カニクイザル，アフリカミドリザル共に6～10日の経過で100％死亡する.
スーダン株では7～11日の経過で約半数（3/8）のサルが死亡する．アジア型ウイルス接種ではアフリカミドリザルは耐過し，カニクイザルは，11～19日の経過で50％の率で死亡する.
チンパンジーの自然感染例（コートジボワール，ガボン）はいずれも死亡例である.

ザイール株接種例では元気消失，沈鬱になり，食欲は廃絶する.
出血斑が胸部，上腕内側，大腿部に認められる.
一般に，血小板の減少，肝機能の強度の障害（GOT，GPT，LDHの上昇）が見られる.

＜診断＞
1）アフリカ型に感染したサル類は短期間で発症するので，検疫期間中に流行がおこれば，きわめて高い死亡率になる.
2）蛍光抗体法，免疫組織化学による抗原検出（白血球，肝臓，脾臓）
3）電子顕微鏡によるウイルス検出（末梢白血球，肝臓）
4）PCRによるウイルスゲノムの検出（唾液，血液，肝臓，脾臓）
5）耐過例では抗体検査（ELISA，Western blotなど）
6）解剖時に見られる広範な出血病変，実質臓器の壊死
　　病理組織学的な肝の巣状壊死，好酸性細胞質内封入体，網内系の壊死は診断の助けになる.

＜コメント＞
エボラウイルスには大きく4株あることが知られている．ヒトに病原性を示す株はいずれもアフリカで流行している．最も病原性の高い株はザイール株で1976年，77年と95年にザイールで流行している．ヒトでの致命率は約80％．これよりやや病原性の弱い株がスーダン株で1976年と79年にスーダンで流行しており，致命率はほぼ50％．他の2株はサル類が関与している．コートジボワール株は1994年，象牙海岸のタイ森林公園で死亡しているチンパンジーを解剖し3名のうち1名が発病した．1996年にはガボンでウイルスに感染したチンパンジーの肉を食用に用いたためにおこった（死亡率57％）．アジア型は1989年レストンの流行が最初である．その後90年に米国で，92年にイタリアで，96年に米国で流行している．いずれもフィリピンの輸出業者から出荷されたものである.

＜関連機関＞
国立感染症研究所　ウイルス1部　外来性ウイルス室（ウイルスゲノムの検索）
国立感染症研究所　感染病理部（病理組織検査）
予防衛生協会　検査室（ウイルス抗体の検索）

表13.2　サル類のマールブルグ病

＜定義＞
フィロウイルス科のマールブルグウイルスの感染によりおこる急性致死性疾患.
サル類は自然宿主ではなく，ウイルスを保有する未知の動物から感染する.
現在まで，ヒトを含め感染の由来はアフリカである.

＜臨床的特徴＞
アフリカミドリザルは，本ウイルスに対して高い感受性を示す.
皮下接種では7～9日，接触感染では15～36（平均20）日の潜伏期で100％死亡.
自然感染時の潜伏期は1～2週間と考えられる.
アカゲザルは，皮下接種で7～9日，接触感染で16～18日の潜伏期で100％死亡.
直接接触では感染するが，空気感染はおこらない.

特徴的な臨床症状は出現しない．死亡の1～2日前に元気消失，沈鬱になる.
通常，ケージの隅に縮こまって座り，食欲は廃絶，周りに僅かに反応する程度である.
皮膚の発疹は見られない.

＜診断＞
1）アフリカミドリザルでは，ウイルスは唾液，血液，尿中に多量に存在しており，尿では10^8もの感染粒子が排出されるので，容易にサル類からサル類に伝播する．感染したサル類は短期間で発症するので，検疫期間中に流行がおこれば，きわめて高い死亡率になる.
2）蛍光抗体法による抗原検出（末梢白血球，肝臓塗沫）
3）電子顕微鏡によるウイルス検出（末梢白血球，肝臓）
4）PCRによるウイルスゲノムの検出
5）不顕性感染例はほとんどないので抗体の検出は効果的でない.
6）解剖時に見られる筋，胸膜下，心筋などの広範な出血病変，病理組織学的な肝の巣状壊死，好酸性細胞質内封入体，網内系の壊死は診断の助けになる.

＜コメント＞
1967年，当時の西独マールブルグ，フランクフルトおよびユーゴスラビアのベオグラードでワクチン製造のためにウガンダから輸入したアフリカミドリザルが感染源となり突然発生．この時の感染者は31名で7名（23％）が死亡．その後1975年に南ア連邦で3名が発病し1名死亡．1980年にはケニアで2名の患者が出ており，また1982年南アで，1987年ケニアで散発的に感染がおこっている．1999年コンゴ民主共和国で大流行が起きた（52名死亡）.

＜関連機関＞
国立感染症研究所　ウイルス1部　外来性ウイルス室（ウイルスゲノムの検索）
国立感染症研究所　感染病理部（病理組織検査）
予防衛生協会　検査室（ウイルス抗体の検索）

4．治療と予防

治療法に関しては動物実験では，抗TNF α 抗体，アデノシンアナログが有効とされているが，現在までヒトでは対症療法にとどまっている．急性期の患者には抗体が検出されずウイルス抗原が多量に検出されることがある．エボラウイルスに関しては，実験的には不活化ウイルス免疫は効果がないが，DNAワクチンや組換えウイルスベクターの有効性が動物実験レベルで確認されている．なお2003年11月の朝日新聞では米国保健研究所（NIH）の国立アレルギー感染症研究所がエボラ出血熱ワクチンの臨床試験に世界で初めて踏み切ることを発表したと報じている．バイオテロを対象に考えており，エボラウイルスの遺伝子の一部を不活化して合成したワクチンは米国疾病対策センター（CDC）との共同開発で，

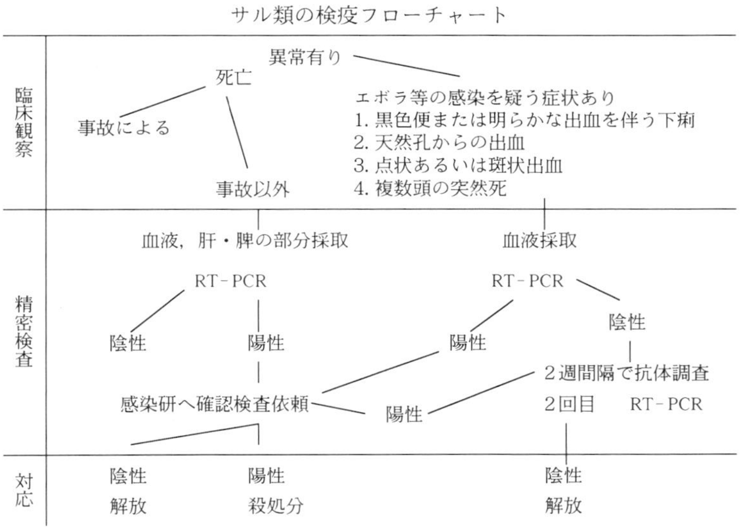

図13.1　輸入サル類の検疫時においてフィロウイルス汚染を疑う時のフローチャート

サル類の実験を終えて，健康なヒト27人（18歳～44歳）に2カ月で3回接種し免疫反応を追跡する．

5．法規関連

輸入サル類に関しては感染症法第54条に基づき，エボラ出血熱，マールブルグ病を対象に，農水省令で輸入禁止地域（アフリカ産のサル類の輸入禁止）と指定地域（アメリカ，中国，インドネシア，フィリピン，ベトナム，ガイアナ，スリナム）からくるサル類の輸入検疫を行うことになっている（感染症法第55条）．輸入サル類は全て検疫対象（原則として30日間の係留，観察）となり，農林水産省動物検疫所がその業務にあたっている（動物検疫所の係留施設または農林水産大臣の指定する指定検査場所で行われる）．検疫中にフィロウイルス感染が疑われた場合のフローチャートを図13.1に示した．また今回の感染症法の見直しにより，霊長類に関しては従来の届出の他に，結核，赤痢，B型肝炎（類人猿）フリーの証明書と輸入目的がペット用でない旨の記載が必要となる予定である．

参考文献

1）キラーウイルス感染症　山内一也　ふたばらいふ新書 2001.
2）エボラ出血熱，感染症の診断・治療ガイドライン，倉田　毅 52-53，医学書院 1999.
3）マールブルグ病，感染症の診断・治療ガイドライン，森川　茂 60-61，医学書院 1999.

吉川泰弘（東京大学 大学院農学生命科学研究科　Yasuhiro Yoshikawa）

第14章　ラッサ熱

1．はじめに

ラッサ熱はエボラ出血熱，マールブルグ病，クリミア・コンゴ出血熱，天然痘，SARS，ペストと並んで感染症法で最も重要な1類感染症に分類されている．本病はウイルス性出血熱で原因はアレナウイルスに属するラッサウイルスの感染によりおこる．自然宿主はアフリカの野生げっ歯類のマストミス（ヤワゲネズミ属：多乳房ネズミとも呼ばれる）で，ウイルスに持続感染しており，排泄物中に大量のウイルスを排出する．ヒトはウイルスに汚染された唾液，尿などの排泄物への接触や汚染食物の摂取により感染する．ヒト-ヒト感染は体液，血液への接触，性行為などが原因である．ラッサ熱はナイジェリアからセネガルまでの西アフリカ全域に見られ風土病の様相を呈している．この点ではエボラ，マールブルグ病よりは腎症候性出血熱（HFRS）などに似ている．毎年数万人が感染し，数千人が死亡していると考えられる．また，ラッサ熱の患者は1970年以来アフリカからヨーロッパおよび北米などにしばしば輸入されている（輸入感染症）．1978年にはわが国でもラッサ熱患者がみられた．わが国では感染症法の見直しに伴い，平成15年11月5日からラッサ熱ウイルスのキャリアーであるヤワゲネズミ属が全面輸入禁止になった．

2．疫　学

ラッサ熱は1969年1月にナイジェリアのラッサ村で米国の伝道看護婦が感染発病し，ジョス病院に飛行機で運ばれた（発病6日で死亡），ここで別の看護婦が感染し発病後11日で死亡した．解剖を手伝った婦長も感染したがニューヨークに運ばれ，隔離病棟で9週間過ごし回復した（3名発病，2名死亡）．3名の血液，脳などが米国に送られ，エール大学でDr. Casalsがウイルスを分離した．患者が発生した村の名前をとってラッサウイルスと命名され，病名はラッサ熱となった．1969年6月にウイルスを分離したCasals自身がラッサ熱を発病し，入院4日目に前述の回復した婦長の血清（500 m*l*）を注射することにより30日後に回復した．しかし，その後ラッサウイルスの研究に関与しなかった実験技術者が感染し，発病10日でその技術者は死亡した．この感染経路は明らかにならなかった．

その後1970年ナイジェリアの二つの病院で28名がラッサ熱を発病し13名が死亡した．1970年血清を検索したところ，西アフリカで働いたことのある米国宣教師（712人中5人），北ナイジェリアの村人の約2％が抗体陽性であり，ラッサウイルスが西アフリカでは広く分布していることが推察された．1972年にはリベリアの病院で流行し，医師や看護婦39名が感染した（死亡率50％）．さらにナイジェリア（1975年），リベリア（1974年），シエラレオーネ，ギニア，セネガル，マリ，中央アフリカ共和国などで流行が報告されている．1976

年までの報告では118名が発病し48名が死亡（41％）している．1977年マコーミックらはシエラレオーネで疫学調査を開始した．その結果ラッサ熱は西アフリカの風土病であり，毎年数十万人が感染している可能性が明らかになった．多い地域では成人の40％が抗体陽性で，国全体では9％弱が抗体陽性であった．1989年にはナイジェリアの3カ所で独立して流行が発生し，重症例が41例，死亡例は29例であった．この時米国から見舞いにきたヒトがシカゴで発症した．

さらに，ラッサ熱の特徴は先進国にしばしば輸入されることである．1972年ラッサ熱の調査チームの1人がシエラレオーネからアイルランドに行く際に発病し米国に運ばれた．1974年にはナイジェリアの病院でドイツ人医師が感染し，ハンブルグ空港に送られた．1976年にはシエラレオーネで平和協力隊の一員が感染し，小康状態のままロンドン経由でワシントンに到着した．この時，彼女との接触者552人は21日間の健康監視を受けた．1978年にはシエラレオーネに2週間滞在した日本の水道工事技師がラッサ熱に感染し東大医科研に入院した．2000年には1月にドイツでコートジボワールとガーナを訪れた女子学生が発病し，発病後13日で死亡した．3月にはシエラレオーネで海外協力員の英国男性が感染し，ロンドンの病院に入院したが帰国後17日で死亡した（英国5例目の輸入ラッサ感染症）．4月にはナイジェリア人がドイツで発症・死亡した．同じく7月にはシエラレオーネからオランダに輸入ラッサ熱患者1例があった．1970年以来，ヨーロッパと米国に輸入された症例は十数例に達している．

ウイルスが分離される以前にも，1935年ナイジェリアの病院でラッサ熱類似の症例が記載されており，1938年にはサバンナチフスとして熱病の流行が報告されている．1952年にはナイジェリアで重篤性熱性疾患の記載があり，後年ラッサウイルス抗体が検出されている．また1956，57年にはシエラレオーネでサバンナチフスの流行が報告されている．このようにラッサ熱はウイルスが分離・同定される以前から風土病として流行していた可能性が高い．

（1） 感染経路

コートジボワールでは大西洋に面した南の沿岸部では熱帯雨林型の気候で高温多湿，4～7月までが多量の雨をもたらす大雨期，9～11月が小雨期である．その他は乾期でとくに12～2月にかけてはハマターンが発生する．また，ガーナでは大西洋に面した沿岸部は熱帯性気候で内陸の砂漠から吹くハマターンと呼ばれる乾燥した季節風と，海からの季節風により気候が変化する．一般に5～9月までが雨期で，乾期は10月～4月である．他方ナイジェリアは熱帯地域に属しており，国土のほとんどが低地であるため，その気候は一年を通して高温・多湿である．4～10月が雨期，11～3月が乾期にあたる．

農村の家や周囲の密林に生息している野生のげっ歯類であるマストミス（多乳房ネズミ，Mastomys natalensis：図14.1）は，乾期に周囲の密林から人家に侵入する傾向があり，ヒトでの流行は乾期に多い．年間20万～30万人の感染者があると推測されている．シエラレオーネの15村の調査（約5,000人）では，抗体保有者は村により8～52％であった．総合調査から，ラッサ熱は西アフリカの風土病で，常在地域では死亡率は1～2％と推定される．西アフリカでは毎年約5,000人が死亡していると考えられる．感染者，死亡者とも2～5月の乾期に多い．

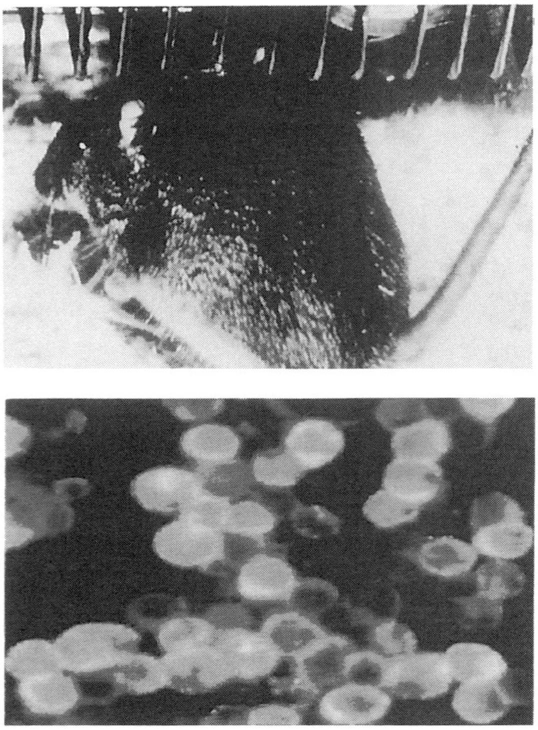

図14.1　上：ラッサウイルスの自然宿主マストミス（Mastomys natalensis）
すでに実験動物として広く利用されている
下：核蛋白（NP）遺伝子組換えにより発現させたラッサウイルス
抗原（マストミスを免役した陽性血清を用いた蛍光抗体法）

自然宿主はマストミス（ヤワゲネズミ属）で，ウイルスは親から子に垂直感染する．マストミスは垂直感染すると無症状で，ウイルスに持続感染をおこし，終生にわたり排泄物中にウイルスを排出する．実験感染においても，新生子マウスは発病しないで尿中には多量のウイルスを排出するが，成熟マウスは発症する．なおマストミスは西アフリカ，およびサハラ砂漠以南の南アフリカに広く分布しているが，ラッサウイルスを保有するマストミスの分布は，西アフリカ諸国に限られるようである．ウイルスを保有するマストミスは染色体が32と38本のもので，32本の個体群は密林地帯に，38本の個体群はサバンナに分布している．西アフリカにおいても，捕獲されたマストミスのウイルス保有率は0～81％と地域により，大きく異なっている．

マストミスからヒトへの感染は，マストミスにかまれる，尿や糞などの排泄物と直接接触する，排泄物に汚染された食物を摂食することにより生じる．ヒトからヒトへの感染は，患者の血液や排泄物との直接接触，性行為などにより生じる．空気感染の例はない．通常の医療行為や看護では感染はおこらず，濃厚接触しない限り感染はおこらないと考えられる．

（2）病　因

病原ウイルスはアレナウイルス科，アレナウイルス属に分類されるラッサウイルスである．マイナス鎖の1本鎖RNAで二つのセグメントからなるウイルスゲノム（3.5 × 10ダルトン）を持つ．エンベロープを持ち，ウイルス内にリボゾームを持つ．これが電子顕微鏡で見た時ウイルス粒子内に砂粒のように見えるために，アレナ（砂場：アリーナ）ウイルスと命名された．ヒトに病原性を示す同属のウイルスとしては，ラッサ熱ウイルスの他に，ボリビア出血熱の病原体Machupoウイルス，アルゼンチン出血熱の病原体であるJuninウイルスおよびリンパ球性脈絡髄膜炎ウイルス（lymphocytic choriomeningitis virus；LCMV）があり，いずれもげっ歯類が自然宿主である．

ラッサウイルスは感染細胞の細胞膜から出芽するが，その際細胞質からリボゾームを持ち込む．ウイルス粒子の直径は110〜130 nmである．ウイルス蛋白としては2種類の糖蛋白と核蛋白，複製酵素蛋白がコードされている．蛍光抗体法や補体結合反応ではアレナウイルス属で弱い交差反応をおこすが，中和反応では交差しない．ラッサウイルスはVero細胞で容易に増殖し，CPE（細胞変性効果）を示し，感染細胞は円形化して脱落する．

3．診　断

（1）症　状

潜伏期は5〜21日．発病は微熱，扁桃腺腫大などの非特異症状で始まる．その後39〜41℃の発熱が朝夕にみられ，肝腫脹および悪寒，頭痛，筋肉痛，虚脱，蛋白尿がみられる．消化器症状としては腹痛，嘔吐，下痢あるいは便秘をみる．また滲出性咽頭炎，胸骨背部痛，結膜炎，胸水，顔面浮腫をおこす．紅斑，出血，不整脈あるいは震顫，脳症，ショックもみられる．きわめて稀に，軽快したのち2〜3カ月後に再燃し，心嚢炎や腹水を生じることがある．しかし，これらの症状は免疫学的機序によるもので，ウイルスが持続感染する証拠は得られていない．生存者のウイルス血症は発病から2〜3週間持続する．解熱期にウイルス血症は消失する．入院患者の15〜20％が死亡する．妊娠後期の妊産婦や胎児の死亡率は高い．また妊産婦では自然流産がみられる．重症患者の25％に難聴，33％に種々の程度の聴覚障害が残る．

4．病　理

全身うっ血，軟部組織の浮腫，消化管出血，胸水，腹水，肝腫脹，腎腫脹がみられる．病理組織学的には，腎糸球体，尿細管の単状壊死，白脾髄の萎縮が認められる．肝臓では塊状，巣状の好酸性壊死（1〜40％に及ぶ）．極期の症例ではグリソン鞘間に橋をかけたような小葉壊死がみられる．ウイルス抗原は肝細胞，胆管上皮などで検出される．電子顕微鏡では肝細胞にアレナウイルス粒子が多数認められる．

5．診断方法

ラッサ熱は上述したように西アフリカの風土病的様相を呈するので，西アフリカ流行地への渡航歴，活動歴の有無を聞き取ることが必要である．臨床検査ではヘマトクリット値の上昇，BUN（血中尿素窒素）の上昇などの脱水所見がみられる．蛋白尿，肝機能障害（AST, ALTの上昇），腎・筋の障害（CPKの上昇）の所見がみられる．ATSが150以上，ウイルス血症の力価が10以上の場合は予後不良で95％以上が死亡する．

実験室診断としては，血液，尿，咽頭ぬぐい液からウイルスを分離することが確実であるが，P4の実験施設が必要である．VeroE6細胞でCPEを示して容易に増殖する．またウイルス抗原の検出法としてはウイルス抗原のキャプチュアELISA法がある．遺伝子組換え抗原（NP）を用いた蛍光抗体（FA）法でIgM抗体を検出する．全例が陽性になるわけではないが，迅速診断に適している．また急性期と回復期のペア血清で4倍以上のIgG抗体の上昇があることを確認する．

ウイルス血症をおこしている時期にはウイルスゲノムを対象としてRT-PCR法によるウイルス遺伝子の確認，あるいは死亡例ではモノクローン抗体を用いた，病変部での免疫組織化学によるウイルス抗原の検出も有効である．鑑別診断としては他のウイルス性出血熱，マラリア，赤痢，チフス，黄熱，デング熱などとの鑑別が必要である．

なお，厚生省研究班で池上，森川らが遺伝子組換えで発現させたラッサウイルス抗原（NP）を用いて蛍光抗体法で検査した結果では，日本で維持されている実験動物のマストミス（感染研，名大，SLC）は，いずれも抗体陰性であった．

6．治療と予防

治療法としては上述したように，かつては回復期患者血清を用いていたが，HIVの問題がでてから，中止された．治療薬はリバビリン（ribavirin）が有効で，発症6日以内であれば死亡率は5％に減少する．静脈注射でも経口投与でも有効である．補液，電解質バランス，酸素投与，血圧維持などの補助的治療法も重要である．

現在まで，有効なワクチンはない．患者および患者の排泄物との濃厚接触を避ける．

7．関連法規

平成15年10月感染症法の見直しにより，ラッサウイルスの自然宿主であるマストミス（げっ歯類，ネズミ科，ヤワゲネズミ属）が輸入禁止動物に指定された．検疫法施行令の第7条に感染症法第54条の政令で定める動物（指定動物）として，イタチアナグマ，コウモリ，サル，タヌキ，ハクビシン，プレーリードッグ，およびヤワゲネズミとすると記載されている．2003年11月5日より全面輸入禁止となっている．

参考文献

1）カミングプレイグ，ローリーギャレット　河出書房新社 2000.
2）キラーウイルス感染症　山内一也　ふたばらいふ新書 2001.
3）ウイルス性出血熱　倉田　毅　ウイルス 43, 53-65, 1993.

吉川泰弘（東京大学 大学院農学生命科学研究科　Yasuhiro Yoshikawa）

第15章　Bウイルス感染症

1. はじめに

Bウイルス（BV）はアジアに生息するマカカ属サル類が保有するアルファヘルペスウイルスである．本ウイルスを排出しているサルから，咬傷・飛沫などを介してヒトが感染し神経症状を呈すると，死亡率は70％と非常に高い．しかし，最近抗ヘルペス薬のアシクロビル，ガンシクロビルなどが治療に有効であることが明らかにされ，以前ほどの死亡率ではなくなった．初期の治療は有効であるが，後期では神経後遺症を残す場合もある．BV感染症は新4類感染症に分類されるので，BVに感染した患者を診断した医師は届け出る義務がある．検疫中にBV病を発症したサル類を発見した獣医師は届け出るよう通達が出ている．また今回の感染症法の見直しにより，霊長類に関しては従来の届出の他に，結核，赤痢，B型肝炎（類人猿）フリーの証明書と輸入目的がペット用でない旨の記載が必要となる予定である．

2. 疫　　学

BVはアカゲザル，カニクイザルで多く分離される．ニホンザル，タイワンザル，ブタオザル，ベニガオザル，ボンネットザルからも分離されている．疫学的には未成熟サルでBVに感染している例は少ない．幼若期に母から分離すると，BVフリーのサルを飼育することが出来る．しかし，群飼育の場合は性成熟に達するまでにウイルスは母親から伝播し，若齢個体間で水平感染し，成体では80～90％が抗体陽性となる．感染したBVは三叉神経節などに潜伏する．本藤らは厚生省の研究班で抗体陽性カニクイザル（30例）の三叉神経節について，ウイルスゲノムの検出を試みたところ，約半数以上の個体で，ウイルスゲノムの存在が証明された．しかし，ウイルス蛋白発現を伴う活性化状態のものは見られなかった．一般に感染したサルは神経節などに一生ウイルスを保有すると考えられている．

わが国に輸入されたマカカ属サル類のBV汚染調査では，1979～87年まで感染研筑波霊長類センターに輸入された野生カニクイザルの平均51.2％（1,034/2,018頭）がウイルス抗体陽性であった．また1994～95年に輸入されたマカカ属のサル類では41.9％（503/1,200頭）が抗体陽性であった．ニホンザルに関しては遠藤らが小豆島，高崎山の個体に関して調査しており，抗体陰性であった．屋久島のヤクザルに関しては11％（7/61頭）が中和抗体陽性であると報告している（1960年）．佐藤らは，国立大学で飼育されているサル類のBV抗体調査結果を報告している．マカカ属サル類は40％（380/947頭）が抗体陽性で，その内ニホンザルは34％（211/947頭）が陽性であった．潜伏したBVは通常排出されず，寒さやストレスなどの刺激が加わると再活性化し，口腔内潰瘍などが出来る．この時ウイルスは口腔粘膜の上皮細胞で増殖し唾液中に放出され，飛沫，咬傷などにより他のサル類にウイルスが伝播される．こうしたサル類に咬まれ，唾液などが粘膜に入るとヒトへの感染がおこる．ヒトと同様パタスモンキー，クロシロコロブス，キャプチン，コモンマーモセット，ドブラザグエノンなどのマカカ属以外のサル類が，このBVに感染すると致命的経過をとる．

ヒトのBV病は1932年米国で1研究者が，アカゲザルに咬まれ急性進行性髄膜脳炎で死亡したケースが最初である．その後30～40例（いずれも米国）が報告されている．1973年までの症例は17例で，12例は50年代後半に起きている．これはポリオウイルスワクチンの検定が始まり，アカゲサルなど多くのアジア産の野生捕獲サル類が使用されるようになった時期である．バイオハザードの概念が広がり，麻酔薬，挟体板ケージ，防護衣や手袋の着用が普及するにつれ，1973年～87年にかけて感染例は僅か数例に減少した．その後AIDS動物モデルなどの研究が盛んになり，サル類使用数の増加，BVに十分な知識を持たない研究者や飼育者が実験に加わった結果BV感染例が増加した．1987年にフロリダで4名，1989年にミシガンで3名の集団感染がおこった．その後1991年，1997年に各1名の感染死亡例が報告されている．

サル類からヒトへの感染経路は咬まれたり，ひっかかれたりした際に唾液が傷口に付着することが最も多い．この他に，唾液が目に入ったこと，サルの頭蓋骨を素手で洗ったこと，サルに使用した注射針を指に刺したこと，サルの腎臓細胞培養に用いたガラス容器の破片で切り傷を受けた例が報告されている．ヒトからヒトへの感染は通常おこらないが，1987年フロリダで夫から妻へ感染した例が1例報告されている．これは夫のサルによる咬傷（BV抗原陽性）を治療するために軟膏を塗った際，妻が皮膚炎をおこしており2次感染をおこしたきわめて稀なケースである．

（1）病　因

BVはアルファヘルペスウイルス亜科（Alphaherpesvirinae）に属する2本鎖DNAウイルスで，エンベロープを持ちウイルス粒子の大きさは120～200nm，カプシドは100～110nmの正二十面体構造である．ヒトの1型単純ヘルペスウイルス（HSV-1）に高い共通抗原性を有し，発育鶏卵の漿尿膜にポックを形成する．培養細胞（ウサギ腎，サル腎，HeLa細胞など）では円形化と脱落，融合巨細胞形成が見られる．多核巨細胞の核内にはしばしば好酸性封入体が出現する．BVはホルマリンで容易に不活化（4,000倍に希釈したホルマリンで36℃，48時間で完全に不活化）される．実験感染では新世界ザル，アフリカ産サル類が致死的経過を取る．ウサギは非常に感受性が高く，どのような経路で接種しても5～12日後に致死的麻痺をおこす．新生仔マウスも高い感受性を示す．

3．診　　断

（1）症　状

ヒトのBV感染はこれまで70％以上の致命率であったが，最近は感染初期の抗ウイルス剤（アシクロビル，ガンシクロビル，バラシクロビル）による治療や維持療法の進歩で致命率は低下している．典型的臨床経過は前駆症状として暴露後1～2日目に傷口に水疱が出現し，潰瘍形成，局所リンパ節の腫脹を見ることがある．その後平均10～20日の潜伏期で発熱，頭痛，悪感などの症状とともに筋肉痛，めまい，燕下困難，腹痛などの神経症状を示す．その後下半身麻痺から上向性に麻痺が進行し肺虚脱で死亡する．通常発症後2～30日で死亡する．発症耐過したヒトでは重度神経後遺症が見られる．病理組織学的には脳と脊髄の広範な変性と壊死，時に核内封入体が見られる．病変だけではヒトの単純ヘルペス脳炎との鑑別は困難である．肝，脾，リンパ節，副腎に巣状壊死が出現することがある．時にこれら病変部に核内封入体が出現する．

サル類のBV初感染では最初舌の背側，口唇の粘膜・上皮移行部，口腔粘膜，時には皮膚に小さな水疱を生じる．この病巣は直ちに潰瘍となり，痂皮が形成され7～14日で治癒する．病理学的には感染局所の上皮細胞に空胞変性，壊死，核内封入体が見られる．多核巨細胞もしばしば認められる．内臓では肝に壊死巣と核内封入体が見られる．中枢神経系では三叉神経の下行路と神経核に壊死，囲管性細胞浸潤，グリオーシスが見られる．封入体がグリア細胞，神経細胞の核内に認められる．

（2） 診 断 法

ヒトへの感染が疑われる例ではBVとHSV-1，2が交差反応するため，BVの感染を血清学的に診断することが困難である．ヒト血清をHSV-1で吸収することにより交差反応性を低下させ，ELISAやウエスタンブロット法でBV特異抗体やBV特異的蛋白バンドを検出する方法も試みられているが，神経症状の出現とウイルス分離なしで確定診断するには不十分である．最近はPCR法と制限酵素を用いたRFLPパターンにより，HSVとBVを鑑別診断する試みがなされている．

本藤らは糖蛋白をコードする遺伝子領域を対象にPCR-ハイブリダイゼーション法により非常に高感度で，特異性の高いBVの鑑別法を開発している．また糖蛋白領域遺伝子を対象にした場合，病変部のウイルスの存在とBVの鑑別に有効であったことが報告されている(カニクイザルとアカゲザル由来のBVの核酸配列が異なることも報告された，1998年)．PCR法はウイルス分離が陰性の場合でも，BV感染の早期診断に実用的であることが報告されている．

サル類の感染例では口唇，舌，口腔粘膜の特徴ある病巣により，ある程度診断がつく．病理組織学的変化も診断に有効である．病変部，口腔拭い液，膣拭い液などからのウイルス分離により確定診断が出来る．BVは感染サルの結膜，頬粘膜，生殖器などから，それぞれ同じくらいの頻度で分離される．BV抗体陽性個体の飼育およびサル類からの検査材料の採取はレベル2で，生きたウイルスの分離・診断はレベル3で行われるが，ウイルスの増殖・大量培養にはP4研究施設が必要である．血清診断としては抗体の検出がある．ウイルス中和試験はP4施設が必要になるので，現在わが国では行われていない．従来HSV-1を抗原とした補体結合試験が行われてきたが，現在は米国から輸入した不活化BV抗原を用いたELISA法が高感度で再現性が優れているために多用されている．BVと交差反応の高いアフリカミドリザルのヘルペスウイルス（SA8）やヒヒのヘルペスウイルス（BHV）が，不活化BV抗原の代わりに利用されることもある．

アジア産のサル類に咬まれた場合は局所の洗浄，消毒などの応急処置をとった後，原因となったサル類がBV抗体を保有しているか否か予防衛生協会に検査を依頼する．病院に行き，

表15.1　マカカ属サルに咬まれた場合などの対応

アジア産マカカ属サル類に咬まれた
応急処置（洗浄，消毒など）
↓
医師の治療を受ける（消毒，抗生物質投与）
事故の説明をし，採血（血清保存）
↓
医師は初期症状の観察
創傷部の水疱，痺れなどの凛告
↓

当該サルのBV抗体が陽性か否か検査
（予防衛生協会に依頼：事故時の血清）
（0298-37-2121）小野，藤本
↓
陽性の場合
↓

原因となったサルが抗体陽性で，初期症状の凛告がある場合，医師は感染研の霊長類センターに連絡
（0298-37-2121）寺尾，向井
（注意：医師以外の人が霊長類センターに連絡しても検査などの対応はしてもらえない）
↓
医師はこの時点でもう一度採血し，
1）保存血清と新たに得た血清
2）水疱など病巣の拭い液（綿棒で吸い取り，チューブに保存）
1），2）をティッシューペーパーなどで包み（クッションと壊れた時の吸い取り用），2重のチューブに入れ，スチロール箱を使用してクール宅急便で霊長類センターに送る
（血清は抗体上昇の検査，拭い液はPCR用）

医師は必要に応じACV，GCVの投与，感染研の結果が陽性であれば保健所に届け出る（新4類）

この時採血し血清を保存する．当該サルがBV抗体陽性であり，その後，数日して創傷部の水疱や違和感，痺れなどの症状が出るようであれば，医師は厚労省基盤研の筑波霊長類センターに連絡し，この時点でもう一度採血する．保存血清と新たに得た血清および水疱など病巣の拭い液（綿棒で吸い取り，チューブに保存）を2重のチューブに入れ，スチロール箱を使用してクール宅急便で霊長類センターに送る．フローチャートを表15.1に示した．

4．治　　療

1977年に全身投与可能なアシクロビル（ACV）が発売された．ACVはデオキシグアノシン（dG）の誘導体である．ACVはウイルスのチミジンキナーゼにより燐酸化され，3燐酸化されるとウイルスのDNAポリメラーゼを特異的に阻害する．細胞のチミジンキナーゼは基質特異性が強くdTのみを燐酸化する．このためウイルスの複製のみが阻害されることになる．ヒトがBVに感染した場合はヘルペスの治療に使用されるアシクロビル，ガンシクロビル，バラシクロビルが有効である．

1987年～94年の間に臨床検査で感染が確認された5名のBV感染者は，中枢神経系の症状の初期段階あるいは発生後に，高用量のアシクロビルまたはガンシクロビルの静脈内投与を受けた．この5名に見られた症状は治療開始後2～3週間で消失した．1987年の2次感染例では皮膚科の診断後，直ちにアシクロビルの経口投与を始め，BVの感染が確定してからはアシクロビルの静脈注射が行われ回復した．また最近，アシクロビルの代わりに経口投与で吸収効率のよいバラシクロビルが推奨されている．それは，BVがHSVに比べ，抗

ヘルペス剤に対する感度が低い(1/8～14)ので，抗ウイルス剤の高い血中濃度を維持する必要があるためである．

BVに暴露されたとおもわれ，臨床症状がない場合，および症状が出ている場合について，抗ウイルス剤をどのような用量でどう投与すべきかについては，米国からBV感染による発病の予防法と治療法に関するガイドラインが出ており，日本語に訳されているので参照されたい(オベリスク，増刊号，1997年，長文昭全訳)．

マカカ属サル類で本病を疑う症例が発見された場合は治療しないで殺処分する．抗体陽性個体は必ずしもウイルスを排出しているわけではないが，ウイルスを保有しているので注意して取り扱う必要がある．抗体陽性サルに抗ウイルス剤を投与することはしない．

5．予防・対策

ワクチンを始め現在BVに対する有効な予防法はない．BV抗体陽性のマカカ属サル類を取り扱うには，挟体板付きケージを使用し，麻酔下で手袋，マスク，ゴーグル，ビニール前掛けなどを使用し慎重に取り扱う必要がある．免疫抑制剤の投与によってBVが再活性化され，本病が誘発されたというカニクイザルの報告があること，ボンネットモンキーのD型レトロウイルス流行による免疫抑制でBV感染の集団発生がおきたことから，BV抗体陽性の個体を免疫抑制などの実験に使用することは避け，BVフリーのSPF動物を使うべきである．

実用的なサル類のワクチンは開発されていない．米国では糖蛋白遺伝子のDNAワクチンと組換えワクチニアウイルスを用いたリコンビナントワクチンの組み合わせにより感染を防御しようという計画が考えられている．

参考文献

1）長　文昭（訳）BVに接触し，感染するかもしれない人のための予防法と治療法のガイドライン．オベリスク増刊号：4-26，1997．

2）Endo M *et al*. Etude du virus B au Japon, •, •, •. Jpn J Exp Med 30, 227-233, 1960, Ibid 30, 385-392, 1960, Ibid 32, 185-194, 1962.

3）Sato H., *et al*. Prevalence of herpes B virus antibody in nonhuman primates reared at the national university of Japan. Exp. Anim., 47, 199-202, 1998.

吉川泰弘（東京大学 大学院農学生命科学研究科　Yasuhiro Yoshikawa）

第16章　ボルナ病ウイルス感染症

1. はじめに

ボルナ病ウイルス（Borna disease virus：BDV）は，脳神経細胞に強い感染性を持つモノネガウイルス目ボルナウイルス科に属するRNAウイルスである．BDVはドイツ南東部で18世紀より確認されているウマの神経疾患（ボルナ病）の原因ウイルスとして同定された．ボルナ病は長い間ドイツ南部で発生するウマの風土病であると考えられてきた．しかし，1980年代にはいり人疾患との関連を示唆する論文が発表され，BDVへの関心は世界中に広がっていった．これまでに世界各地でヒトを含む多くの温血動物にBDVの感染が確認されている．わが国では，ウマやウシなどの家畜そしてイヌやネコなどのペットでBDV感染とBDVによると思われる神経疾患が報告されている．ヒトでの疫学調査では検査方法によりばらつきが認められるものの，多因子疾患とされる神経・精神障害患者で有意に高い陽性率が確認されている．BDVがヒトに感染していることは世界的なコンセンサスになりつつあるが，その病原性に関してはいまだ謎に包まれている．人獣共通感染症としての危険性や人神経疾患への関与が示唆される現状において，BDVの中枢神経傷害性の解明は重要性を増してきている．本章では動物ならびにヒトにおけるBDV感染の現状に加え，その病原性についても最新の研究成果に基づき概説する．

2. 疫　　学

(1) 動物でのBDV自然感染

近年の疫学調査の結果，BDVの感染は世界中に広がっておりきわめて多くの温血動物に認められることが明らかとなった．これまでに行われた主な疫学調査の結果を表16.1に示す．そのほとんどは症状を示さない不顕性感染と考えられているが，わが国ではボルナ病を発症したウマが発見されている．

ウシへの感染はウマやヒツジに比べて稀であると考えられるが，わが国においても感染が認められており（表16.1），ウシボルナ病の発生例も報告されている[1]．興味深いことは，ボルナ病を発症したウシの脳ではウマに比べ脳炎が軽度であると考えられることである．現在，著者らは牛脳由来のBDVを用いてその病原性の解析とともに，野外に分布しているウイルスの性状について詳細な解析を行っている．一方，ペットであるネコではBDV感染と原因不明の運動器疾患であるStaggering disease（よろよろ病）との関連性が指摘されている[2]．ヨーロッパでは，よろよろ病を発症したネコの多くにBDV感染が認められている（表16.1）．わが国のネコにも感染が確認されており，運動器疾患を発症したネコでは陽性率が高いと報告されている（図16.1および表16.1）．また，ダチョウ，マガモ，カラスの一種においてもBDVの自然感染が確認されている．イスラエルの牧場では，運動器疾患を起こしたダチョウでウイルスの感染が証明されている（表16.1）．BDVの宿主域はきわめて広く，これまでにイヌ，ヤギ，ロバ，ウサギ，キツネ，ヤマネコなどの動物でも自然感染が確認

表16.1　主な動物におけるBDVの検出

動物種	国	陽性%（陽性数/サンプル数） 神経症状	無症状	方法	文献
ウマ	ドイツ	28.6 (4/14)		CF	Ludwig and Thein, 1977
			29 (29/100)	IF/WB	Richt *et al.*, 1993
			15.1 (8/53)	RT-PCR	
		100 (9/9)		RT-PCR	Bilzer *et al.*, 1995
		100 (5/5)	28.6 (4/14)	IF	Vahlenkamp *et al.*, 2000
		20.0 (1/5)	28.6 (4/14)	RT-PCR	
	米国		8.8 (26/295)	WB	Kao *et al.*, 1993
			16.7 (5/30)	WB	
			2.7 (8/295)	IF	
			0 (0/30)	IF	
			26.3 (15/57)	WB	Nakamura *et al.*, 1995
	日本	66.7 (4/6)		WB	Hagiwara. *et al.*, 1997
		66.7 (4/6)		RT-PCR	
			29.8 (17/57)	RT-PCR	Nakamura *et al.*, 1995
			16.7 (9/54)	ELISA/WB	Takahashi *et al.*, 1997
			17.8 (16/90)	ECLIA	Yamaguchi *et al.*, 1999
		60.9 (28/46)		WB	Hagiwara *et al.*, 2002
	フランス	32.0 (8/25)		RT-PCR	Dauphin *et al.*, 2001
	イラン		18.1 (13/72)	WB	Bahmani *et al.*, 1996
			23.6 (17/72)	RT-PCR	
	スウェーデン	57.7 (15/26)	24.5 (13/53)	ELISA	Berg *et al.*, 1999
	バングラディッシュ		23.0 (11/48)	ECLIA	Khan *et al.*, 2000
	中国		75 (15/20)	ELISA/WB	Hagiwara *et al.*, 2001
ヒツジ	日本		26.8 (85/317)	ELISA/WB	Hagiwara *et al.*, 1997
			21.8 (17/78)	ELISA	
			17.9 (14/78)	RT-PCR	
	ドイツ		16.0 (4/25)	IF	Vahlenkamp *et al.*, 2000
			4.0 (1/25)	RT-PCR	
	中国		50 (10/20)	ELISA/WB	Hagiwara *et al.*, 2001
ウシ	日本		20.3 (15/74)	WB	Hagiwara *et al.*, 1996
			10.8 (8/74)	RT-PCR	
	フランス		9.6 (3/31)	RT-PCR	Dauphin *et al.*, 2001
	中国		0 (0/20)	ELISA/WB	Hagiwara *et al.*, 2001
ネコ	スウェーデン	45.8 (11/24)	16.7 (1/6)	IF	Lundgren *et al.*, 1993
	ドイツ	12.5 (3/24)	6.9 (12/173)	IF	Lundgren *et al.*, 1993
	日本		8.4 (7/83)	WB	Nakamura *et al.*, 1995
		66.7 (10/15)		WB	Nakamura *et al.*, 1999
		53.3 (8/15)		RT-PCR	
			18.8 (6/32)	WB	Nishino *et al.*, 1999
			6.3 (2/32)		
		13.3 (11/83)		RT-PCR	Nakamura *et al.*, 1996
	英国	35.3 (12/34)	5.9 (4/68)	ELISA	Reeves *et al.*, 1998
		80.0 (4/5)	0 (0/5)	RT-PCR	
	トルコ		42.5 (34/80)	ELISA	Heips *et al.*, 2001
げっ歯類	日本		0 (0/106)	ELISA	Tsujimoto *et al.*, 1999
	中国		0 (0/165)	ELISA/WB	Hagiwara *et al.*, 2001
ダチョウ	イスラエル	53.8 (7/13)	10.0 (1/10)	ELISA	Malkinson *et al.*, 1995
アカギツネ	フランス		6.7 (4/59)	RT-PCR	Dauphin *et al.*, 2001

IFA：間接蛍光抗体法；WB：ウエスタンブロッティング；ELISA：enzyme-linked immunosorbent assay；ECLIA：electrochemiluminescence immunoassay；RT-PCR：reverse transcriptase-PCR

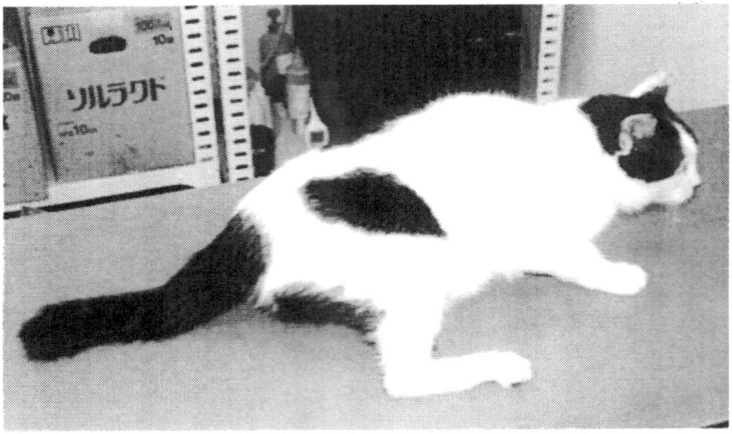

図16.1　BDV抗体陽性ネコに見られた後肢麻痺（写真提供：広島県・たむら動物病院）

されている．わが国では神経症状を呈したイヌにおいてBDV感染が報告されている[3]．

BDVの伝播経路に関しては不明な点が多い．これまでに自然界におけるBDV媒介動物や保有動物は同定されておらず，異種間の伝播も確認されていなかった．ごく最近，スイスで捕獲されたトガリネズミ（*Crocidura leucodon*）の脳組織からBDVが検出され，トガリネズミがBDVの自然宿主の一つである可能性が示された[4]．過去の調査ではウマのボルナ病の発症は春から夏にかけて集中していると報告されている．この季節は多く節足動物の活動期にもあたり，昆虫が媒介しているとも考えられる．また，感染動物においてウイルスは唾液，鼻汁，あるいは結腸内容液より検出される．これらのことは，BDVが動物間の直接接触によっても伝播する可能性を示している．近年，妊娠したBDV感染馬の胎盤そして胎仔脳にもウイルスのRNAと蛋白質が検出され，母子感染も確認された[5]．一方，日本在来馬である宮崎の岬馬においてもBDVの感染と群内における伝播が確認されている[6]．現在，競走馬を含む多くのウマが世界中を移動している．仮に多くのウマが不顕性感染であると考えると，このようなウマの移動がBDVの感染を広げる一つの要因になっているとも考えられる．

（2）ヒトにおけるBDV感染

1980年代後半よりヒトにおけるBDVの疫学調査が世界中で行われるようになった．現在の主流は，血清中の抗BDV抗体とRT-PCRを用いた末梢血単核球中からのウイルスRNAの検出である．しかしこれらの検出方法では，研究室間で結果にかなりのばらつきが認められる．にもかかわらず，統合失調症やうつ病の患者でのBDV陽性率は健常者に比べて高い値を示している（表16.2）．BDVは脳内に持続感染することから，感染個体での顕著な抗体上昇や血中でのRNA検出は必ずしも認められない．そこで剖検脳を用いたBDVの検索も行われている．アメリカからの報告では，統合失調症患者17例中9例（53％），双極性障害患者5例中2例（40％）でBDV RNAが検出された．日本で剖検脳を用いた解析では，統合失調症患者9例中3例（33％），対照群31例中2例（6％）が陽性と判定された．著者らは，わが国の統合失調症患者4例の剖検脳を用いてBDV感染の調査を行った．その結果，BDV

表16.2　神経障害患者における抗BDV抗体の検出

疾患	方法	陽性率（%）：患者/対照群	文献
精神障害	IFA	0.6/0	Rott *et al.*, 1985
		2/2	Bode *et al.*, 1988
		対照群より有意に高い	Bechter *et al.*, 1992
		50	Bode *et al.*, 1995
		24/11	Igata-Yi *et al.*, 1996
		17.4/0	Valenkamp *et al.*, 2000
		12.6/15.5	Lebain *et al.*, 2002
	IFA/WB	4～7/1	Rott *et al.*, 1991
	IFA/WB	0	Kubo *et al.*, 1997
	WB	30	Kishi *et al.*, 1995
		9.6/1.4	Sauder *et al.*, 1996
	ECLIA	2.4/1.0	Rybakowski *et al.*, 2002
		10.2（最近の発症患者）	
	RLA	2.9/0（抗BDVN抗体）	Matsunaga *et al.*, 2005
		23.5/2.4（抗BDVP抗体）	
統合失調症	WB/IFA	8.9/0（抗BDVN抗体）	Waltrip *et al.*, 1995
		27.8/20（抗BDVP抗体）	
	WB	20	Richt *et al.*, 1997
		45	Iwahashi *et al.*, 1997
		33.3	Waltrip *et al.*, 1997
		12.1	Chen *et al.*, 1999
		0	Tsuji *et al.*, 2000
		8.6/0	Yang *et al.*, 2003
	RS-ELISA	0/0	Horimoto *et al.*, 1997
	ECLIA	3.08/1.09	Yamaguchi *et al.*, 1999
	TCPR	4	Fukuda *et al.*, 2001
	RLA	7.0/0（抗BDVN抗体）	Matsunaga *et al.*, 2005
		8.4/2.4（抗BDVP抗体）	
情動障害	IFA	4/0	
		4.5/0	Rott *et al.*, 1985
		20	Amsterdam *et al.*, 1985
		38/16（抗BDVN抗体）	Bode *et al.*, 1993
		12/4（抗BDVP抗体）	Fu *et al.*, 1993
	RLA	7.5/0（抗BDVN抗体）	Matsunaga *et al.*, 2005
		7.5/2.4（抗BDVP抗体）	
大うつ病		6.3（脳脊髄液中）	Deuschule *et al.*, 1998
慢性疲労症侯群	IFA	0	Bode *et al.*, 1992
	WB	24	Nakaya *et al.*, 1996
		100（2家族中）	Nakaya *et al.*, 1999
	ELISA/WB	0/0	Evengard *et al.*, 1999
多発性硬化症	IFA	0	Kitze *et al.*, 1996
		0（脳脊髄液中）	Deuschule *et al.*, 1998
筋萎縮性側索硬化症	WB	3/1.5（抗BDVN抗体）	Prudlo *et al.*, 2002
HIV陽性	ELISA	0～48	Auwanit *et al.*, 1996
	IFA	7.8/2	Bode *et al.*, 1988
		12.5～8.0	Backmann *et al.*, 1999
	IFA/IP	5.6	Bode *et al.*, 1992
EB感染：小児	WB	1.0	Kishi *et al.*, 1995
血液ドナー	ELISA/WB	2.6～14.8	Takahashi *et al.*, 1997

IFA：間接蛍光抗体法；　WB：ウエスタンブロッティング；　IP：免疫沈降法；
ELISA：enzyme-linked immunosorbent assay；　RS-ELISA：reverse-type ELISA；
ECLIA：electrochemiluminescence immunoassay；　TCPR：T細胞増殖反応
RLA：radioligand assay

抗体陽性であった1例の海馬，小脳ならびに橋においてBDV RNAが陽性を示した[7]．また，陽性患者の脳乳剤を感受性動物であるスナネズミに接種したところ，スナネズミ脳内にBDV RNAが検出され，患者脳内に感染性を持ったBDVが存在することが確認された．

BDVに感染したウマは中枢神経系の異常に起因する運動失調を呈する．また，実験感染したラットやスナネズミでは後肢麻痺など運動器機能障害が認められる．そこで著者らは，ヒトの代表的な運動器系疾患であるパーキンソン病についてもBDV感染の検索を行った．パーキンソン病患者9名の剖検脳の黒質および前頭葉を用いた解析の結果，黒質で9例中3例，前頭葉で9例中2例にBDVのN遺伝子に対するRNAが検出された[8]．

慢性疲労症候群（Chronic Fatigue Syndrome；CFS）は，時として集団発生が認められ，その発症時に咽頭痛，発熱，呼吸器症状などの感冒様症状が多くの症例に認められることなどから，ウイルス感染症をその病因として想定し，原因ウイルスを同定する試みが世界中でなされてきた．これまでにわが国および外国において，CFS患者でのBDV感染が報告されている（表16.2）．著者らが行った調査では，抗体陽性が52例中13例，RNA陽性が48例中12名とCFS患者は健常者に比べ有意に高い陽性率を示している．

人獣共通感染症として，動物からヒトへの感染は重要問題である．これまでにいくつかの報告が動物-人間の伝播を示唆している．イスラエルにおいてBDVの感染が疑われたダチョウを飼育していた牧場の従事者たちと年齢ならびに性別が一致している対照群とでBDVの抗体陽性率を比較した研究がある．その結果，牧場従事者で46％，対照群で10％がBDV抗体陽性を示している[9]．また，馬産地においては，その他の地域よりもBDVのRNAが検出される割合が高いとの報告もある[10]．しかし，英国では牧場従事者とそれ以外のヒトとの間に顕著なBDV陽性率の違いは認められていない．ヒトのパートナーとしてのペットからの感染も可能性のあるルートと考えられるが，これまでネコおよびイヌからヒトへの感染は報告されていない．

（3）実験動物での病原性

BDVの中枢神経病原性はラットにおいて最もよく解析されている．成ラットへの感染では細胞性免疫が誘導され，ウマの急性型ボルナ病に類似した髄膜脳炎を発症する[11]．しかし，炎症反応によってもBDVは完全に排除されることなく，宿主免疫の攻撃を回避し，長期的な脳内持続感染を成立させる．持続感染ラットは，運動器障害などの神経症状を発症する．一方，新生仔ラットでは免疫寛容により感染によっても免疫病理学的な異常は示さない．この場合，BDVは生涯的な持続感染を成立させる．しかし，新生仔感染ラットは成熟後，顕著な脳の低形成，とくに小脳や海馬の神経細胞や顆粒層の萎縮像を示し，その結果として，社会行動の欠如，攻撃性の上昇そして多動などの情動行動の異常を発症するようになる[11]．この特徴により米国ではBDV感染新生仔ラットを自閉症のモデルとして研究が進められている．新生仔スナネズミへの感染においても，BDVは細胞性免疫を誘導せずに重篤な神経症状を引き起こす．著者らは，新生仔スナネズミを用いてBDVが神経細胞の破壊を伴わずに急性の致死性症状を起こすことを明らかにしている[12,13]．実験動物での解析は，BDVが免疫応答による脳組織の破壊なしに神経症状を誘発できることを示している．また，脳内での持続感染が神経症状の発症と深く関与していることを示唆している．

（4）BDVの中枢神経傷害性機序

著者らはBDVの中枢神経系傷害性を明らかにする目的で，BDVの主要抗原であるP蛋白質に結合する宿主因子の同定を行った．その結果，P蛋白質は宿主の多機能因子であるHMGB1と特異的に結合していることが判明した[14)]．HMGB1は細胞外に放出され，受容体である糖化最終産物レセプター（RAGE）と結合することで機能する．BDV持続感染細胞ではHMGB1の作用である神経突起伸長能や細胞遊走能の低下とともに，RAGE活性化の低下が見られた．このことは，P蛋白質はHMGB1の細胞外への放出あるいはRAGEとの結合を直接阻害していることを示唆している．HMGB1とRAGEの結合は，神経細胞のストレス応答能やシナプス形成能に関与する細胞内シグナルを活性化することが知られている．すなわち，P蛋白質によるHMGB1の機能阻害が，神経細胞の生存維持能力を低下させている可能性を示している．一方，HMGB1は核内でがん抑制因子p53などの様々な転写因子と結合し，それら因子のDNAへの結合を促進するという働きも担っている．著者らはP蛋白質とHMGB1の結合が，HMGB1とp53との結合を競合的に阻害することを明らかにし，P蛋白質の発現がp53によるCyclin G1やp21といった細胞周期やアポトーシスと関連する宿主因子の転写活性化能を低下させていることも証明した[15)]．これらの観察は，P蛋白質の発現が細胞の感染応答経路に影響を与えるとともに，ウイルスの持続感染形成に重要な役割を果たしている可能性を示している．

生体におけるBDV P蛋白質の中枢神経機能傷害性は，P蛋白質を脳内のグリア細胞のみに発現するトランスジェニックマウス（Tg）により解析された[16)]．P蛋白質を胎生期より発現しているTgでは成長に伴い，オス間の攻撃性の上昇，空間記憶能力の低下あるいは多動などの神経症状を示した．行動異常を示しているマウス脳内では，神経栄養因子であるBDNFの低下やセロトニンレセプターの発現異常とともに，顕著なシナプス数の減少が観察された．一方，神経細胞死やグリア細胞の活性化などは観察されなかったことより，P蛋白質発現Tgの神経症状はグリア細胞の機能障害によるものであると考えられた．

3．診　断

（1）症　状

BDV感染症には急性型と慢性型がある．急性型ボルナ病では，数週間から数カ月間の潜伏期の後に，微熱，軽度の行動異常，過敏，無関心などの症状が認められ，次第に痙攣，興奮，無動，麻痺などを呈した後，全身麻痺に陥り，その約80％が死亡する．神経組織学的に散在性の非化膿性髄膜脳脊髄炎像を示す．大型の神経細胞内には特徴的な好酸性の核内封入体が認められる．これまでに急性型ボルナ病の発症が報告された国は，ドイツ，オーストリアそして日本である．しかし，神経症状を発症したウマにおいてBDVに注目し解析することはいまだ稀と考えられる．そのため，BDVの感染が見過ごされているケースも多いのではないかと考えられる．慢性型では特別な症状は示さず，組織学的にも病変は認められない．感染例の多くは慢性型と考えられている．しかし最近の調査の結果，原因不明の運動器障害を呈したウマではBDVの陽性率が高く，このようなウマにおいて中枢神経系への持続感染が高率に認められることが示されている．

(2) 診　断

BDVの特徴は，その広い宿主域と分布域にある．そのため，鑑別診断で原因が特定されない中枢神経障害例において，BDV感染の可能性を考慮することが重要である．

BDVは向神経性のウイルスであり，中枢神経系に感染を成立させる．そのため，ウイルス分離を生前に行うことは困難であり，抹消血からのnested-RT-PCR法によるウイルスゲノムの検出が実用的といえる．また，血清学的診断法として，BDV主要抗原であるN蛋白質およびP蛋白質のリコンビナント体を抗原としたWestern blot法が用いられている．ただし，同一個体においても，サンプルの採取時期により，診断結果にばらつきが見られることが認められており，BDV感染の確定には，複数の診断の併用が必要である．

4．治　　療

BDV特異的な治療法は確立されていないため，対症療法が主体であるが，中枢神経系に感染したウイルスの根絶は困難であり，急性ボルナ病の発症例では，その予後は不良である．

5．おわりに

これまでの研究により，わが国においても多くの動物にBDVの感染が見られることが明らかとなった．また疾患との関連は不明であるが，ヒトにおいてもBDVの感染と抗体の保有が確認されている．しかし，BDVがどのように伝播しているのか，そしてヒトと動物におけるBDVの保有率はどの程度なのか，これらの疑問に関してはいまだ正確な答えは得られていない．BDVは遅発性に神経疾患を起こすと考えられる．そのためBDVの感染はこれまで多くの動物で見過ごされてきた可能性は高い．今後，原因不明の神経疾患に対するBDV感染の考慮が必要であると考える．一方，病原性の解析から見えてきたことは，BDVの持続感染が脳神経細胞の機能的な脆弱化を起こすということである．このことは，BDVの持続感染と他のストレス因子の相互作用により初めて神経症状が誘発されるとも考えられる．BDVの病原性機構を明らかにすることは，ヒトでの疾患を予測して行く作業でもある．近年の脳神経科学の急進や神経疾患の病因解明を見ていると，ウイルス性脳疾患の発症にも複合因子が絡んでいることは想像に難くない．BDVは人獣共通感染症として静かに広まっている可能性がある．今後はその危険性に警鐘を鳴らすべく，BDV感染の謎に迫る詳細な解析を進める必要があると考えられる．

参考文献

1) Okamoto, M., Furuoka, H., Hagiwara, K., Kamitani, W., Kirisawa, R., Ikuta, K. and Taniyama, H. Borna disease in a heifer in Japan. Vet. Rec. **150** : 16-18. 2002.

2) Lundgren, A. L., Zimmermann, W., Bode, L., Czech, G., Gosztonyi, G., Lindberg, R. and Ludwig, H. Staggering disease in cats : isolation and characterization of the feline Borna disease virus. J. Gen. Virol. **76** : 2215-2222. 1995.

3) Okamoto, M., Kagawa, Y., Kamitani, W., Hagiwara, K., Kirisawa, R., Iwai, H., Ikuta, K. and Taniyama, H. Borna disease in a dog in Japan. J. Comp. Pathol. **126** : 312-317. 2002.

4) Hilbe, M., Herrsche, R., Kolodziejek, J., Nowotny, N., Zlinszky, K. and Ehrensperger, F. Shrews as reservoir hosts of Borna disease virus. Emerg. Infect. Dis. **12** : 675-677. 2006.

5) Hagiwara, K., Kamitani, W., Takamura, S., Taniyama, H., Nakaya, T., Tanaka, H., Kirisawa, R., Iwai, H. and Ikuta, K. Detection of Borna disease virus in a pregnant mare and her fetus. Vet. Microbiol. **72** : 207-216. 2000.

6) Inoue, Y., Yamaguchi, K., Sawada, T., Rivero, J. C. and Horii, Y. Demonstration of continuously seropositive population against Borna disease virus in Misaki feral horses, a Japanese strain : a four-year follow-up study from 1998 to 2001. J. Vet. Med. Sci. **64** : 445-448. 2002.

7) Nakamura, Y., Takahashi, H., Shoya, Y., Nakaya, T., Watanabe, M., Tomonaga, K., Iwahashi, K., Ameno, K., Momiyama, N., Taniyama, H., Sata, T., Kurata, T., de la Torre, J. C. and Ikuta, K. Isolation of Borna disease virus from human brain tissue. J. Virol. **74** : 4601-4611. 2000.

8) 朝長啓造, 渡辺真紀子, 神谷　亘, 生田和良. パーキンソン病とボルナ病ウイルス感染. 遺伝子医学 **4** : 347-349. 2000.

9) Weisman, Y., Huminer, D., Malkinson, M., Meir, R., Kliche, S., Lipkin, W. I. and Pitlik, S. Borna disease virus antibodies among workers exposed to infected ostriches. Lancet **344** : 1232-1233. 1994.

10) Takahashi, H., Nakaya, T., Nakamura, Y., Asahi, S., Onishi, Y., Ikebuchi, K., Takahashi, T. A., Katoh, T., Sekiguchi, S., Takazawa, M., Tanaka, H. and Ikuta, K. Higher prevalence of Borna disease virus infection in blood donors living near thoroughbred horse farms. J. Med. Virol. **52** : 330-335. 1997.

11) Tomonaga, K., Kobayashi, T. and Ikuta, K. Molecular and cellular biology of Borna disease virus infection. Microbes Infect. **4** : 491-500. 2002.

12) Watanabe, M., Lee, B. J., Kamitani, W., Kobayashi, T., Taniyama, H., Tomonaga, K. and Ikuta, K. Neurological diseases and viral dynamics in the brains of neonatally Borna disease virus-infected gerbils. Virology **282** : 65-76. 2001.

13) Watanabe, M., Lee, B. J., Yamashita, M., Kamitani, W., Kobayashi, T., Tomonaga, K. and Ikuta, K. Borna disease virus induces acute fatal neurological disorders in neonatal gerbils without virus- and immune-mediated cell destructions. Virology **310** : 245-253. 2003.

14) Kamitani, W., Shoya, Y., Kobayashi, T., Watanabe, M., Lee, B. J., Zhang, G., Tomonaga, K. and Ikuta, K. Borna disease virus phosphoprotein binds a neurite outgrowth factor, amphoterin/HMG-1. J Virol **75** : 8742-8751. 2001.

15) Zhang, G., Kobayashi, T., Kamitani, W., Komoto, S., Yamashita, M., Baba, S., Yanai, H., Ikuta, K. and Tomonaga, K. Borna disease virus phosphoprotein represses p53-mediated transcriptional activity by interference with HMGB1. J. Virol. **77** : 12243-12251. 2003.

16) Kamitani, W., Ono, E., Yoshino, S., Kobayashi, T., Taharaguchi, S., Lee, B. J., Yamashita, M., Okamoto, M., Taniyama, H., Tomonaga, K. and Ikuta, K. Glial expression of Borna disease virus phosphoprotein induces behavioral and neurological abnormalities in transgenic mice. Proc. Natl. Acad. Sci. USA **100** : 8969-8974. 2003.

渡邊洋平，朝長啓造　(大阪大学 微生物病研究所　Yohei Watanabe, Keizo Tomonaga)

第17章　炭　疽

1．はじめに

炭疽は炭疽菌（*Bacillus anthracis*）の感染によっておこる家畜や野生動物の急性敗血症性の感染病である．敗血症とは，血液の中に細菌が侵入し，全身に炎症をおこす症状のことである．英語では anthrax（アンスラクス）と呼ばれ，感染死した動物から黒く粘稠性の血液が流れ出るので炭疽と呼ばれるようになった．また，解剖すると脾臓が膨れあがっていることから，脾脱疽とも呼ばれ，古くからウシやヒツジを飼う人々の間では，ヒトのペストやコレラなどと同様に恐ろしい伝染病として知られていた．

わが国において，炭疽は家畜の法定伝染病に指定されており，また，炭疽菌はヒトにも感染し人獣共通伝染病として重要な疾病である．ウシ，ウマ，ヒツジ，ヤギなどの草食動物は炭疽菌に対して感受性が高く，ブタ，イヌ，ヒトなどは比較的抵抗性が強いといわれている．日本における本病の発生はほとんどみられなくなったが，根絶した感染症とはいえない．炭疽菌がヒトにも感染することからから，たとえ一頭の発生があったとしても，その措置いかんによっては，牛乳を始めとして，その他の畜産物の汚染により，予期しがたい莫大な損害をもたらす恐れのある，きわめて恐ろしい疾病といえる．

2．疫　学

炭疽菌は人類史上最初に発見された病原細菌である．炭疽菌を病原細菌第1号として不動のものとしたのは，固形培地での本菌の純培養に成功した Koch（1876）である．ついで Pasteur（1881）が高温培養法で本菌の弱毒化に成功，同時に世界で最初に生菌ワクチンとしての実用化に成功し，今日の種々のワクチン開発における先駆的役割を果した．

炭疽菌はグラム陽性の大桿菌（1～1.2 × 3～5 μm）である．生体内では菌体表層に莢膜を伴う単独，または短い連鎖状であるが，人工培地では竹節状の長い連鎖となる．鞭毛を欠き，運動性がない．寒天培地上で辺縁が縮毛状の集落を形成する（図17.1）．芽胞を形成して，熱，乾燥，消毒薬などに強い抵抗性を有する．本菌の病原性因子として莢膜と毒素がある．莢膜は D-グルタミン酸ポリペプチドからなり，宿主の食菌作用に抵抗する働きがあるとされている．毒素には浮腫因子（eadema factor, EF），致死因子（lethal factor, LF）と呼ばれる2種類の蛋白毒素が知られており，さらにこれらの毒素を宿主細胞内に運ぶために必要な防御抗原（protective antigen, PA）と呼ばれる蛋白を産生する．PA は EF および LF の活性に必須の蛋白であり，本菌の感染に対する感染防御抗原となる．EF はアデニレートサイクラーゼ活性を有し，炭疽の症状に特有の浮腫を惹起する．LF はラットなどの実験動物に対する静脈内接種により致死活性を示す．LF の活性については長い間不明であったが，近

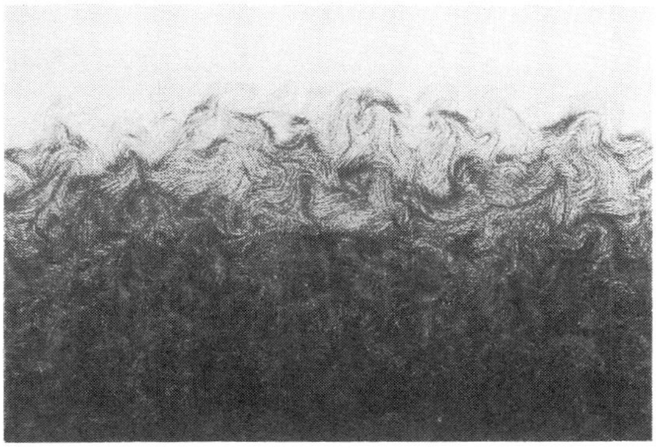

図 17.1　炭疽菌の集落
辺縁が縮毛状の集落

年この毒素が亜鉛結合性のメタロプロテアーゼであり，mitogen-activated protein kinase kinase（MAPKK）のN-末部近傍を切断する活性のあることが明らかとなった．また，LFは高濃度でマクロファージを細胞融解させる．LFの作用機序については依然不明な点が残されているが，いずれにせよ炭疽に感染した動物の直接的死因は毒素によるショックであると考えられている．莢膜および毒素は生体内で産生されるが，人工培地では高濃度の炭酸ガスを供給した場合に産生される．莢膜形成および毒素の産生に関与する遺伝子は，それぞれ，菌の保有する分子量約60 megadalton（MDa）の莢膜プラスミドおよび110 MDaの毒素プラスミド上にある．現在家畜に用いられている無莢膜ワクチン株は莢膜プラスミドが脱落したものである．また，毒素プラスミドは42～43℃で培養することにより脱落することから，パスツールの発見した弱毒化現象はこのプラスミドの脱落に起因していたものと考えられている．野外から分離される強毒な菌株は通常この2種類のプラスミドを保有する．

炭疽菌が個体から個体へ直接伝播されることはほとんどない．家畜における感染経路はおもに経口感染および創傷面からの経皮感染である．まれにサシバエなどの咬傷によっても感染することも報告されている．本菌は典型的な土壌菌で，環境中で芽胞体として長期間生残し，動物に感染を繰り返す．芽胞体が生体内に侵入すると，発芽し，栄養型として体内で爆発的に増殖し炭疽を発病する．感染した動物の血液，体液，死体などが地表や体表を汚染し，空気に触れると，栄養型は再び芽胞体となり，野外に放出され，土壌を汚染する．炭疽菌はこのような感染サイクルを繰り返し，炭疽汚染地帯を作る．

世界各国で家畜および野生動物において地方病的発生がみられる．感受性の高い動物において，致死率は高いが，発生規模は小さく，概して散発的である．わが国においては，昭和の初めころまで，ウシ，ウマを中心に年間数百頭の発生が記録されていた．常在国から輸入した骨粉を肥料に用い，その中に含まれた芽胞で農地が汚染され，本病が多発したことがある．しかし，家畜の飼養形態の変化や衛生管理技術の向上により，その発生は急減し，この10年間においては，1991年および2000年にそれぞれウシでの発生が一件，ブタにおいては1986年以来報告がない．

近年，わが国においては，ヒトの炭疽の発生はほとんど見られないが，1965年，斃死した炭疽感染牛に由来する集団発生例があった．このとき20名にも及ぶ皮膚炭疽（11名）および腸炭疽（9名）の患者が発生し，公衆衛生上大きな問題となった．炭疽は食肉検査所の検査でもっとも注意が払われている疾病の一つであり，食肉，牛乳などに加工処理される前に発見・処理されることが重要である．

3．診　　断

（1） 動物の感染症

ウシ，ウマ，ヒツジ，ヤギなどの感受性の強い動物においては，急性敗血症を呈し急死する．潜伏期は1～5日と考えられている．症状は体温の上昇，眼結膜の充血，呼吸・脈拍の増数，さらに進み敗血症期に入ると，可視粘膜の浮腫，チアノーゼ，肺水腫による呼吸困難，ときに血色素尿のみられることがあり，経過の早いものでは発症から24時間以内に死亡する．剖検での特徴的病変は，皮下の浮腫，口腔，鼻腔や肛門などの天然孔から凝固不良で暗赤色タール様の出血，脾臓の腫大などがあげられる．ブタなどの比較的抵抗性の強い動物では，慢性的な経過をたどる場合が多く，腸炎型，咽喉部に病変を作るアンギナ型，および急性敗血症型に大別される．腸炎型では特徴的な臨床症状に乏しく，重症の場合，吐き気や嘔吐，下痢または便秘，血便がみられる．経過の長いものでは腸壁が肥厚し，ホース状となる．腸間膜リンパ節の腫大，出血がみられる．アンギナ型は咽喉部の浮腫性腫脹が特徴である．呼吸困難を引きおこし，重症では鼻血をみることがあり，ときには窒息死する．咽頭リンパ節あるいは顎下リンパ節の腫大，出血がみられる．幼豚の場合，急性敗血症で急死することがある．

（2） ヒトの感染症

ヒトの炭疽は感染動物に接触するか，食肉，皮革，獣毛などを取り扱うものに多く，一般的にはまれな疾患である．ヒトの症例は，皮膚炭疽，肺炭疽，腸炭疽に区別される．なかでも，皮膚炭疽が95％以上を占める．皮膚の小さな傷口から感染し，感染2～3日後にニキビ様の発赤が現われ，3～4日後に，その周囲に水泡が形成され，浮腫を伴う．通常，二次感染がなければ膿瘍はみられない．さらに，感染5～7日後，潰瘍が生じ，中央部が黒色の炭疽癰と呼ばれる痂皮を形成する．多くの場合治癒するが，放置すると菌が局所リンパ節からさらに血中に入り，敗血症に発展することがある．肺炭疽は芽胞の吸入によるもので，発熱，悪寒，倦怠などの風邪様症状の後，呼吸困難，チアノーゼ，昏睡がおこる．急性症状が出た後，24時間以内に死に至る可能性が高い．縦隔リンパ節の顕著な腫脹がみられ，X線写真により確認される．腸炭疽は主に炭疽に感染した動物の肉を食することによりおこる．嘔吐，腹痛，吐血，出血性下痢などの消化器症状を呈し，さらに進んで，ショック，チアノーゼがおこる．肺炭疽と同様に致死率が高い．

炭疽を生前に診断することは難しい．また，防疫上の観点から，早急かつ確実な診断が要求される．家畜が急死したときには，外見上炭疽死の状態を示していなくても，一応，炭疽を疑う必要がある．その場合，まず血液を採取し，塗抹染色などによる細菌学的検査を実施する．材料採取には，傷口をできるだけ小さくし，菌が散乱しないようにする．通常，汚染を避けるため，一般的な病理解剖は行わない．以下に，細菌学的検査の要点について述べる．

・塗抹染色による鏡検：血液，脾臓などの塗抹標本をレビーゲル法，メチレンブルー法，ギムザ法などにより染色し，鏡検する．培養菌では長連鎖菌が観察されるが，通常，急性敗血症で死亡した動物においては1〜3個の短連鎖し莢膜をもった大きな桿菌が観察される（図17.2）．

・アスコリーテスト：血液あるいは脾臓の乳剤を約30分間沸騰水中で加熱し，冷却後ろ過したものを抗原とし，炭疽沈殿素血清に対して，重層法による沈降反応を実施する．室温で15分間以内に両液の接触面に白輪を生じた場合を陽性とする（図17.3）．ただし，炭疽沈殿素血清は他のBacillus属菌と類属反応を示すことがある．材料中の菌数が少ない場合，陰性となることがある．

・パールテスト：炭疽菌が非病原性芽胞菌よりペニシリンに対して感受性が高いことを応用した方法である．ペニシリン0.5〜0.05単位を含む普通寒天培地に炭疽菌を培養し，顕微鏡下で観察すると，菌体が膨化し，真珠を連ねたように見える（図17.4）．他の細菌ではこ

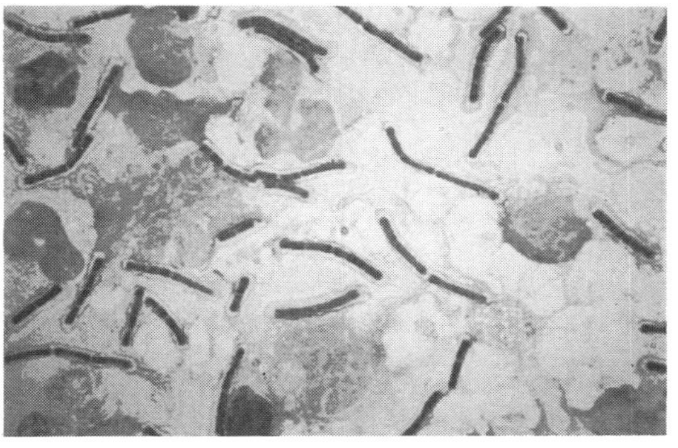

図17.2　感染マウス脾臓の塗抹染色

莢膜染色．マウス感染実験例の脾臓．メチレンブルー染色．

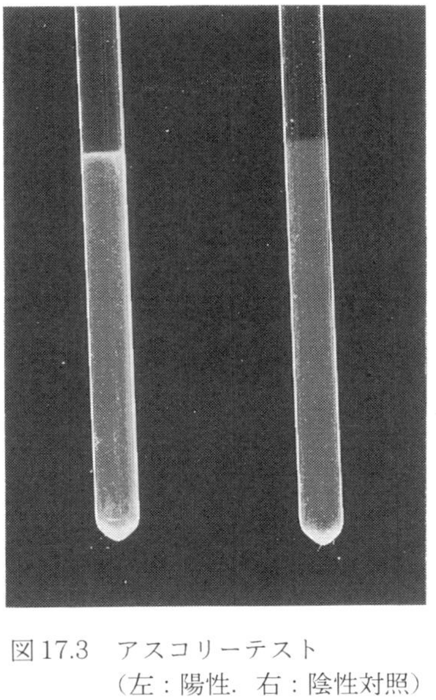

図17.3　アスコリーテスト

（左：陽性．右：陰性対照）

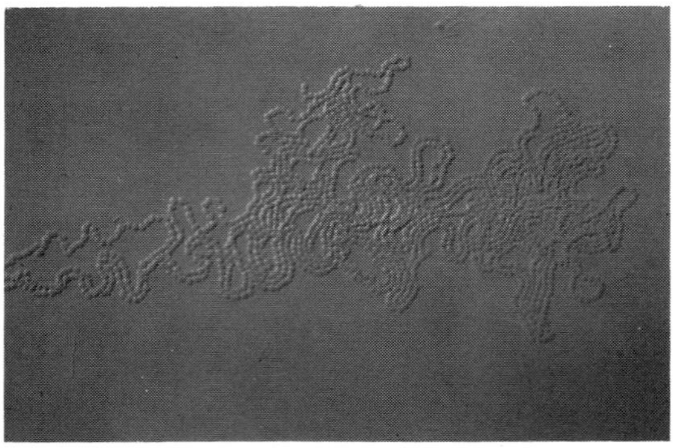

図17.4　パールテストにおいて真珠状で球形を呈する炭疽菌

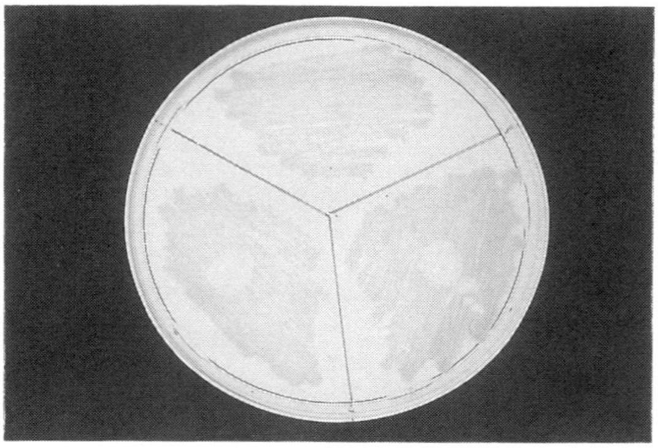

図17.5　ファージテスト．普通寒天培地に菌を塗布し，その中心部にγ-ファージ液を滴下する．

被検菌が炭疽菌であれば，ファージを滴下したところには菌が発育せず，周囲のみ発育する．

のような変化は認められない．

・ファージテスト：寒天平板培地に菌を塗布し，その中心部にγ-ファージ液を滴下する．37℃で培養後，被検菌が炭疽菌であればファージをおいたところには菌が発育せず，周囲のみ発育する（図17.5）．

・炭酸ガス培養：$NaHCO_3$（0.7％）を加えた寒天培地に菌を接種し，高濃度の炭酸ガス下（5～20％）で培養すると，莢膜を発現し，ムコイドのコロニーとなる．コロニー形態と，莢膜染色により炭疽菌を確認する．

・PCR：プラスミド上の莢膜形成に関与する遺伝子および毒素遺伝子をターゲット遺伝子としたPCR法による菌の同定も可能である．

・動物接種：検査材料の乳剤をマウスまたはモルモットの皮下に接種する．敗血症死したものの心血あるいは脾臓を材料として，上記の検査を実施する．

4. 予防・対策・治療

無莢膜弱毒変異株の芽胞液がウシおよびウマ用の予防生菌ワクチンとして用いられている．本病が生前に診断されることは少なく，治療することは事実上ほとんどない．敗血症が進行した段階では，抗生物質投与の効果は期待できない．同居家畜に対して緊急予防的に抗生物質を注射することがある．少数例ではあるがペニシリン耐性菌も報告されている．しかし，通常，本菌は抗生物質に対して広い感受性を有し，ペニシリンを始めとしてテトラサイクリン，エリスロマイシン，クロラムフェニコールなどが用いられる．

本病と疑われる患畜が死亡した場合，畜主，獣医師は直ちに都道府県知事（家畜保健衛生所）へ届け出て，その指示に従って作業を進める．炭疽の防疫上この届け出が最も重要である．炭疽と診断されたならば，家畜伝染病予防法による処置をとる．死体，飼育舎，乳汁などの処理および消毒，ワクチン接種，抗生物質投与，移動禁止などの措置がとられる．炭疽菌が有芽胞菌であることから，その消毒には高圧滅菌，塩素剤，ヨード剤，さらし粉など目的に応じて用いる．

ヒトでは感染症新法において，4類全数把握疾患に分類されている．肺炭疽や腸炭疽は緩慢な初期症状の場合が多く，臨床症状で診断するのは困難であり，診断には患者の職歴や疫学情報が重要である．PAを抗原としたELISAなどの血清診断も可能であるが，皮膚の病変部，喀痰，リンパ節，腹水，脳脊髄液，血液などからの菌の分離同定が最も確実な方法である．治療効果はいかに迅速に抗生物質を投与するかに依存する．ヒト用のワクチンとしては感染防御抗原であるPAを含む炭疽菌の培養上清が用いられるが，日本では使用されていない．

参考文献

1） Uchida, I., Sekizaki. T., Hashimoto, K., and Terakado, N. : Association of the encapsulation of Bacillus anthracis with a 60 megadalton plasmid. J. Gen. Microbiol., 131 : 363-367, 1985.

2） 村瀬信夫：炭疽．“獣医伝染病学”（笹原次郎，村瀬信夫，柴田重孝，清水悠紀臣，椿原彦吉編），近代出版，東京，1979, p.182-186.

3） PCB Turnbull : Guidelines for the surveillance and control of anthrax in humans and animals. 3rd edition, WHO（http : // www. who. int / emc-documents / zoonoses / whoemczdi986c. html）

4） Makino, S., Iinuma-Okada, Y., Maruyama, T., Ezaki, T., Sasakawa, C., and Yoshikawa, M. : Direct detection of Bacillus anthracis DNA in animals by polymerase chain reaction. J. Clin. Microbiol. 31 : 547-551, 1993.

内田郁夫（動物衛生研究所 北海道支所 環境・常在疾病研究チーム　Ikuo Uchida）

第18章　豚丹毒

1．はじめに

豚丹毒菌による動物の感染症で，世界中で発生が見られる．産業的にはブタでの被害が最も多く，わが国ではブタおよびイノシシの本疾病は届出伝染病に指定されている．ブタにおける臨床症状は，敗血症として重篤な急性型，軽度の皮膚病変（蕁麻疹）の亜急性型，また，関節炎や心内膜炎を主徴とする慢性型に分けられる．ブタ以外の家畜では，ヒツジや子牛の多発性関節炎の発生が知られる．鳥類は感染に対して比較的感受性が高く，シチメンチョウ，ニワトリ，ダチョウ，エミュー，ウズラ，アヒルなどで敗血症の報告がある．また，海産哺乳動物，とくにイルカの敗血症の報告例も多い．ヒトでの発生は類丹毒と呼ばれる皮膚病変が認められるが，時として心内膜炎や関節炎，また，敗血症死の転帰を取る．

この菌の歴史は非常に古く，1878年にドイツのKochにより初めてマウスより分離され，その後，ブタ（Loffler，1882）およびヒト（Rosenback，1909）から分離された菌も同一菌種であることが明らかとなった．本疾病に対しては有効なブタ用ワクチンが開発され，また，その治療も簡単で効果的であるため，この菌の研究は十分されてきたように感じられる．しかしながら，菌の分類体系が確立され，そして，菌の病原性と本病の免疫に関してその本体が明らかにされたのは，分子生物学的手法が用いられるようになった最近のことである．

2．疫　　学

（1）豚丹毒菌の分類

豚丹毒菌はグラム陽性の短桿菌で，非運動性，無芽胞性，非抗酸性を示す．自然界から分離される本菌の形態学的および生化学的性状はほとんど同じであることから，この菌は長年にわたり，1菌属 *Erysipelothrix* 1菌種 *rhusiopathiae* と考えられ，菌体加熱抽出抗原とそれに対する免疫家兎血清を用いたゲル内沈降反応により，23種の血清型とN型（型特異抗原性を欠く）に分類されてきた．しかしながら，Takahashi *et al.*[1)]のDNA-DNAハイブリダイゼーションを用いた遺伝学的分類の研究から，これらの血清型菌は，*Erysipelothrix rhusiopathiae*（1, 2, 4, 5, 6, 8, 9, 11, 12, 15, 16, 17, 19, 21, N型）と *Erysipelothrix tonsillarum*（3, 7, 10, 14, 20, 22, 23型）の少なくとも二つの菌種に分類され，さらに，これらの菌種に属さない二つの血清型菌（13, 18型）の存在が示された．

また，2004年のVerbarg *et al.*[2)]の報告では，16S rRNA遺伝子の配列を比較した結果，2菌種に加えて新たな菌種として *Erysipelothrix inopinata* の存在が提唱され，さらに，*Erysipelothrix* 属は新しく *Erysipelotrichaceae* 科に含まれることが提唱された．

このように，従来から使用されてきた豚丹毒菌という名称は *Erysipelothrix* 属菌の総称であり，したがって，豚丹毒は*Erysipelothrix*属菌による感染症という扱いを受けているが，畜産上問題となる菌種は*E. rhusiopathiae*に限られている．本稿では，菌の病原因子，感染病理および免疫に関しては*E. rhusiopathiae*菌種に限って説明する．

（2） 分布および動物からの分離

*Erysipelothrix*属菌は自然環境に広く分布し，種々の家畜や鳥類の他，それらの生活環境，また，魚介類の表面からも分離される．これらの菌は家畜の扁桃からしばしば分離されるが，とくに，ブタではその割合が高く，外見上健康なブタの扁桃から約20～50％の高率で分離される．魚介類から分離される菌は，漁獲後に船内あるいは陸揚げ後の環境から汚染されたものと考えられる．

自然界から分離される*Erysipelothrix*属菌の血清型および病原性は多様であるが，本疾病に罹患した動物から分離される菌のほとんどは*E. rhusiopathiae*菌種に属する．ブタの場合，急性の敗血症罹患豚からは1型菌，慢性型発症のブタからは2型菌が多く分離される．Takahashi *et al.*[3]によって行われた疫学調査によれば，1983年から1993年の間に，日本全国の27の食肉検査所で関節炎などの病豚から分離された計1,046株の*Erysipelothrix*属菌の内943株の血清型が同定され，その内の99.5％に当たる938株が*E. rhusiopathiae*菌種に属していた（1a型：40.4％，1b型：6.2％，2型：34.3％）．ちなみに，*E. tonsillarum*菌はブタやニワトリに接種しても病気を発症させることはできないが[1,4]，その中にはマウスに対して強い病原性を示す株も多くあり，また，心内膜炎罹患犬から分離された例もある[5]．*E. tonsillarum*菌のヒトへの感染例の報告はない．

（3） 感染経路

本疾病の感染源あるいは汚染源として，消化管や扁桃に菌を保有している保菌豚が重要である．これらのブタは糞尿とともに菌を排出して環境中の土壌，飼料および水を汚染し，さらに，野生動物やヒトが二時的に汚染源を広げることになる．

本菌の宿主への侵入は経口感染が主であるが，創傷感染もおこり得る．ただし，菌が体内へ侵入しただけで直ちに発症するものではなく，生体の抵抗性を減弱させるような条件が加わった場合に，発症すると考えられる．ブタでは扁桃や消化管に存在する菌が，高温，多湿，輸送などのストレスをきっかけとして血管系に到達し，感染発病へと進展するものと思われる．また，ヒツジでは，去勢や断尾などにより創傷感染することが多いとされる．

本菌のヒトにおける感染は，類丹毒と呼ばれる手指の創傷感染が主であり，感染動物やその肉，また，魚介類との接触により皮膚の小さな傷から感染するものと考えられる．その他，イヌやネコによる咬傷からの感染例も報告されている．

（4） 菌の病原因子

本菌は，ヒアルロニダーゼやノイラミニダーゼなどの菌体外酵素を産生するが，前者は組織への侵襲因子（spreading factor）として働き[6]，後者は菌の血管内皮細胞への侵入に関与すると考えられる[7]．また，強毒株の特徴としてブタの腎細胞への付着性が弱毒株よりも高いという報告がある[8]．これらの因子はいずれも感染のある局面で働き，菌が病原性を発揮するのに一定の役割を果たすが，その役割はあくまでも補助的なものであると考えられる．著者らは，本菌の強毒株からヒアルロニダーゼを産生しなくなった遺伝子変異株を作製してその病原性を解析したが，その遺伝子変異株は依然，マウスに対して親株と同程度の高い病原性を示すことを確認した[9]．

本菌の病原性で最も重要な因子は莢膜である．著者らの実験では，莢膜を保有する強毒株の50％致死量（50％ lethal dose：LD_{50}）は約16個（CFU）であったが，この株から作製した莢膜欠損株のLDは10^8個以上であった[10]．すなわち，莢膜を保有する強毒株は，16個で接種したマウスの半数を死亡させることができたが，無莢膜欠損株は10^8個を接種しても一匹のマウスも死亡させることができなかった．ちなみに，*E. tonsillarum*菌は莢膜を生合成するために必要な遺伝子を持っておらず，*E. rhusiopathiae*菌種と区別することができる[11]．

最近，本菌にバイオフィルム形成能があることが証明され，それに関与する220 kDaおよび85 kDaの二つの菌体表層蛋白分子が同定された[12]．菌のバイオフィルム形成は，菌が生存に適しない環境下で生き延びるために必要であるばかりでなく，生体内で持続感染する際の生態様式の一つとして知られており，豚丹毒の慢性型の発症に重要な役割を果たすものと考えられる．これらの菌体表層蛋白分子はいずれも*E. tonsillarum*菌の基準株（ATCC43339^T）には見つかっていない．

（5）免　疫

豚丹毒菌は細胞内寄生性を示すが，本菌に対する感染防御には液性免疫が重要な役割を果たす．この場合，莢膜抗原に対する抗体は感染防御に有効ではなく，菌体表面に存在するSpaAと呼ばれる蛋白性の感染防御抗原[13〜15]に対するIgG抗体がオプソニン抗体として働き[16]，菌は好中球やマクロファージに貪食され排除される[10, 17, 18]．菌に対する高度免疫血清が豚丹毒の治療に有効であり，母乳の免疫が初乳により子豚に伝達させることができるのは，このIgG抗体の働きによる．ちなみに，*E. tonsillarum*菌はこのSpaA分子を持っていない．

また，本菌の感染防御には細胞性免疫も関与する[19, 20]．生菌ワクチンの接種により強固な免疫が誘導されるのは，液性免疫に加えて細胞性免疫が誘導されることが原因である．細胞性免疫を誘導する菌側の分子は同定されていない．

これまでSpaA分子の他に，66 kDa-64 kDaの菌体表層分子[21]やバイオフィルム形成に関わる220 kDaの蛋白分子[12]が感染防御抗原として知られているが，これらの分子がどのような機構で感染防御能を誘導するのかはわかっていない．

3．診　　断

ブタの臨床症状は，急性の敗血症の場合，40度以上の高熱が突発し1〜2日の経過で急死する．脾およびリンパ節は充血肥大し，胃および小腸上部の粘膜は充出血が見られることが多い．死亡率は高く，豚コレラ，トキソプラズマ症との鑑別が重要になる．蕁麻疹型は，発熱や食欲不振などの症状に加えて，感染1〜2日後に菱型疹（ダイヤモンド・スキン）（図18.1）と呼ばれる特徴的な皮膚病変を示すが，致死の経過をとることは少ない．慢性型は，通常，急性型や亜急性型に引き続いておこることが多く，関節炎の場合，四肢の関節に好発し，腫脹，疼痛，硬直，跛行が見られる．心内膜炎の多くは無症状で，剖検で発見される．

豚丹毒の確定診断には検体から菌を分離する必要がある．培養は培地に，0.5％〜1.0％

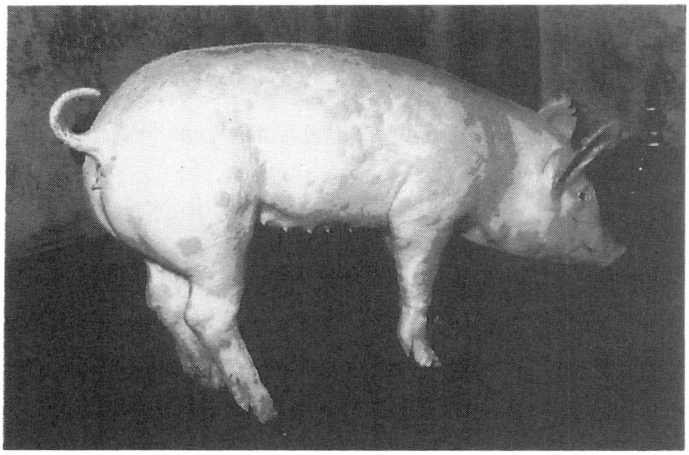

図18.1　豚丹毒菌の接種による全身性の皮膚病変（ダイヤモンド・スキンと呼ばれる）（写真提供：動物衛生研究所，故 横溝祐一博士）

のグルコース，あるいは5%の血清を添加することに発育が増進される．また，0.1%のTween 80の添加によっても同様の発育促進が見られる．急性および亜急性型由来菌は通常，単～2連鎖で，寒天48時間培養で小さな露滴状の集落をつくるが，慢性型由来菌はしばしば長連鎖をし，固形培地上でやや大きな表面粗造，周辺が鋸歯状の集落をつくり，一見炭疽菌の小さな集落を思わせる．血液寒天上では不明瞭なα溶血を示す．液体培地では通常混濁発育をするが，菌株によっては沈殿が見られる．選択培地として，トリプトソイブイヨンあるいはブレインハートインフュージョン培地にクリスタルバイオレットを0.001～0.002%，アジ化ナトリウムを0.02～0.05%に添加する．この培地は本来*Enterococcus faecalis*の分離用培地であるので，出現した集落の同定には注意を要する．必要に応じて，カナマイシン（400μg/m*l*），ゲンタマイシン（100μg/m*l*），バンコマイシン（25μg/m*l*）を添加し，選択性を高めることができる．本菌はグラム陽性菌であるが，古い培養菌や慢性型疾病由来の分離菌はしばしば陰性様に染まることがあり，注意を要する．分離された菌の同定にはPCR法が簡便であり，現在，いくつかの方法が報告されている．他の病原体の汚染が考えられる野外検体や組織からの*Erysipelothrix*属菌の検出には16S rRNAの配列を利用したMakino *et al.*[22]の方法が，また，*E. rhusiopathiae*菌種の特異的検出には莢膜の遺伝子配列を利用した著者らの方法[11]が利用できる．さらに，*Erysipelothrix*属菌種の詳細な区分の解析にはTakeshi *et al.*[23]やOkatani *et al.*[24]の方法が応用できる．

ヒトの感染例では，患者には屠場作業員，獣医師，肉屋，漁師，魚屋などが多く，職業病として認識される．病変は，皮膚病変（類丹毒），全身性皮膚病変，敗血症型のタイプがある．敗血症型の場合，感染性心内膜炎を併発することが多いが，その場合，*Listeria monocytogenes*などの他のグラム陽性菌との鑑別が重要になる．

4．治療・予防対策

治療はペニシリン系抗生物質がきわめて有効である．この菌はその他にも，セフェム系，クリンダマイシン，エリスロマイシンに感受性を示す．抗血清による治療は，現在行われていない．ヒトでの治療の場合，本菌は，グラム陽性菌による敗血症の初期治療薬として使用されることの多いバンコマイシンに耐性を示すため注意が必要になる．

本病の予防には，ワクチンの接種が有効である．現在，わが国で用いられるワクチンには弱毒生菌ワクチンと不活化（死菌）ワクチンとがある．この弱毒生菌ワクチンは強毒株をアクリフラビン添加寒天培地で継代して弱毒化した菌で，1回の接種により6カ月以上の免疫が持続するといわれる．生菌ワクチンであるので，移行抗体を持つ哺乳豚への接種には注意が必要になるが，飼料添加抗菌剤は生菌ワクチンの免疫効力に影響を与えないとされている[25)]．このワクチン株はSPF豚などに病原性を示すことがあり，その際に注意を要する．不活化ワクチンは欧米では昔から広く用いられてきたワクチンで，安全性の点では問題がないが，強い免疫を誘導するために2回接種を必要とする．

本菌の生態を考えると，本菌を根絶することは不可能である．したがって，本病の予防対策にはワクチンの使用はもちろんのこと，個々の飼養管理，衛生管理に重点をおいて対処することが大切である．他の菌と同様，消毒薬および熱に対する抵抗性はほかの細菌と同様あまり強くないので，消毒は有効である．

参考文献

1） Takahashi T, *et al.* 1992. DNA relatedness among *Erysipelothrix rhusiopathiae* strains representing all twenty-three serovars and *Erysipelothrix tonsillarum*. Int J Syst Bacteriol. 42 : 469-73.

2） Verbarg S, *et al.* 2004. *Erysipelothrix inopinata* sp. nov., isolated in the course of sterile filtration of vegetable peptone broth, and description of *Erysipelotrichaceae* fam. nov. Int J Sys Evol Microbiol. 54 : 221-225.

3） Takahashi T, *et al.* 1996. Serovars of *Erysipelothrix* strains isolated from pigs affected with erysipelas in Japan. J Vet Med Sci. 58 : 587-9.

4） Takahashi *et al.* 1994. Comparison of the pathogenicity for chickens of *Erysipelothrix rhusiopathiae* and *Erysipelothrix tonsillarum*. Avian Pathol. 23 : 237-245.

5） Takahashi *et al.* 1993. *Erysipelothrix tonsillarum* isolated from dogs with endocarditis. Res,Vet, Sci, 54 : 264-265.

6） Norrung V. 1970. Studies on Erysipelothrix insidiosa s. rhusiopathiae. 1. Morphology, cultural features, biochemical reactions and virulence. Acta Vet Scand. 11 : 577-85.

7） Nakato H, *et al.* 1987. Adhesion of *Erysipelothrix rhusiopathiae* to cultured rat aortic endothelial cells. Role of bacterial neuraminidase in the induction of arteritis. Pathol Res Pract. 182 : 255-60.

8） Takahashi T, *et al.* 1987. Correlation between adherence of *Erysipelothrix rhusiopathiae* strains of serovar 1a to tissue culture cells originated from porcine kidney and their pathogenicity in mice and swine. Vet Microbiol. 13 : 57-64.

9） Shimoji Y, *et al.* 2002. Hyaluronidase is not essential for the lethality of *Erysipelothrix rhusiopathiae* infection in mice. J Vet Med Sci. 64 : 173-6.

10) Shimoji Y, *et al.* 1994. Presence of a capsule in *Erysipelothrix rhusiopathiae* and its relationship to virulence for mice. Infect Immun. 62 : 2806-10.

11) Shimoji Y, *et al.* 1998. Use of an enrichment broth cultivation-PCR combination assay for rapid diagnosis of swine erysipelas. J Clin Microbiol. 36 : 86-9.

12) Shimoji Y, *et al.* 2003. Adhesive surface proteins of *Erysipelothrix rhusiopathiae* bind to polystyrene, fibronectin, and type Ⅰ and Ⅳ collagens. J Bacteriol. 185 : 2739-48.

13) Makino S, *et al.* 1998. Properties of repeat domain found in a novel protective antigen, SpaA, of *Erysipelothrix rhusiopathiae*. Microb Pathog. 25 : 101-9.

14) Shimoji Y, *et al.* 1999. Immunological characterization of a protective antigen of *Erysipelothrix rhusiopathiae* : identification of the region responsible for protective immunity. Infect Immun. 67 : 1646-51.

15) Imada Y, *et al.* 1999. Truncated surface protective antigen (SpaA) of *Erysipelothrix rhusiopathiae* serotype 1a elicits protection against challenge with serotypes 1a and 2b in pigs. Infect Immun. 67 : 4376-82.

16) Yokomizo Y, and Isayama Y. 1972. Antibody activities of IgM and IgG fractions from rabbit anti-*Erysipelothrix rhusiopathiae* sera. Res Vet Sci. 13 : 294-6.

17) Shimoji Y, *et al.* 1996. Intracellular survival and replication of *Erysipelothrix rhusiopathiae* within murine macrophages : failure of induction of the oxidative burst of macrophages. Infect Immun. 64 : 1789-93.

18) Sawada T, *et al.* 1998. Mechanism of protection induced in mice against *Erysipelothrix rhusiopathiae* infection by treatment with porcine antiserum to the culture filtrate of an attenuated strain. Vet Microbiol. 17 : 65-74.

19) Shimoji Y, *et al.* 1998. Construction and vaccine potential of acapsular mutants of *Erysipelothrix rhusiopathiae* : use of excision of Tn916 to inactivate a target gene. Infect Immun. 66 : 3250-4.

20) Shimoji Y, *et al.* 2003. Vaccine efficacy of the attenuated *Erysipelothrix rhusiopathiae* YS-19 expressing a recombinant protein of *Mycoplasma hyopneumoniae* P97 adhesin against mycoplasmal pneumonia of swine. Vaccine. 21 : 532-7.

21) Galan JE, and Timoney JF. 1990. Cloning and expression in *Escherichia coli* of a protective antigen of *Erysipelothrix rhusiopathiae*. Infect Immun. 58 : 3116-21.

22) Makino S, *et al.* 1994. Direct and rapid detection of Erysipelothrix rhusiopathiae DNA in animals by PCR. J Clin Microbiol. 32 : 1526-31.

23) Takeshi K, *et al.* 1999. Direct and rapid detection by PCR of *Erysipelothrix* sp. DNAs prepared from bacterial strains and animal tissues. J Clin Microbiol. 37 : 4093-8.

24) Okatani AT, *et al.* 2000. Randomly amplified polymorphic DNA analysis of *Erysipelothrix* spp. J Clin Microbiol. 38 : 4332-6.

25) Yamamoto K, *et al.* 2000. Influence of antibiotics used as feed additives on the immune effect of erysipelas live vaccine in swine. J Vet Med B. 47 : 453-460.

下地善弘（動物衛生研究所 次世代製剤開発チーム　Yoshihiro Shimoji）

第19章　リステリア症

1. はじめに

リステリア症はリステリア菌の感染に起因するヒト，家畜・家禽，野生動物の感染症である．ヒトへの感染は汚染畜産物や農産物の摂取により，動物との接触で起こることはない．日本では汚染食品による集団発生は知られていないが，年間の患者数は約80名と推定されている．欧米諸国では数十人規模の集団発生がしばしばあり，米国の年間患者数は2,500名以上，死亡者は約500名と見積もられている．ヒトでは髄膜炎，敗血症など予後不良な病型が多く，重篤な症状と高い致命率から，重要な食品媒介性感染症と認識されている．

2. 疫　学

リステリア菌の感染はヒトの他，ウシ，ヒツジ，ヤギ，ブタ，ウマ，ニワトリ，アヒルなどの家畜・家禽，イヌやネコ，野生動物で知られている．また，両生類や淡水魚，甲殻類にも寄生し，それらの排泄物や死体を介して耕作地や河川・湖沼水，そして畜産物や農作物が汚染される．ヒトへの感染は，リステリア菌に汚染された牛乳，チーズ，発酵乳，アイスクリーム，食肉，ソーセージ，ハムなどの畜産食品に加え，キャベツなどの生野菜を摂食することによって起こる．これらの汚染は生産段階の他，加工・流通段階でも起こることがある．実際に食肉では枝肉よりもカット肉の汚染率が高いとの報告がある．と殺・解体作業による汚染の拡大によるものであろう．しかも，リステリア菌は4～45℃の広い発育温度域を有し，また耐塩性も強いことから，生産あるいは加工段階で汚染した菌が冷蔵保存中の加工食品で増殖し，ヒトに集団感染を起こすことが知られている．そのような例にカナダで起こったキャベツサラダに起因する集団感染がある．本例では患者と死亡者はそれぞれ41名，17名に達し，食材のキャベツと患者から同じ血清型のリステリア菌を分離され，キャベツ農場ではリステリア症の発生のあった羊群由来の堆肥を施肥していた．これらのことから，キャベツが堆肥で汚染され，保存中に本菌が増殖，集団感染の原因となったものと推定された．ちなみに，千切りキャベツを4℃で2週間保存すると，リステリア菌は約1万倍に増えることが知られている．

ヒトの潜伏期は数日から数カ月におよぶ．発病リスクは，妊娠中の女性や老齢者，乳児，肝硬変や糖尿病，腎透析，エイズなど基礎疾患のある患者で高く，とくにステロイド剤の連用者やガン患者など免疫機能の低下したヒトでは致命率も高い．健常者で発病する例は少ない．病型としては髄膜炎や敗血症型が多く，全体の90パーセント以上を占める．妊娠中の女性が感染すると，死流産が起こる他，胎児性敗血症となる症例が多い．また，肺炎や消化器型，まれに関節炎や皮膚型が認められることがある．

一方，リステリア菌は様々な家畜・動物に感染するが，疫学的に最も重要なのはウシとヒツジ，ヤギの感染である．これらの動物の主な病態は，脳髄膜炎，敗血症，死流産，乳房炎で，脳髄膜炎が最も多い．飼料中の菌が口唇や口腔粘膜の傷から侵入，三叉神経を経て脳幹部に達し，脳髄膜炎を起こす．敗血症は腸管粘膜から侵入した菌が全身に広がって起きる．

ウシやヒツジの感染における最大のリスク因子はサイレージである．糞便からのリステリア菌の分離率は，牧草や濃厚飼料給与群に比べサイレージ給与群で高いこと，本症はサイレージを多給する冬季に多いことなどが知られている．サイレージの原料であるトウモロコシや牧草は土壌中のリステリア菌に汚染されており，不適切な製造と保存は本菌の増殖を許容することになる．良好なサイレージのpHは4～5で，リステリア菌はこの条件下ではほとんど増殖しない．しかし，pH5.5～6.0，温度6～18℃では1週間で100から1,000倍に増殖する．農家における調査でも，酸度の低いサイレージほどリステリア菌汚染度の高いことが知られている．サイレージの調製と保存管理の失宜はリステリア菌の増殖を許すことになり，汚染サイレージは本症の疫学の中で大きな役割を占めているといえる．

3．診　断

他の細菌による髄膜炎や敗血症，流死産と臨床的に区別することは難しく，確定診断には血液や髄液，臓器からの菌分離が必要である．

4．治　療

抗生物質による治療が行われる．ペニシリン系抗生物質，とくにアンピシリンが有効で，ゲンタマイシンやテトラサイクリンなどとの併用が推奨される．

5．予防・対策

ウシやヒツジの感染は汚染サイレージによることが多いことから，農場段階のリスク管理ではサイレージの品質管理が最も重要となる．サイレージ中のリステリア菌の増殖防止には，プロピオン酸製剤やサイレージ調整用乳酸菌が有用である．サイレージの乳酸発酵には嫌気度が重要となることから，ロールラップサイレージは二重梱包するなど，ラップの破損に注意するとともに，変質したサイレージの給与は避けるようにする．また，サイレージの残滓はリステリア菌増殖の格好な場となるため，餌槽や牛舎の清掃に努め，汚染の拡大を防止することが必要である．乳製品がヒトへの大きな感染源となっていることから，牛舎や搾乳環境の衛生改善をはかり，原乳の汚染を防止に努めることも大切である．

ヒトへの感染防止では，動物性食品はよく加熱して食べることが原則となる．健康な成人では問題となることはほとんどないが，乳幼児や妊娠中の女性，老人，高リスクとなる基礎疾患を持っているヒトは注意する必要がある．とくに妊娠中の女性は，場合によってはチーズや生ハムなど，リステリア菌汚染の可能性のある畜産食品の摂取を控えることも必要であろう．

6．その他

ヒトのリステリア症は感染症予防法の第5類疾病に分類され，定点把握疾患として基幹病院から毎月報告される細菌性髄膜炎に含まれる．また，と畜場法により罹患動物はと殺および解体が禁止され，解体後に発見された場合には全部廃棄の対象となる．

本稿は故 横溝祐一先生（元動物衛生研究所免疫研究部）の総説（畜産の研究，58（1）：79－83，2004）を短縮してまとめなおしたのである．

清水実嗣（微生物化学研究所 前動物衛生研究所 所長　Mitsugu Shimizu）

第20章　結　核

1. はじめに

結核は家畜伝染病予防法で家畜伝染病の一つに指定されており，同法での対象動物はウシ，ヤギ，スイギュウ，シカである．原因菌はウシ型結核菌（*Mycobacterium bovis*）またはヒト型結核菌（*M. tuberculosis*）であるが，家畜や野生動物の症例から分離されるのは主に *M. bovis* である．本菌は病畜との接触や汚染した畜産物の摂取を介してヒトに感染する危険が高いため，わが国においては撲滅対象疾病に指定され，過去1世紀にわたり家畜伝染病予防法のもとでの乳牛全頭を対象としたツベルクリン反応（以下ツ反応）検査を実施してきた．ツ反応陽性患畜の徹底した法令殺処分により，乳牛の結核は清浄化を達成したが，畜牛結核予防法の対象外である肉用牛では現在でも食肉処理場で有病巣畜がときどき摘発されている．またシカは *M. bovis* に対する感受性がきわめて高く，養鹿群での集団感染が発生しやすい．一方，届出伝染病の一つに指定されている鶏結核ではニワトリ，アヒル，シチメンチョウ，ウズラが対象動物である．原因菌の鳥型結核菌（*M. avium*）は，ブタの結核（抗酸菌症）の主要原因菌でもあり，ヒトの非結核性抗酸菌症やヒト免疫不全症患者の致死的原因菌となることがあるため公衆衛生の上から重視されている．本稿では動物からヒトへの感染の危険度が高い *M. bovis* について述べる．

2. 疫　学

結核菌はマイコバクテリウム属（Genus Mycobacterium）に属する好気性桿菌であり，抗酸染色陽性であることから抗酸菌（acid-fast bacillus）とも呼ばれる．この染色性は細胞壁に豊富に含まれるミコール酸という強疎水性脂質の特性によるもので，この成分が乾燥・酸・アルカリ・消毒薬に対する本菌の高い抵抗力を担っている．抗酸菌は，結核菌群と非結核性抗酸菌群に大別されるが，結核菌群には *M. tuberculosis*，*M. bovis*，*'M. canettii'*，*M. africanum*，*M. caprae*，*M. microti*，*M. pinnipedii* の7菌種が含まれる（表20.1）．非結核性（非定型）抗酸菌は発育速度と色素産生性からⅠ～Ⅳ群に分類され，Ⅰ群には家畜とヒトに病原性をもつ *M. kansasii* が，またⅢ群には *M. avium* が含まれる．結核菌群の内，家畜で問題となるのは主に *M. bovis* であり，本菌はウシやヒトの他にシカ，ヒツジ，ヤギ，バッファロー，イヌ，ネコ，アナグマ，キツネ，コヨーテ，ヒョウ，ヒヒ，アライグマ，オポッサム，モグラ，アザラシ，トド，実験的にはマウス，モルモット，ウサギなどの広い範囲の動物に感染し病巣をつくる．動物の中ではウシとシカが *M. bovis* に対する感受性がとくに高く，ヒツジやヤギの感受性は低い．高い感受性を示すウシでは患畜導入により濃密に群内伝搬を起こすことがあり，群馬県での一酪農家の発生例では，2頭の結核牛が導入されたため，僅

表20.1　結核菌群の抗酸菌

菌種名	自然宿主
M. tuberculosis	ヒト
M. africanum	ヒト
'M. canettii'	ヒト
M. bovis	ウシ
M. caprae	ヤギ
M. microti	ハタネズミ類
M. pinnipedii	アザラシ，オットセイ

か7カ月以内に同居牛30頭中の29頭に感染が広がったとの報告がある[8]．感染動物の糞尿，鼻汁，唾液，皮膚の漏管を介して排泄された菌は動物舎，土壌中においては数週間～数カ月にわたり生残するが，日光暴露下や夏期での生残性は低下する．

わが国での牛結核の発生状況は，1903年におけるツ反応検査では4.6％と高い陽性率を示したが，1951年には0.4％，そして1967年には0.03％まで漸減し，1970年の徳島県下の集団発生を最後に，乳牛の有病巣症例報告はない．最近5年間では，毎年1頭のツ反応陽性牛が摘発されているが，摘発牛から *M. bovis* が分離されたことはない．これまでにツ反応陽性だが結核病巣陰性のウシやヤギからは，*M. avium*，*M. kansassi*，Ⅳ群非結核性抗酸菌などが分離されることがあり，これらの抗酸菌感染によりツ反応が非特異的に陽転したと考えられている．他方，畜牛結核予防法の対象外の肉牛では，未だに，と畜検査で *M. bovis* 感染の有病巣結核牛が発見され，時には同居または接触牛の中に多数のツ反応陽性牛が摘発されている．これまでに5件の大規模な和牛での集団感染が報告されている．1963～65年に新潟県佐渡で黒毛和種99頭，1980～82年には熊本県阿蘇で褐毛和種73頭，1981～83年に北海道渡島地方で褐毛和種30頭，さらに1987年には十勝地方で褐毛和種75頭の結核患畜の摘発があった．最近では，1999年に熊本での褐毛和種牛の同居牛検査で35頭の患畜が摘発された．一方，国内の養鹿場での *M. bovis* による集団感染例も記録されている．1988年～1990年の3年間に，青森県下において東南アジアから輸入したミズシカおよびバイカジカ計288頭の内136頭（47％）が，また同居の自家産シカ146頭中96頭（66％）が結核で死亡した．全症例の肺には粟粒結核病変が，また腎臓や腸管にも重度の結核病変が高率に認められた．ついで1995年には，高知県において123頭のバイカジカにおいて病性鑑定対象の8頭中5頭に結核病巣を認めたため，全頭が淘汰された．

わが国では，現在結核の新規患者数は毎年3万人前後となっているが，原因は *M. tuberculosis* であり，*M. bovis* の感染症例はこれまでにほとんどない．ひきかえ，英国では1931年当時にウシの *M. bovis* 感染率は18％にも達していた．実際32,959人の結核死亡患者の内2,147人に *M. bovis* 感染を認めた．1992年においても結核患者の1％から *M. bovis* が分離されている．1977～1990年における英国の232人の *M. bovis* 感染患者の内94％が肺結核，23％が泌尿生殖器結核，17％がリンパ節結核であった．また，1982～1988年にオーストラリアで発生した87人の *M. bovis* 感染患者の内40人が食肉処理業者，17名が牧場従事者，13人が非滅菌乳の飲用者であった．患者の67人が肺結核であり，食肉処理作業中に病変部からの飛沫吸引で感染が成立したとみられている．カナダではエルク農場で咽頭膿瘍結核を罹患した病畜の長期加療に係わった2名の獣医の喀痰から *M. bovis* が分離された．*M. bovis* に集団感染した水族館のアザラシに係わった調教師の感染例では，両者からの分離菌が同一の制限酵素切断長パターンを示したことから，分子疫学的に調教中の感染が示唆された．さらに，1991年のWHO報告によれば，南米では毎年7,000人の *M. bovis* 感染新規患者の発生があったという．ウシからヒトへの伝搬では非殺菌処理乳を介しての経口感染が大部分であるが，農夫の場合は病牛の排泄物の粉塵や呼気エアロゾルを介しての気道感染もおこる．また泌尿器結核に罹患した農夫の尿で汚染された牧草がウシへの感染源となった事例もある．*M. bovis* は牛糞中では冬季に5カ月間，夏期でも2カ月間の生残性を示し，また土壌中では2年間も生残するので，発生農場への再放牧や観光者の立ち入りには注意を要する．

英国やアイルランドでは近年，年間5,000頭を越えるツ反応陽性牛が摘発されているが，その背景にはアナグマでの結核流行がある．結核発生歴のある牧場由来の7,557頭のアナグマの内13％が結核病巣を有しており，感染母親から生まれた幼獣の感染率はほぼ100％であった．結核感受性が高いアナグマは全身結核に移行しやすく[3]，肺や腎臓にはしばしば粟粒結核が認められ，尿中には10^5個/gの，また糞便中には10^4個/gの *M. bovis* 菌が排出される．そのため，特定地域においてアナグマの駆除事業がウシ結核の防疫対策として実施され，一定の効果があることが報告されている[2]．一方，ニュージーランドで蔓延しているオポッサム（フクロギツネ）の *M. bovis* 感染では肺原発病巣から肝臓，脾臓，腎臓，腸間膜リンパ節，腋下リンパ節，鼠径リンパ節にわたる播種性病変がみられ，死体の皮膚病巣などが牛への感染源として重要視されている[7]．

3．診　　断

ウシの結核は主に上部気道および肺の病巣から排出されたエアロゾルの吸入によって感染が成立する．実験的に鼻腔内に *M. bovis* を10^6個接種すると，2カ月以内に咽頭粘膜・付属リンパ節および扁桃そして肺に結核病巣が形成される[9]．野外感染例の初期病巣は肺および縦隔膜リンパ節や気管支リンパ節に高頻度に認められるが，肺に先立って扁桃や後咽頭リンパ節に病巣が形成され，そこが排菌源となることに留意すべきである[1]．実験感染牛では接種後6～25週間にわたり鼻粘膜から菌が分離されるので，肺に病変がなくても鼻汁飛沫が重要な感染媒体となる可能性がある．いったん肺に開放性結核病巣（図20.1）が形成されると，気管支粘液中に大量の結核菌が漏出し，大部分は嚥下され，ついで反芻とルーメンからのエアロゾルを介して放出される．海外の乳牛2,886頭の有病巣結核牛の剖検所見では，57％が胸腔に，23％が頭頸部に，5％が両部位に結核病巣を有していた．和牛の一集団発生例ではツ反応陽性牛の多くが，肺を原発病巣とした播種性結核病巣を有していた．すなわち57頭の有病巣牛の内，14％が下顎リンパ節に，56％が肺門リンパ節に，55％が縦隔リンパ節に，51％が肺に，11％が肝臓に，9％が脾臓に，1.8％が腎臓に，そして63％が腸間膜リンパ節にも病巣を有していた．腸間膜リンパ節の病巣は，呼吸器病巣から排出された *M. bovis* を含む喀痰・鼻汁・唾液の嚥下により形成された二次病巣である．熊本の集団発生例でも同様の病変分布をみたが，15％が乳房リンパ節に乾酪化病巣を有していた．*M. bovis* の全身感染において，肋膜や胸膜などの漿膜面に真珠様の連なった特徴的な結核結節が認められることがある（図20.2）．これらの結節は結合織膜で被われ硬く光沢をもつので，ウシ結核の特徴的病変として「真珠病」と呼ばれている．

重度の肺病巣をもつ患畜は，被毛失沢・削痩を呈するが，熊本で摘発された73頭の褐毛結核牛では大部分に定型的病巣がみられ，*M. bovis* が分離されたにもかかわらず，発咳は3頭，被毛失沢は1頭，栄養不良が1頭にみられたにすぎなかった．このように，一般には臨床症状に乏しく，解剖検査後に結核様病巣が検出される例が多い．シカの結核集団発生例では多くが発咳，呼吸困難，栄養失調，下痢，神経症状を呈し，肺，胸腔リンパ節以外にも，腸管，腹膜，肝臓，脾臓，腎臓，副腎，脳に結核性肉芽腫病巣の発生が高率にみられた．このような重度の病態が高い死亡率をもたらしたと考えられる．

病変部からの *M. bovis* の分離にはグリセリン非添加 Tween80 添加小川培地などを用いる．2～4週後にコロニーの発育が確認された場合，市販の抗酸菌鑑別キットなどで性状を調べると共に，結核菌群に特異的な PCR やプローブ法により菌を同定する．*M. bovis* はナイアシンテスト陰性およびピラジンアミド抵抗性が *M. tuberculosis* との重要識別性状とされているが，*M. bovis* の中にはピラジンアミド感受性の株も存在するため注意が必要である．牛型結核菌はグリセリン添加培地ではあまり発育せず，Tween80 添加培地が増殖に適している．グリセリン添加培地では牛型結核菌以外の抗酸菌が分離される可能性があるので細菌検査時には併用することが重要である．菌の分離培養には数週間を要するため，病変部塗抹標本中に抗酸菌が多数認められた場合には，組織乳剤から DNA を抽出し，PCR 検査などにより迅速に *M. bovis* の存在を確認することも可能である．

ウシ結核の生前診断には現在ツ反応検査が用いられている．ツベルクリン診断液を尾根部皮内に注射し，48～72時間後の腫脹差を測定して判定する．鳥型結核菌などの非結核性抗酸菌の感染が疑われる場合は，鳥型ツベルクリン PPD と牛型ツベルクリン PPD を頸部皮内に同時接種し，反応を比較する．結核の清浄化にはツ反応陽性家畜の摘発・淘汰が最も効果的であるが，熊本の褐毛和種の集団発生例では65頭中34頭が1回目の検査で陽性を示したが，31頭は2回以上の検査で摘発されているので，発生農場では2年程度の定期検査の続行が必要である．ツ反応に替わる試験管内の細胞性免疫検査法としてインターフェロン・ガンマ（INF γ）測定用 ELISA キットがオーストラリアで開発され，ウシの結核清浄化に役立っている．さらに，ヒト結核感染の診断法として遺伝子組換え抗原を使用した INF γ 測定用 ELISA キットが最近開発され，ツベルクリン反応に替わる診断法として注目されている[6]．

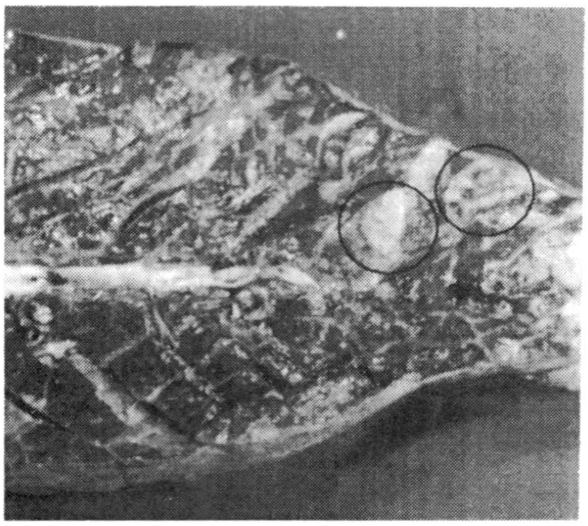

図20.1　*M. bovis* 感染牛の肺結核病変
○：乾酪化病巣

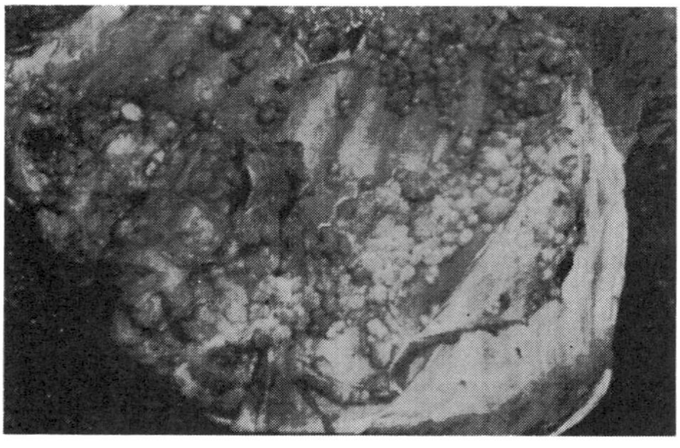

図20.2　牛結核に認められる漿膜上の真珠様結節（真珠病）

4. 予防・対策

本病は病畜が排泄するエアロゾル中の結核菌により主に感染が拡大していくが，その他菌に汚染された牧草，飼料，飲水などによる同居牛への感染，あるいは汚染された畜産物の摂取を介してのヒトへの感染の危険性が高い．ツ反応検査，あるいはINF γ 検査による結核感染牛の早期発見と淘汰が防疫対策の基本となるが，畜舎環境の消毒など一般的な衛生対策も蔓延防止には重要である．中南米，アフリカ諸国では原乳の *M. bovis* 汚染が報告され，自家製非殺菌発酵乳の食習慣が感染リスク因子となっている．*M. bovis* はバター中でも長期生残するので，原乳の63℃30分間以上の加熱殺菌処理の啓蒙がすすめられている．英国では，ウシやヒトへの感染リスク因子となるアナグマの結核病清浄化のための駆除，あるいは野生動物を対照としたワクチンの開発研究が進められているが，有効なワクチンは現在のところ開発されていない．

1979年当時英国では，結核病発生農場は89戸，ツ反応陽性頭数は600頭，しかも地域的に限定していたが，2000年には，それぞれ1,031農場，9,000頭にまで増加し，汚染地域も拡大した[5]．これには，アナグマでの結核蔓延とともに，1992～93年におけるBSE牛の発生増加と2000年における口蹄疫の大発生の影響により，牛結核対策への予算・施設・人員が不足したことが一因とされている．同国におけるウシの結核は現在も増え続けており，アナグマなどの野生動物による結核の伝播よりも感染牛の国内移動による結核の蔓延が疑われている[4]．このような結核の広がりを防止する為にも，ウシの移動前後のツ反応検査や農場の定期検査による結核病の監視体制の構築・維持は防疫上きわめて重要である．乳牛の清浄化を達成したわが国では，5年に一度のツ反応検査となったが，肉牛の結核は散発的にいまだに続いている．今後も乳牛に対する厳重な監視体制を堅持するとともに野生動物に対する結核感染のモニタリングにも関心を向けるべきである．

5. その他

結核の対策に関連する法規

1）家畜伝染病予防法

2）感染症法（感染症の予防および感染症の患者に対する医療に関する法律，結核予防法は廃止され感染症法へ統合）

参考文献

1） Cassidy,. JP. *et al.* Tonsillar lesions in cattle naturally infected with *Mycobacterium bovis*. Vet. Rec., 144, 139-42. 1999

2） Donnelly CA, *et al.*, Positive and negative effect of widespread badger culling on tuberculosis in cattle, Nature, 439, 843-846, 2006

3） Gallagher, J. and Clifton-Hadley R. S. Tuberculosis in badgers ; a review of the disease and its significance for other animals. Res. Vet. Sci., 69, 203-17, 2000

4) Gilbert M, *et al.*, Cattle movements and bovine tuberculosis in Great Britain, Nature, 435, 491-496, 2005

5) Hancox, M. Bovine tuberculosis : milk and meat safety. Lancet. 23, 706-7, 2001.

6) 原田登之，全血インターフェロンγアッセイによる結核感染診断の特性，81（11），681-686, 2006.

7) Jackson R. *et al*, Naturally occuring tuberculosis caused by *Mycobacterium bovis* in brushtail possum（*Trichosurus vulpecula* : An epidemiological analysis of lesion distribution, New Zealand Vet. J., 43, 306-314, 1995

8) 河田忠一郎ら，群馬県に発生した乳牛の結核集団発生例，日獣会誌，23, 216-221, 1970

9) Menzies, F. D. and Neill, S.D. Cattle-to-cattle transmission of bovine tuberculosis. Vet. J., 160, 92-106. 2000

本稿は，故横溝祐一先生（元動物衛生研究所免疫研究部）の総説（畜産の研究，58（1）：84-88，2004）を短くまとめると共に，一部加筆，修正したものである.

森　康行（動物衛生研究所 ヨーネ病研究チーム　Yasuyuki Mori）

第21章　大腸菌感染症

1. 概　　念

大腸菌感染症は病原大腸菌 pathogenic *Escherichia coli* の感染よる疾病であり，ヒトを含む動物では感染・発病機序の違いから腸管感染症である大腸菌性下痢と大腸菌性腸管毒血症（浮腫病，脳脊髄血管症，溶血性尿毒症症候群など），全身感染症である大腸菌性敗血症と大腸菌性髄膜炎，局所感染症である大腸菌性乳房炎・子宮内膜炎・尿路感染症などの病型に分けられる．この内，腸管に感染して下痢や毒血症を惹起する大腸菌は下痢原性大腸菌と総称されており，腸管病原性大腸菌（EPEC）または腸管接着微絨毛消滅性大腸菌（AEEC），毒素原性大腸菌（ETEC），腸管組織侵入性大腸菌（EIEC），志賀毒素（Vero 毒素）産生性大腸菌（STECまたはVTEC），腸管凝集性大腸菌（EAEC）など多様な集団から構成されている．STECはヒトに対する病原性が強いEHECとそれが不定なnon-pathogenic STECに分けられるが，EHECは出血性大腸炎に引き続き志賀毒血症を併発させることからきわめて危険な病原体と認識されている．下痢原性大腸菌の中で，zoonotic *E. coli*（人獣共通感染性大腸菌），すなわち，ヒトと動物の双方に感染する大腸菌の主なものはEHECであり，一部にAEECがある．

2. 疫　　学

（1）ウシ，ブタの大腸菌性下痢

ウシの大腸菌性下痢の発生は世界的であり，わが国ではETECによる症例が1976年頃から，EHECによる下痢は1989年頃から報告され，現在では全国的である．ETECは生後1カ月齢以内の下痢子牛の12～22％から分離されるが，生後5日齢以内の水様下痢に限定すると分離頻度は高く，70～80％に達する．北米の調査では生後3～4日齢以内の子牛下痢の50～60％に本菌が関与している．EHECとAEECは下痢子牛の10～40％から分離されるが，腸管の病理組織学的所見から本菌の関与が裏付けられた下痢の割合は5～10％である．ウシは本菌を高率に健康保菌しているため，下痢の原因かどうかは菌分離だけでは十分でない．

ウシの大腸菌性下痢の好発日齢は限定されており，ETECの感染は生後5日齢以内のものに，EHECの感染は10～30日齢のものに多い．牛ロタウイルス，クリプトスポリジウムなどとの混合感染があると1～2カ月齢の子牛にも発生する．ETECの場合，死亡率は感染日齢と関連し，生後間もない時期に感染するときわめて高く，70％に達することがある．EHECやAEEC感染では死亡率は低いものの治療が遅れると慢性化しやすく発育遅延を起こす．ETEC，EHECなどの感染源は保菌牛であり，本菌は糞便中に排菌され，ウシの体毛，牛舎の床，壁，飼槽，水槽などを長期にわたり汚染する．このような汚染環境で生まれた新生子牛は生後間もなく経口的に感染する.

ブタの大腸菌性下痢は発生時期により新生期下痢と離乳後下痢に分けられ，両方とも主因はETECであるが，離乳後下痢の一部にAEECの感染がある．新生期下痢は2週齢以内のブタに集中し，同時期の子豚下痢に占める本症の割合は20～35％．死亡率は発症日齢により異なり，3日齢以内では70％以上に達する．通常，同腹豚が同時に発病し，初産豚の産子では発生頻度が高い．ETECを保菌する母豚の糞便が主要な感染源である．離乳後下痢は離乳を直接または間接の誘因とし，離乳後3～10日に発生する．発生率は20～50％と高く，常在化しやすい．死亡率は10％以下である．離乳ストレス，乳汁抗体の断絶，飼料変更に伴う腸内環境の変化，消化吸収障害などの感染以外の諸因子が下痢の発現を助長する．また，ロタウイルスの先行感染はETECの定着を増強し，病勢を重篤化する.

(2) ブタの浮腫病

本病は1938年にアイルランドで最初に報告されて以来，ヨーロッパ，アフリカ，北米，日本，オセアニアなど世界的にみられる．近年，理由は不明だがイギリス，アメリカ，カナダなどでは発生が減少し，スイス，デンマーク，クロアチアなどでは増加している．わが国では1994年以降毎年500頭以上に達し，その発生パターンは集団的で長期化する傾向が強い．発生増加の理由は不明であるが，近年におけるブタの集約生産化，種豚系統の均一化，早期離乳化，増体中心の飼料設計などの養豚産業そのものの変貌と関連があると指摘されている．ブタにとって離乳は大きなストレスであり，それに伴う腸内環境の急変や母乳給与の中断は，大腸菌感染の大きな誘因となる．事実，本病は離乳を契機として，4～12週齢のブタに集中する．この時期の死亡豚の約20％が本病に起因し，時に2～3週齢の哺乳豚あるいは成豚にも発生する．通常，豚群の中の数頭が突発的に発病し，急性の経過をとり，短期間（4～15日間）で終息するが，最近は再発を繰り返し長期化する事例が増えている．発病率は10～40％であるが，死亡率は50～90％と高い．一般に春から秋にかけて発生が増加する．伝播は糞便，エロゾール，飼料・飲水などを介しておこる．農場環境での原因菌の汚染は長期に及び，ブタと飼育環境との間で感染環が形成され再感染が繰り返される.

(3) ヒトの腸管出血性大腸菌感染症

本症はEHEC O157：H7に汚染された牛挽肉を原因食とする“食中毒”（食品媒介性ズーノーシス）として1982年に米国で初めて確認されたが，現在では南北アメリカ，ヨーロッパ，アジア，オセアニア，アフリカなど全地球規模で発生している．わが国での本菌による集団感染は，1996年に小学校を中心として多発したが，1997年以降は学校給食における衛生管理が強化されたことなどにより，そこではほとんど発生をみていない．しかし，保育園，老人ホームなど衛生指導や衛生管理が十分に行き届きにくい施設においては今も集団感染が散見される．本症の感染源が特定された症例は必ずしも多くないが，牛肉関連食品によるものが目立つ．野菜や漬け物あるいは飲料水が感染源と同定された場合でも，牛肉またはウシの糞便やたい肥による二次汚染が推定される事例が多い．プール，風呂などの水を介した感染，家庭，保育園，幼稚園，特別養護老人ホームなどでの二次感染，農場訪問や保菌動物との接触による感染などもある．また，近年の特徴として特定の汚染食品の流通に関連する散発例の広域的な多発（diffuse outbreak，散在性集団発生）がみられることである．この種の集団発生の摘発には分離株のパルスフィールド電気泳動法による分子疫学的解析がきわめて有用である．厚生労働省伝染病統計および感染症発生動向調査に基づく本症届出患者数（主として散発例）は，1998年2,077人，1999年3,222人，2000年3,647人，2001年4,336人，2002年3,185人，2003年2,999人，2004年3,690人，2005年3,577人であり，近年わが国で発生する動物由来感染症（人獣共通感染症）の首位である．

本菌の主要な保菌源はウシである．ウシからの最初の分離は1977年にアルゼンチンで，わが国では1981年になされた．最近の国内の調査では，牛飼育農場のEHEC O157汚染率11.8％，保菌率0〜13.5％（平均6.5％）であり，ウシの種類，飼育形態などにより分離率が異なっている．とくに肉用牛の保菌率は13.5％であり，搾乳牛の1.8％に比べ高率であった．おそらく飼育施設の衛生状態，給餌飼料の違いなどが保菌率に関係しているものと考えられる．また，米国においてほぼ同時期に実施されたト畜場搬入牛のEHEC O157保菌調査では，327頭中91頭（27.8％）の糞便から本菌が分離された．内蔵摘出前のト体表面の汚染は341頭中148頭（43.4％）にみられ，剥皮過程などでの二次汚染と考えられた．しかし，内臓摘出後，除菌処理（有機酸による洗浄，温湯処理，蒸気による低温殺菌など）された枝肉の汚染は330頭中6頭（1.8％）に低下している．この成績は米国の肉牛の保菌率が予想以上に高いことを示しており，しかも，除菌処理後においても約2％の枝肉に本菌の汚染が認められたことになる．事実，毎年のように米国農務省食品安全検査局の通常検査で汚染挽肉やステーキ肉が摘発され，製品のリコールが行われている．

表21.1に諸外国で報告されたウシEHEC O157の保菌率をまとめて示した．保菌率に違いはあるものの調査したいずれの国でも高率に分離されており，ウシが本菌の主要な保有体であることを裏付けている．しかし，ウシのEHEC O157：H7の*stx*型をみると，表21.2のとおり*stx2c*単独産生菌が57％を占めている．ヒトの症例株の約78％が*stx2*あるいは*stx1*と*stx2*産生株であることからすると，ウシEHEC O157株の全てがヒトに対して病原性を有するとは考えがたく，多様性があることがうかがえる．

EHEC O157保菌牛の排菌状況を観察すると，間欠的に1〜2カ月間排菌し，その後培養陰性となる例が多く，本菌はウシの定住菌というよりはむしろ通過菌であり，汚染環境からの再感染を繰り返しながら，環境の清浄化にともない保菌・排菌が終息する．保菌牛の

表21.1　ウシの腸管出血性大腸菌O157の保菌率

国名	ウシの用途	採材場所	保菌率（％）
日本	肉牛/乳牛	ト畜場	0〜13.5
米国	肉牛	ト畜場	28
	肉牛	農場	23
スコットランド	肉牛	農場	7.3〜10.0
イングランド	肉牛	農場	6.0〜25.0
	肉牛	ト畜場	4.7
デンマーク	乳牛	農場	21.4
フィンランド	肉牛	農場	10.3〜38.5
スウェーデン	肉牛	ト畜場	1.2
オーストラリア	肉牛	農場	0.3〜0.4
	乳牛	農場	2.5

第4回国際腸管出血性大腸菌感染症シンポジウム（2000年，京都）で発表された成績をまとめた．

表21.2　腸管出血性大腸菌O157の志賀毒素（*stx*）型

*stx*型	ヒト由来株（%）	ウシ由来株（%）
stx 1	6 *（4.6）	5（5.5）
stx 2	56（43.1）	3（3.3）
stx 1, *stx 2*	45（34.6）	14（15.4）
stx 2c	23（17.7）	52（57.1）
stx 1, *stx 2c*	0	9（9.9）
stx 2, *stx 2c*	0	8（8.8）
	130（100）	91（100）

* 菌株数

糞便1g当たりの菌数は10^0～10^4個であり，少数菌の検出には増菌培養と免疫磁気ビーズ法の併用が必須である．本菌は糞便の他，口腔スワブ（唾液）からも分離されるが，これは反芻による第1胃内容からの汚染あるいは飼槽，水槽，床，壁などの飼育環境からの汚染と考えられる．本菌はしばしば体毛や前胃（第1胃/第3胃）内容からも分離される．O157汚染農場ではウシと同じ遺伝子型菌が様々な環境材料や同居する他の動物からも分離される．このような本菌の農場環境内での拡がりを抑制するためには，保菌牛の糞便やそれに汚染された敷料を速やかに除去・発酵消毒し，「糞便→汚染敷料・飼料・飲水など→経口摂取」の感染サイクルを断つことが重要である．小児が牧場で保菌牛に舐められることはズーノーシスの視点から避けるべきである．

ウシ以外でこれまでにEHEC O157が分離された動物として，ヒツジ，ヤギ，ブタ，ウマ，ポニー，イヌ，ネコ，シカ，イノシシ，アライグマ，ネズミ，ノウサギ，オポッサム，オランウータン，ハト，カモメ，ガチョウ，アヒル，シチメンチョウなどがある．国内の養豚場59農場中4農場（6.8%），健康豚346頭中4頭（1.2%）からEHEC O157が分離されており，そのファージ型はウシやヒト株と共通することから，ブタも本菌の潜在的保有宿主である．また，米国では調査したブタの2%から，英国では0.3%から，南米チリでは15.7%から本菌が分離されており，チリではヒトへの感染源として豚肉が重要視されている．

3．病　　因

（1）下痢原性大腸菌

ETEC，EHECおよびAEECがウシ，ブタの大腸菌性下痢の原因である．ETECは付着因子（定着因子）を介して小腸粘膜に定着し，下痢原性毒素であるエンテロトキシンを産生して腸上皮細胞の過分泌を誘導し激しい水様性下痢を惹起する．付着因子の主なものは線毛であり，ウシではF5（K99），F17（Att25，FY），F41などが，ブタではF4（K88），F5（K99），F6（987P），F41，F18acなどが重要である．F4，F5，F6，F41などは新生期下痢由来株に，F4およびF18acは離乳後下痢由来株に認められる．一般に，家畜ETECの付着因子である線毛は宿主特異的なレセプターを認識するため，それが存在しないヒトに感染することはほとんどないし，同様にヒトのETECが家畜に感染することもない．

エンテロトキシンはLT（LT1，LT2）とST（STa，STb）に分けられるが，ウシではSTa単独産生株が圧倒的に多く，LT 産生株は稀である．ブタでは LT1，STa，STb が検出されるが，菌株によりこれらを単独で産生するものや同時に産生するものがある．子牛由来 ETEC は O 群 8，9，20，101 などに属するものが主体である．子豚由来 ETEC では O 群 8，9，20，101，141，147，149，157 などが多く，中でも O149 に属する F4 保有 ETEC の分離頻度が最も高い．

子牛の EHEC 感染症の典型例では粘液便や血便の排泄が特徴であり，脱水は軽度である．原因菌の主な血清型は 05：H-，O26：H11，O103：H2，O111：H-，O118：H16，O121：H19，O145：H- などであるが，無症状のウシも保菌していることがあり，診断に際しては腸管の病理組織検査を行い後述する AE 病変の有無を調べる必要がある．これらの血清型菌は少なくとも二つの病原因子，すなわち志賀毒素（Stx）と intimin（外膜タンパク性付着因子で *eaeA* 遺伝子が支配）を保有する．Stx には Stx1，Stx2，Stx2c，Stx2d，Stx2e，Stx2f などがある．STEC の中で *eaeA* 遺伝子を有するものが EHEC であるが，本菌はヒトに対して高病原性であり，人獣共通感染症の原因菌として重要である．一方，健康牛からの STEC の分離率は 2～34 %，*stx* 遺伝子の保有率は糞便の増菌培養後の PCR で 60～70 % に達する．本菌は腸内細菌叢の一部を構成する commensal（偏共生体）であることに留意する．これまでに牛から分離された STEC の O：H 血清型は 250 以上にも及ぶ．

EHEC の定着した腸管では粘膜上皮の微絨毛が伸長・萎縮・消失し，上皮細胞内にアクチン線維の集積が観察される．この所見は AE（Attaching & effacing；菌の上皮細胞への密着と微絨毛の消失）病変と名付けられ，EHEC や AEEC の感染に特徴的な粘膜の変化である（図 21.1）．EHEC の付着因子は intimin や種々の分泌タンパクであり，LEE と呼ばれる染色体領域に存在する約 40 もの遺伝子の機能発現によって，菌体を上皮細胞に強固に接着させる．ウシの腸粘膜には Stx に対するレセプターが存在しないことから，本毒素のウシに対する下痢活性はないかきわめて弱いものと考えられ，EHEC と AEEC による下痢の発現は AE 病変

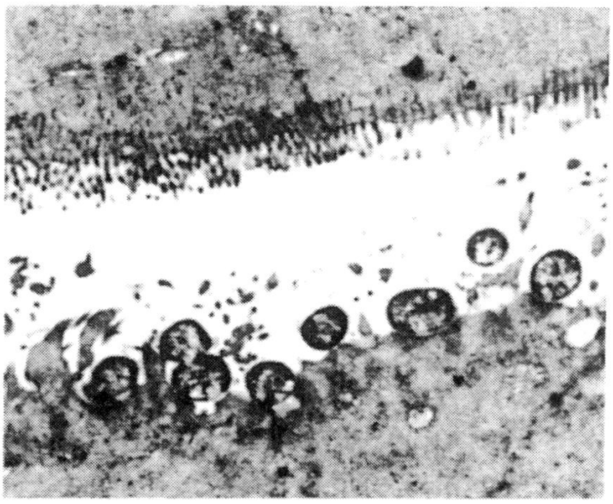

図 21.1　腸管出血性大腸菌 O157：H7 の感染で子ウサギの大腸粘膜に形成された AE 病変

AE（attaching and effacing）病変は腸粘膜上皮細胞への大腸菌の密着と微絨毛の消失を特徴とし，EHEC や AEEC に属する大腸菌の感染に共通して観察される．

の形成に伴う組織障害に起因すると思われる．これまでの成績では，ウシやヒトから分離されたEHEC O157：H7は全て*eaeA*遺伝子を保有することから，本遺伝子産物であるintiminは重要な病原因子の一つである．

ヒトからのEHEC検出数をみると，1991～1995年は525株で毎年100株前後であったが，1996年に3,022株と激増して以来，1997年2,020株，1998年2,053株，1999年1,840株，2000年1,623株，2001年2,227株，2002年1,601株で推移している．この内EHEC O157：H7の占有率は1991～1995年83％，1996年76％，1997年67％，1998年64％，1999年55％，2000年56％，2001年65％，2002年53％であった．2002年はO157の185株（12％）のH抗原が調べられていないが，本菌型は依然としてヒトから分離されるEHECの主要血清型であることに変わりはない．O157：H7以外の菌型としてはO26：H11，O111：H-，O103：HNT，O121：H19，O145：H-，O91：HNTなどの分離頻度が漸増傾向にある．

AEECはStx，LT，STなどを産生しないが，*eaeA*遺伝子を保有することからウシを始めヒト，霊長類，ブタ，ヒツジ，ヤギ，ウサギ，イヌ，ネコ，鳥類などにも感染することがあり，きわめて宿主域の広い宿主非特異的な病原体といえる．ウシのAEEC感染はETEC感染に比べ下痢は軽度であるが，慢性化する傾向がある．健康牛の約17％がAEECを保菌しており，主要な保有体の一つである．ブタでは離乳後下痢のもう一つの原因菌としてO26，O45，O108，O116などに属するAEECがある．ウシのEHECやAEEC，あるいはヒトのEPEC感染の場合と同様に，本菌が定着した粘膜上皮の微絨毛は萎縮・消失し，上皮細胞内にアクチン線維の集積が観察される．このAE病変は吸収不良性の下痢を惹起する．また，離乳豚ではETECとAEECが重感染することがあり，前者は小腸に，後者は大腸に感染・定着し，重篤化する．これまで，ブタのAEECによるヒトの腸管感染症は見当たらないが，本菌の保菌源の一つとして留意する必要がある．

（2）腸管毒血症性大腸菌（ETEEC）

浮腫病の原因菌は獣医学領域では腸管毒血症性大腸菌（ETEEC）と総称される．毒血症はETEECの小腸内定着とその結果産生された毒素が吸収され，標的組織に障害を引きおこすことにより発病する．浮腫病やその亜型である脳脊髄血管症は大腸菌性腸管毒血症の典型であり，ETEECは志賀毒素Stx2eを産生することからSTECでもある．したがって，浮腫病は志賀毒血症に起因する病態であり，ヒトのEHEC感染時に合併する溶血性尿毒症症候群（HUS），急性脳症などと類似性がある．

分離頻度の高い血清型はO139：K12：H1（またはH-）であり，次いでO141：H4，O2：H-などである．ETEECの感染においてはETECと同様に付着因子の存在が重要であり，線毛F18ab（F107），莢膜K12などが付着に関与する．ブタの系統間でみられる浮腫病に対する遺伝抵抗性は，F18abに対する腸管上皮細胞上のレセプターの存否に関連し，レセプター欠損ブタは本菌感染に抵抗する．レセプター発現の遺伝子座は第6染色体上に存在し，メンデルの法則に従って遺伝する．レセプター陽性が優性で，陰性が劣性である．ブタではF4（K88）線毛に対する類似の遺伝抵抗性（遺伝子座は第13染色体上）が知られている．浮腫病由来株は*eaeA*遺伝子を保有しない．

ブタのETEECによるヒトの症例は見当たらないが，ETEE CO139はヒト由来株化細胞HEp

-2に強力に付着する．これは上皮細胞上に本菌に対するレセプターが存在することを示しており，ヒトへの感染性を全く否定することはできない．EDの血清型とは異なるが，ヒトからstx2e遺伝子をもつ大腸菌が分離されている．

4．診　断

(1) ウシ，ブタの大腸菌性下痢

ウシのETEC感染の症状は，4～18時間の潜伏期を経て突然激しい下痢をおこし，酸臭のある黄白色水様あるいは灰白色ないし黄白色泥状便の排泄が特徴である．下痢が半日以上続くと眼球は陥没し，全身は萎縮する．可視粘膜は蒼白となり貧血症状を示す．体温の上昇はなく，症状の悪化に伴い低下する．加療しないと発症2日以内に哺乳欲廃絶，起立不能となり脱水やアシドーシスが進行して昏睡状態に陥り死亡する．

ウシのEHEC感染では，2～4日の潜伏期を経て，血様，鮮血，凝固血液などを含む悪臭ある下痢便あるいは粘液様便の排泄が特徴である．糞便への血液の混入は必発でない．急性死することは少ないが，治療後再発しやすい．経過が長引くと脱水症状，哺乳欲廃絶，体重減少がみられる．腹部を触診すると疼痛を，また，排便時裏急後重（しぶり腹）を示す．AEEC感染の症状はEHECのそれに類似する．

ブタの新生期下痢では正常に分娩された子豚が，何らの前駆症状なしに突然下痢を始める．早いものでは生後数時間から，普通生後1～2日からみられる．便性状は黄色軟便，白色粥状，粘液様と種々であるが，病勢が進むと水様になる．下痢子豚は被毛の光沢を失い，体表は糞尿により汚れる．水様性下痢に陥ると急激に脱水状態になり，全身が萎縮，削痩し，24時間以内に死亡する．瀕死期には敗血症に移行する．

離乳後下痢は離乳してから4～10日の間に多発する．典型的な例では豚群中の栄養状態良好のものが1～2頭，前駆症状なしに急死する．初発生が見られてから1～3日目にかけて下痢が観察される．便性状は灰白色または黄色軟便あるいは泥状便であり，水様になることは少ない．通常7～10日で回復するが，削痩と脱水によりその後の発育は遅延する．

確定診断は下痢便または腸内容の細菌培養による．大腸菌は腸内に常在するため，下痢原性大腸菌と一般大腸菌とは分離培地上で区別しにくい．下痢の急性期では原因菌が回腸で10^8個/g以上に増殖しているのが普通で，検査材料を希釈して定量培養することにより，原因菌の集落を検出できる可能性が高くなる．3～5株の大腸菌を釣菌し，病原因子であるエンテロトキシン，線毛，stx, eaeA遺伝子などの有無を調べる．必要に応じて血清型別を行う．

(2) ブタの浮腫病

症状は原因菌の産生する毒素により異なり，Stx2e単独産生菌感染では，何らの症状を示すことなく急死するブタもあるが，典型例では初期の食欲不振，元気消失，横臥に始まり開口呼吸，歩様蹌踉（ふらつき），斜頸，後躯麻痺，犬座姿勢，全身筋肉の震え，間代性痙攣，平衡感覚失調，遊泳運動，不全麻痺などの中枢神経障害を示す．浮腫は眼瞼周囲，耳翼皮下，前頭部皮下などに顕著に出現し，耳翼は垂れ顔面は腫脹する．喉頭の浮腫に起因する奇声を発する．体温はほぼ正常であるが高血圧となる．便秘をすることが多いが，一部のブタでは末期に血性下痢をみる．通常，発病後72時間以内に急性の経過で死亡する．

原因菌がStx2eとエンテロトキシンを産生する場合，初期症状として下痢を伴い，浮腫の程度も典型例ほど顕著ではない．外見上浮腫を認めず，歩様のふらつき，後躯麻痺，斜頸，眼球振盪，嚥下障害などの神経症状のみを呈することがある．死亡を免れ生存した例では，脳脊髄血管症と呼ばれる非定型的な浮腫病の病態をとる場合がある．

確定診断は胃・小腸・大腸の内容物，腸間膜リンパ節，扁桃などを検査材料として，選択分離培地と羊血液寒天培地を併用して菌分離を実施する．β型の溶血環を形成する集落を釣菌・同定後，分離大腸菌のStx2eやF18ab遺伝子の有無，O群血清型などを調べる．亜急性または慢性の経過をとった病豚では，原因大腸菌が分離されないことがある．この場合，診断は中枢神経系の病理組織検査で行う．本病の血清診断法は確立されていない．類症鑑別の必要がある疾病としては急性の離乳後下痢，レンサ球菌病，グレーサー病，炭疽，豚コレラ，オーエスキー病，ウイルス性脳炎などがある．

（3） ヒトの腸管出血性大腸菌感染症

本症は水様性下痢，出血性大腸炎，溶血性尿毒症症候群（HUS），脳症などと多彩な病像を示すが，これらの発生頻度は，患者の年齢，感染菌数の多少により異なる．通常，ヒトがEHEC O157：H7に感染すると4～8日の潜伏期を経て激しい腹痛と水様性下痢がおこり，1～2日後，下痢に新鮮血液が混じるようになる．感染者の40～60％がこの出血性大腸炎に陥り血性下痢を排泄する．その内の6～7％の患者にHUSが続発し，その30～40％は脳症を併発する．死亡率は1～5％である．一般に乳幼児，小児，高齢者などは重篤化する傾向が強いが，健康な成人では軽症であることが多く，ときには無症状保菌者にとどまる．HUSでは急性腎不全，血小板減少，溶血性貧血が主な症状で，初期には乏尿，無尿，浮腫，頭痛，意識障害が見られる．脳症はHUSの発症と同じころ，あるいはそれに先がけて発症する．初期症状として頭痛，傾眠，多弁，幻覚が現れ，半日前後で痙攣，昏睡に陥る．症例によっては胸水の貯留で呼吸不全に陥る．

確定診断は下痢便からの菌分離と血清型別，分離株のStx産生性または*stx*遺伝子，*eaeA*遺伝子の検出による．下痢便から直接StxやO157抗原を検出するキットやHUSの補助診断として大腸菌のLPSに対する血清抗体測定用キットを用いることもできる．本症で最大限注意を払うべきは合併症であるHUSや脳症の早期発見であり，臨床検査所見として，蛋白尿，潜血尿，血小板減少，白血球増多，LDHの上昇，血清ビリルビン値やBUN値の増加などがみられた場合はHUSを疑い，対応可能な医療機関に転院させることが重要である．なお，本症は「感染症の予防及び感染症の患者に対する医療に関する法律」（感染症法）の3類感染症に指定されており，全臨床医に対して患者および無症状保菌者を診断したときは，直ちに最寄りの保健所に届け出る義務が課せられている．

5．治　　療

（1） ウシ，ブタの大腸菌性下痢

感染性下痢は病原菌の拡散防止のため隔離治療が原則である．大腸菌性下痢は急性経過をとるため効果的な治療法は少ない．下痢の初期では脱水とアシドーシスを防止するための経口補液と抗菌剤を併用する．ウシの重度脱水例（体重減少8％以上）では，等張電解質液

3〜4lを静脈内に点滴する．抗菌剤は発病初期から3〜5日間連続投与する．予防に重点をおき，発生が予想される場合は，有効な抗菌剤を経口投与，注射，代用乳や飼料に添加投薬する．この場合，大腸菌の薬剤感受性試験を行うとともに耐性化に留意する．

（2） ブタの浮腫病

臨床型の浮腫病では治療効果は期待できないが，早期に病豚を刺激の少ない豚房に移し安静を保ち，利尿剤，抗ヒスタミン剤，ステロイド剤，抗菌剤などを注射すると有効なことがある．

（3） ヒトの腸管出血性大腸菌感染症

本症に対する抗菌剤使用については賛否両論があり，最終的には主治医の判断に委ねられている．実際の治療の現場では，患者に対して下痢発症の早期にホスホマイシンやニューキノロン系薬の服用を開始することはHUS発症のリスクを低下させると考えられている．下痢止めは毒素を腸管内に滞留させ，HUSを誘発する危険があるので使用しない．HUSや脳症が疑われる場合には，8時間ごとに尿量をチェックし，血清電解質，腎機能などの評価を適宜行って輸液の量と成分を決め，低Na血症，溢水，高血圧などの発生を予防する．HUS患者の治療は支持療法が基本であり，透析療法，血小板輸血，血漿交換療法を行う．脳症に対しては水・電解質・血圧管理に加え，痙攣と脳浮腫の治療を実施する．

6．予防・対策

（1） ウシ，ブタの大腸菌性下痢

大腸菌感染症の予防の原則は，飼育環境における病原大腸菌の菌数を適正な衛生管理により減少させることである．そのためには，分娩畜舎や他の施設の清掃，消毒，乾燥を確実に実施するとともに，新たな病原大腸菌を保菌している可能性の高い新規導入動物を別の畜舎に収容し検疫するとともに，妊娠動物との直接的な接触を可能な限り避ける．分娩舎は十分な敷料と適正な保温を確保する．分娩は介助し新生獣には母畜の乳房をよく洗浄・消毒してから初乳を速やかに十分量飲ませることが大切である．ウシの大腸菌性下痢やブタの新生期下痢に対しては母獣免疫用ETECワクチンが市販されており有効である．その感染防御抗体は母乳を介して子獣に賦与される．

離乳後下痢の対策は原因が複雑であることから難しいが，衛生管理の徹底，離乳時のストレス緩和，飼料給与の適正化，有効抗菌剤の飼料添加などを総合的に実施する．

（2） ブタの浮腫病

本病は離乳を契機として発病することから，母乳-人工乳-固形飼料への転換を円滑に行うことが重要である．本病の発生は高栄養飼料を給与する農場に多く，しかも発育良好のブタによくみられる．高栄養に起因する腸内の生理的状態がETEECの付着・増殖，あるいはStxの吸収を促進するものと考えられる．したがって，発病危険期間中の給与飼料は粗蛋白量を減らし，粗線維量を15〜20％に増やしたり，制限給餌をすることで発病を抑制できる．疾病予防のための過剰な抗菌剤の飼料添加は，浮腫病を誘発することが指摘されており，適正な薬剤使用が大切である．実用化には至っていないが，Stx2eのトキソイドワクチンが開発され有効性が確認されている．米国では遺伝的に浮腫病抵抗性のブタが造成・配給されている．

(3) ヒトの腸管出血性大腸菌感染症

本症は菌で汚染された飲食物が感染源であることから，食中毒の一般的な対策を実施する．すなわち，食材である生の牛肉やレバーの取り扱いに十分気をつけ二次汚染を避けるとともに，生野菜はよく洗って食べる．本菌は熱に弱い（75℃，1分以上で死滅する）ことから，食品の調理では十分加熱するとともに，調理後の温度管理に注意を払う．調理者は手洗いを徹底し，下痢をしているときは従事しないようにする．井戸水や受水槽の衛生管理（塩素消毒）に留意する．動物と接触した時は，十分に手を洗うことも重要である．

保菌動物であるウシのEHEC感染予防ワクチンが未開発であることから，飼育段階での制御は排菌に影響する要因を調査し，ウシ自体と飼育環境中の菌数を減少させることが実際的である．具体的には飼育環境の清掃，消毒を徹底すると同時に排泄物処理（たい肥化）を確実に行うとともに，ウシに対する食餌性ストレスを軽減し，食肉処理センター出荷の数日前から乾草（粗飼料）を適切に給与することでEHEC保菌を低減できるものと考えられる．

参考文献

本稿を書くにあたり参考にした主な文献を記載する．

1) Nataro JP, Kaper JB : Diarrheagenic *Escherichia coli*. Clin Microbiol Rev 11 : 142-201, 1998.
2) Wasteson Y : Zoonotic *Escherichia coli*. Acta Vet Scand 95 (Suppl) : 79-84, 2001.
3) Bettelheim KA : Serotypes of VTEC. http : // www. microbionet. com. au. / vtecable. htm
4) Knutton S : Attching and effacing *Escherichia coli*. "*Escherichia coli* in domestic animals and humans" Gyles CL, ed. CAB International, Oxon. 1994. p.567-591.
5) Omoe K *et al.* : Prevalence of Shiga toxin-producing *Escherichia coli* O157 in cattle at slaughter houses and farms in Japan, and genetic characteristics of isolates. Proceeding of the 9th international symposium on toxic micro-organisms (UJNR). Tokyo. 2002. p.110-121.
6) Elder RO *et al.* : Correlation of enterohemorrhagic *Escherichia coli* O157 prevalence in feces, hides, and carcasses of beef cattle during processing. Proc Natl Acad Sci USA 97 : 2999-3003, 2000.
7) Nakazawa M *et al.* : Some aspects on the ecology of enterohemorrhagic *Escherichia coli* O157 in farm animals. Proceeding of the 9th international symposium on toxic micro-organisms (UJNR). Tokyo. 2002. p.87-109.
8) Nakazawa M *et al.* : Swine as a potential reservoir of Shiga toxin-producing *Escherichia coli* O157 : H7 in Japan. Emerg Infect Dis 5 : 833-834, 1999.
9) Kobayashi H *et al.* : Prevalence and characteristics of Shiga toxin-producing *Escherichia coli* from healthy cattle in Japan. Appl Environ Microbiol 67 : 484-489, 2001.
10) Bertschinger, H. U. and Gyles, C. L. : Oedema disease of pigs. "*Escherichia coli* in domestic animals and humans" Gyles CL, ed. CAB International, Oxon. 1994. p.193-219.
11) 五十嵐隆：腸管出血性大腸菌感染症　治療法の進歩．日本臨床 60(6)，1121-1130，2002.
12) 中澤宗生．秋庭正人：動物における腸管出血性大腸菌の疫学．化学療法の領域 20(9)，1277-1284，2004.
13) 国立感染症研究所：腸管出血性大腸菌感染症 2004年5月現在．病原微生物検出情報 25(6)，2004.

中澤宗生（動物衛生研究所 疫学研究チーム　Muneo Nakazawa）

第22章　サルモネラ症

1．はじめに

サルモネラの菌体表面には糖脂質（リポ多糖，LPS）が存在し，この糖脂質が菌体抗原（O抗原）を構成し，その組成の違いによって67種類が知られている．また，菌体周囲に構成される易熱性蛋白抗原（H抗原）もその組成の違いによって80種類が知られている．これらのO抗原とH抗原の組み合せによって，現在約2,500種類の血清型が知られている．これらの血清型の大部分は各動物を宿主としているが，その内の約150種類がヒトにも感染し，人獣共通感染症となっている．

表22.1　年次別食中毒原因サルモネラ上位血清型

1998年		1999年		2000年		2001年	
血清型	分離数	血清型	分離数	血清型	分離数	血清型	分離数
SE	3,072	SE	2,874	SE	1,731	SE	1,510
ST	190	Oranienburg	1,375	ST	189	Thompson	158
Infantis	171	Infantis	355	Infantis	140	ST	125
Corvalis	163	Thompson	182	Nagoya	98	Infantis	111
Thompson	118	ST	168	Thompson	93	Saintpaul	109
Hadar	89	Chester	158	Virchow	61	Braenderup	70
Virchow	71	Corvalis	107	Saintpaul	54	Tennessee	58
Agona	68	Montevideo	59	Oranienburg	48	Hadar	56
Montevideo	59	Saintpaul	57	Montevideo	47	Agona	55
Litchfield	58	Agona	56	Agona	39	Corvallis	49
その他	932	その他	924	その他	654	その他	831
合計	4,991	合計	6,315	合計	3,154	合計	2,832

2002年		2003年		2004年		2005年 *	
血清型	分離数	血清型	分離数	血清型	分離数	血清型	分離数
Enteritidis	1,322	Enteritidis	1,413	Enteritidis	639	Enteritidis	653
Newport	105	Typhimurium	175	Infantis	111	Infantis	74
Infantis	95	Infantis	89	Typhimurium	108	Typhimurium	49
Saintpaul	71	Bareilly	66	Thompson	66	Thompson	49
Typhimurium	61	Saintpaul	58	Litchfield	49	Montevideo	42
Thompson	55	Thompson	47	Saintpaul	35	Saintpaul	28
Agona	46	Agona	45	Agona	32	Litchfield	26
Hadar	38	Virchow	43	Virchow	24	Braenderup	20
Montevideo	29	Litchfield	35	Paratyphi B	21	Agona	19
Bareilly	22	Corvallis	19	Montevideo	19	Derby	14
Braenderup	17	Newport	17	Corvallis	17	Virchow	13
Litchfield	17	Braenderup	14	Newport	13	Hadar	13
Corvallis	17	Hadar	14	Braenderup	11	Bareilly	11
Senftenberg	17	Montevideo	13	Schwarzengrund	10	Anatum	11
Virchow	13	Schleissheim	12	Stanley	9	Stanley	9
		Oranienburg	12				
その他	219	その他	218	その他	203	その他	289
合計	2,144	合計	2,290	合計	1,367	合計	1,320

SE：Enteritidis,　ST：Typhimurium
国立感染研究所感染情報センターより抜粋
* 2006年6月15日現在

表22.1に，ヒト由来サルモネラ（ヒトに感染し，ヒトから分離されたサルモネラ）の上位血清型の検出状況を示す．このように最近では *Salmonella* Enteritidis（SE）の分離頻度が高く，次いで，*S.* Typhimurium（ST）や *S.* Infantis などが続いている．したがって，人獣共通感染症としてのサルモネラでは，SE が最重要である．

以上より，本稿では SE に関して述べることとする．

2．SE

（1）SE の疫学

SE は，1888年5月にドイツにおいて発生した肉による食中毒の原因菌として報告された．下痢を呈しと殺されたウシの生肉800gを摂取して翌日死亡した21歳の男性の脾臓から原因菌が分離され *Bacillus enteritidis* と命名された．引き続いて本菌感染牛の加熱不十分な肉を摂取した兵士200人以上が発症した．この SE は1940～60年頃まで世界各国でヒトや動物由来サルモネラの内上位2～10番目に多いサルモネラとして分離された．たとえば，東ヨーロッパではヒトと動物から分離された最も一般的なサルモネラ血清型の2～4番目に位置しており，イスラエルではヒト由来株では5番目に多い血清型であった．米国では1934～63年に高頻度で分離された12血清型の中で，SE のヒト由来株は1939～55年で9番目，動物由来株は1947～58年では5番目であった．日本では1950年代に SE はサルモネラ食中毒における最も頻度の高い原因菌となっており，ウシ，イヌからは頻繁に，ニワトリ，ブタ，ウマからは低頻度で分離された．このようにして1970～1980年までは，SE はほとんどの国でヒトや動物から中あるいは低頻度で分離された．なお，その当時 SE が動物から分離される場合は，欧米，日本とも成牛や仔牛からが多かったが，成牛や仔牛から定期的に分離されるサルモネラは ST や *S.* Dublin であった．

以上のように，かつてはヒトや動物からの分離頻度が中程度であった SE が，1985年頃から欧米で，1989年頃から日本で突如としてヒト由来株の中で最も高頻度に分離される血清型になってきた．世界的な SE 食中毒の流行である．

なお，1950年代に北米やヨーロッパなどで，他国から輸入あるいは自国で生産された液卵，乾燥粉卵，卵を含むケーキ類，他の卵製品はしばしばサルモネラに汚染され（約35～45％），食品由来サルモネラの主な感染源であった．これらの製品は主に *S.* Bredeny，*S.* Heiderberg，*S.* Infantis，*S.* Mereagridis，*S.* Oranienberg，*S.* Montevideo，*S.* Anatum 稀に SE に汚染されていた．1940～1960年に家禽肉から多く分離された血清型は ST であった．ここに述べられた SE 以外の血清型は表22.1に示した血清型と共通しているものが多く，SE 以外のサルモネラ食中毒の本質はあまり変化していないといえる．

（2）各国における SE の疫学

1）ドイツ

1984年以前，ドイツにおけるヒトの SE 感染症は滅多に起こらないか，散発的に発生するのみであった．1972年の SE 食中毒事例は，SE 感染子牛由来牛肉が原因であった．このように SE 食中毒は低頻度で経過し1984年までは稀であった（図22.1）．しかし，1984年の終わりにスリンギア州の小さな町の食堂でスクランブルエッグを摂食した65人が SE に

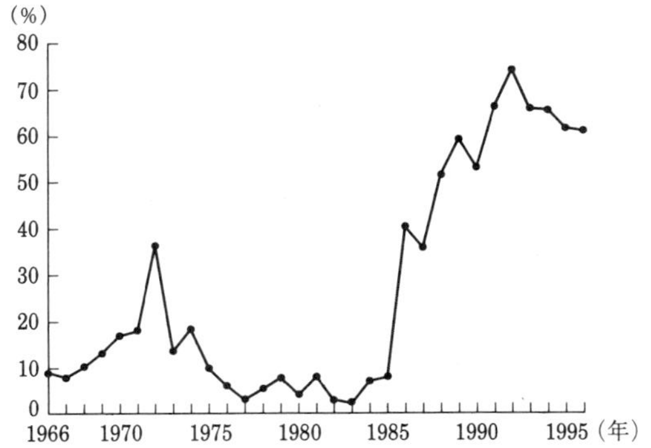

図 22.1　ドイツにおける SE 分離比率

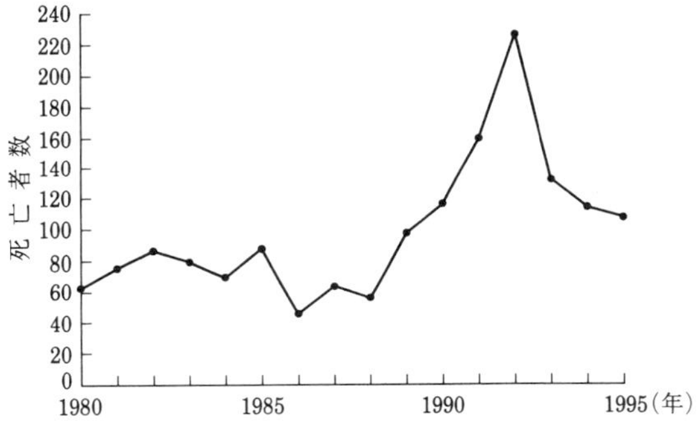

図 22.2　ドイツにおける SE 感染による死亡者数

感染した．追跡調査によってこれらの卵は，この地域の大きな採卵養鶏場で生産されたことが明らかにされ，一部は廃棄された．しかし，数週間後，同じ養鶏場由来の卵を摂取した子供の間で再び SE の集団食中毒が発生した．このときまで SE が介卵感染性を有し，これが食中毒の原因となった事例は報告されていなかったので大きな驚きとなった．また，同養鶏場の調査で鶏群の大規模な SE 汚染が明らかになった．経営者は 100 万個以上の卵を破棄し，汚染鶏群を淘汰した．新たに導入した鶏群や新鮮な産出卵を調べた結果，種鶏群の大多数が SE に感染していることが明らかになった．しかし，臨床症状やその徴候は認められなかった．

これ以後，多数の SE 集団食中毒が発生し，死亡者も 1992 年の約 230 人と多数になった (図 22.1，2)．このような死亡率の増加はドイツにおける SE 問題を社会的に注目させることになり，卵の消費が年間一人当たり約 300 個から 200 個へと減少した．

このような SE の大規模な流行の原因は，ニワトリや卵における SE 汚染の持続性や広範囲な卵の消費だけではなく，健康な市民において抗 SE 抗体が欠如しているためであることが明らかになった．図 22.3 に示すように，鶏卵を原因とする SE 食中毒が発生する前の 1984 年には，健康人の約 6 %のみが抗 SE 抗体を保有し，約 35 %が ST に対する抗体を保有していた．これに対して，SE 食中毒が流行中の 1995 年には健康人の 38 %が抗 SE 抗体を保有

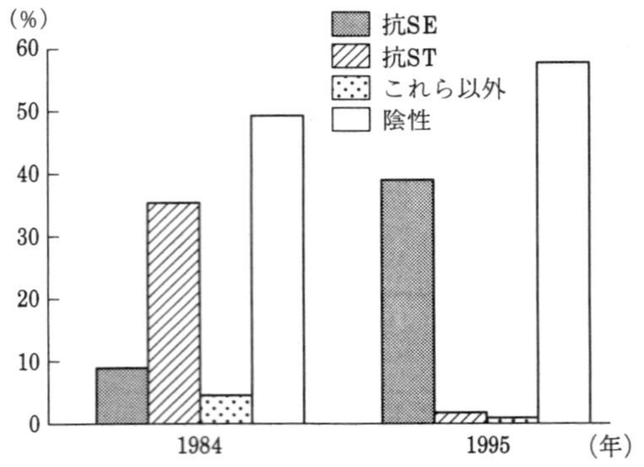

図22.3　ドイツにおける健康人の抗サルモネラ抗体陽性率；1984年と1995年の比較（エライザ抗体50～1,000倍を陽性，左から抗SE，抗ST，これら以外，陰性）

し，STに対する抗体は僅か2％のヒトに認められたに過ぎない．これらの所見は図22.1の所見と一致し，抗サルモネラ抗体の持続が短期間であることを示している．これらのデータから，SEは数年以内に衰退するであろうし，ST DT104のように以前にはなかった流行株に取って代わるかもしれないと危惧されている．

2）スイス

1984年から1990年の間にヒト由来SE分離株は8倍以上に増加した（図22.4）．1986年にSEは最も頻繁に分離されていたSTを追い越した．分離全サルモネラに対するSEの割合は，1984年には23％，1992年には67％に達し，その後減少した．1988年スイス連邦公衆衛生局は，SE問題は鶏卵汚染が原因であることを初めて公表した．その結果，消費者は危機感を持ち，卵の売り上げは急激に下降した．一方では，家禽産業界や獣医師達はSEの介卵感染性に対して懐疑的な考え方を示し，SEが卵内容から分離されたことを認めようとはしなかった．これに対して，州立衛生研究所は多数のSE食中毒の発生から，当該卵産生

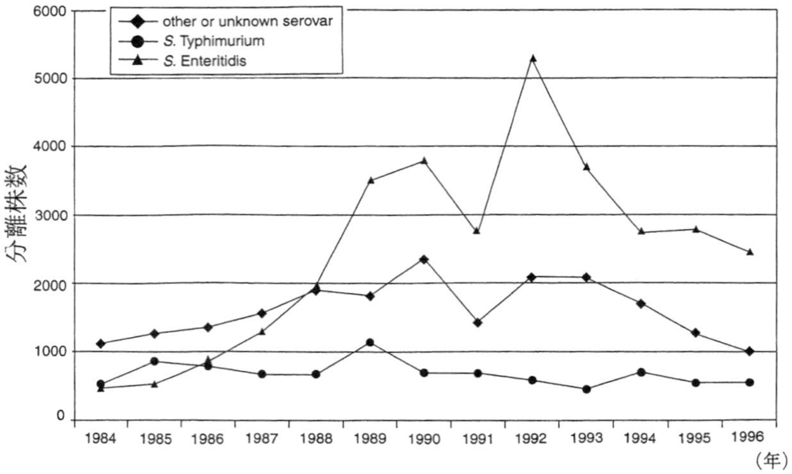

図22.4　スイスにおいて患者から分離されたサルモネラ血清型

養鶏場への遡り調査を実施した．二感染鶏群の32羽の採卵鶏が検査され，12羽からSEが分離され，その内の8羽の卵巣や卵管からも検出された．この調査により，スイス国内の産卵鶏群においてもSEの介卵感染が生じており，SEは卵内容に存在していること，すなわちSEの介卵感染性が明らかになった．

3）イングランドとウエールズ

図22.5にイングランドとウエールズにおいて食中毒患者から分離されたサルモネラ血清型を示す．1986年からSEファージタイプ（PT）4による食中毒患者の増加が著しい．1981年のSE分離株数はサルモネラ全体の4％に過ぎなかったが，1993年には56％に達した．すなわち，SE PT4が約44倍に増加したことを示している．このSE PT4は鶏卵の卵内容由来であることが多くの調査によって明らかにされた．すなわち，SEが鶏卵においてインエッグ汚染を生ずることが明らかにされ，SE PT4感染事例の多くでは，不十分な加熱処理した卵料理あるいはその保存が原因であることも明らかにされた．

4）米国

1980年以前はSEのヒトへの感染は珍しいものであった．1980年代後半からSEの報告件数は劇的に増加した．1990年代の米国における最も多い血清型はSEであった．1972年では全体の僅か6％であり，1996年には25％に増加した．1996年に全国のSE報告例は9,552件に達した（10万人当たり1.5件）．統計的な処理により，米国では毎年約80万～400万件のサルモネラ症が発生し，その内約1,000人が死亡すると考えられているので，1996年では20万～100万件のSE感染症が発生し，約250人が死亡したと考えられている．なお，ヒトのSE感染症の原因調査で，その多くはSE汚染殻付卵であることは明らかにされている．

5）日本

わが国でのSE食中毒の発生は1985年頃から急撃に増加した．SE食中毒患者数は1996年にピークに達し，15,000人を超え，SE食中毒事件数は1999年に約800件とピークに達した．その後患者数，発生件数とも減少傾向が続いている（表22.1参照）．

6）SE食中毒の世界的な発生疫学

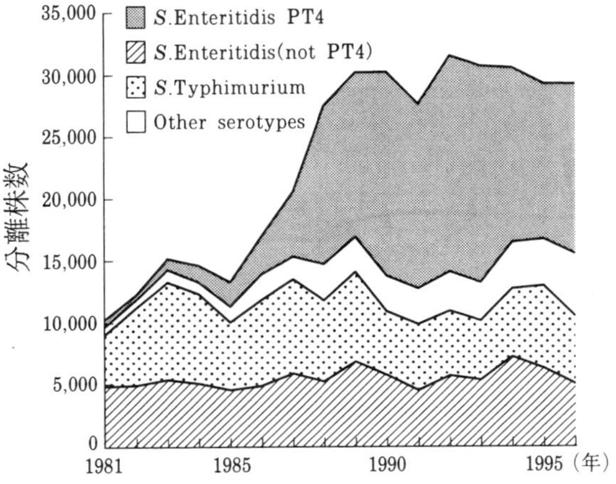

図22.5　イングランドとウエールズにおいて患者から分離されたサルモネラ血清型

SE食中毒は英国，米国．ドイツなどでは1985年から，日本，スイス，韓国などでは1989年頃から急増した．これは，前者が採卵鶏の原種鶏輸出国，後者が原種鶏輸入国であることと深く関係している．何らかの理由で原種鶏あるいはその母鶏や母母鶏に当たる原原種鶏やエリート鶏がSEに感染した（一説には飼料がSEに汚染され，この飼料を摂取したことによってSEに感染したと報告されているが，定かではない）．これが原因で本国では1985年頃からコマーシャル採卵鶏によってSE汚染卵が産出され，日本のような原種鶏や種鶏輸入国では汚染原種鶏，種鶏雛を輸入し，コマーシャル採卵鶏が育成され，産卵するまでに数年かかり，1989年頃からSE汚染卵が産出され，SE食中毒の発生における年時的な差が生じたものと考えられている．したがって，SEはおそらくニワトリ自身の輸送（輸入や輸出）を通して様々な国へ広まったと考えられている．ドイツである採卵養鶏場が，SE PT4に汚染されていた鶏群を南アフリカ由来の非汚染と考えられていた原種鶏群に置換し，この鶏群が成長し産卵を開始したとき，SE PT32が分離されたが，このファージ型はドイツでは稀であった（1990年から1997年の間で0.03％）．このことは種鶏群の輸出・輸入は世界的に広まったSEの主要な伝播源の一つであることを証明している．

3．診　断

（1）症状，病変

SE感染症は，本来幼雛の敗血症性疾病であり，死亡の多くは二週齢頃までであり，成鶏の保菌鶏は無症状である．幼雛の場合は，急性例では孵化直後あるいは孵化後2～3日以内にとくに症状を示さないで死亡するものが見られる．剖検時の肉眼的所見としては，1週間頃までに死亡・淘汰された雛では，しばしば吸収不全で変色ないしは硬化した卵黄嚢が残存している以外にほとんど病変が認められない場合が多い．二週齢頃に死亡した例では，クリーム状あるいはチーズ様化した未吸収卵黄，肝臓の軽度の腫大と灰白色の小壊死巣（チフス結節）の散在，脾臓の腫大，心膜炎，腹膜炎，心膜や肝臓におけるフィブリン様物質の付着などが認められる．

一方，成鶏では無症状で経過している保菌鶏では病変は認められない．しかし，産卵率の低下などを示す例では卵巣の異常が認められる場合が多く，軽度のものでは一部の卵胞の萎縮，半熟卵状を呈する．なお，典型的な例では，さらに卵胞が萎縮・変形し，濃黄色，緑褐色を呈し，内部は油状またはチーズ様化し，肥厚した胞膜に包まれ，振り子状に卵巣に連なっている．

（2）介卵感染性

SEが卵巣に感染し，その結果としてインエッグの介卵感染を生ずることは以前から知られてはいたが一般的ではなく，今回の一連の食中毒問題から介卵感染性が注目された．自然感染例では，コマーシャル採卵鶏の死亡鶏において卵管，卵胞，卵に異常が認められた．すなわち，SE感染鶏群から死亡鶏50羽を検査し，SE感染鶏は14羽（28％），卵巣感染鶏は7羽（14％）に認められた．また，ブロイラー種鶏でも卵巣感染は証明されている．一方，実験室感染でも同様の所見が認められている．なお，介卵感染の頻度は非常に低く数千個に1個といわれている．

（3） 診　断

SEと共通O抗原を有するヒナ白痢菌（*S.* Pullorum，両菌株ともO抗原はO1，9，12）の急速診断用を用いた平板急速凝集反応がその簡便性のために用いられているが，感度は低いとされている．最近ではエライザも用いられているが，軽度の感染では抗体を検出できない場合もあるので注意する必要がある．これは，一般にSE感染ではヒナ白痢のように高い抗体価が得られない場合が多いためである．このような理由から，盲腸便あるいは鶏舎環境から菌分離を実施している場合が多い．とくに養鶏場での菌分離には，牽引スワブを利用することによって，能率的に多くの養鶏場の検査が可能となった．なお，検出感度を上昇させるために，最近では1回だけではなく2回の増菌培養を行う遅延二次増菌培養も実施されている．

（4） 感染に及ぼすストレスの影響

ニワトリをストレス状態にすると，SEの感染が増悪することが報告されている．すなわち，環境温度が26.7～31.1℃で飼育した場合に比べて，32.2～37.2℃で飼育した場合には約3倍サルモネラの検出率が上昇することが明らかにされた．暑熱ストレスである．これ以外のストレスとしては，輸送ストレス，一時的な断餌・断水，強制換羽，産卵開始などが報告されている．強制換羽はその経済性を考えれば，中止するのは困難ではあるが，SEに対する感受性を高め，SE排菌を有意に高めるだけではなく，一般的な免疫機能を低下させるので注意が必要である．最近では，これらを避けるために強制換羽中に断餌するのではなく，ふすまを摂取させたり，あるいは事前にワクチンを接種したりして，ストレスの影響を最小限に留める工夫も報告されている．なお，産卵開始によりSE排菌が高まり，リンパ球が減少するので，この時期の飼育には注意を払う必要がある．

4. 治　　療

一般にニワトリのSE感染症では抗菌剤などによる治療は推奨されていない．一度養鶏場に侵入したSEは，種々の方法で治療しようとしても，完全にはSEを排除出来ないことが経験的に明らかにされているからである．したがって，治療よりむしろ後述する予防・対策に重点がおかれている．

なお，ニワトリにおけるサルモネラ感染症の治療に抗菌剤を使用することに関しては，損耗が著しく大きい場合の損耗軽減には有効なので（たとえば死亡の軽減など），使用されうるが，一方では，安易に抗菌剤を使用すると，完全にサルモネラを排除出来ないばかりか，かえって薬剤耐性菌を出現させ，その後の対応を困難にしてしまうと考えられている．

5. 予防・対策

（1） WHOの勧告

1989年から1994年まで数回の専門家会議を開催し，養鶏場におけるSEを含むサルモネラ対策として，① 洗浄・消毒，隔離，ネズミ駆除，② サルモネラ検査とモニタリングシステムの設定，③ 競合排除法，抗菌剤およびワクチンの使用などが提示されており，現在，多くの国の養鶏場におけるSE対策はこれらに準拠している.

(2) 英国の対策

1989年から農林漁業食糧庁によってSEおよびST感染に感染した種鶏，採卵鶏群の淘汰が実施され，380鶏群が淘汰された．一方，1993年には英国卵業協会が自主的にライオン品質管理実施規定を設定し，本規定に適合すれば証明書が交付されるようになった．本規定は1998年に改訂され，SEワクチンの接種が義務付けられ，さらに鶏卵の20℃以下の流通，産卵日から21日以内の賞味期限が設定され，これらを遵守しなければ協会認定の赤ライオンロゴマークを使用出来なくなった．これらによりSE食中毒は減少した.

(3) 米国の対策

まず農務省は種鶏群のSE清浄化のため，全米家禽改良計画(NPIP)を改訂し(1990)，1992年～1994年にペンシルベニア州でSEパイロットプロジェクトによりSEの深刻な汚染実態を明らかにした．また，養鶏業界，州政府，大学が協力し鶏卵生産地帯で鶏卵品質保証プログラムが開始された(1994).

さらに，2001年には全米で殻付卵の低温(7.2℃以下)流通規則が施行された．また，1992年以降SE不活化ワクチンを認可した．さらに，1999年12月にはクリントン大統領による「鶏卵由来のSE感染症撲滅のためのアクションプラン」が策定され，SE食中毒の発生を1998年を基準として2005年までに半減，2010年までに撲滅するとした．これらにより，SE食中毒は減少傾向を示しており，2010年における撲滅が期待されている.

(4) 日本の対策

わが国では毎年原種鶏，種鶏を100万羽程度輸入しており，SE対策としては輸入検疫が重要である．そのために1991年11月1日以降，SE，STに対する検疫を強化し，輸出国に対し検疫証明書の添付と着地検疫による感染雛の淘汰ないしは返送を通達した．その後，孵卵場や養鶏場におけるサルモネラ衛生対策指針を設定し(1992，1993)，家畜伝染病予防法を改正し，家禽のSE，STなどのサルモネラ症を届出伝染病に指定した．また，SE不活化ワクチンについても1998年以降認可した.

一方，厚生労働省は鶏卵の流通面の対策として，「鶏卵の表示基準・液卵の規格基準」を設定し，1999年11月1日から賞味期限に関する規制を施行した．これらの対策によりSE食中毒は1998年をピークとして急激に減少した(表22.1参照).

(5) 具体的な対策

1) CE法製品

競合排除(Competitive Exclusion：CE)法は，成鶏の盲腸内容の懸濁液あるいは嫌気培養物，すなわち正常盲腸内細菌叢を，餌付け前の雛に投与して雛に正常細菌叢を早期に形成させ，後から腸管内に侵入してきたサルモネラの定着・増殖を競合的に抑制する方法である．孵化直後の雛は無菌的であり，1個のサルモネラでも腸管内で爆発的に増殖し雛を死亡させることから考案された方法で，1973年フィンランドのNurmiとRantalaによって開発され，報告者の名前に因んでヌルミ法と呼ばれている．わが国でも同様な製品が市販されており，ここではある製品について紹介する.

通常，CE製品は飲水投与されることが多いが，本製品は成鶏盲腸内容の嫌気培養物を寒天に封じ込めた製品である.

① 投与方法の検討

嫌気培養物を寒天に封じ込めて投与した区（寒天区），嫌気培養物を飲水投与した区（飲水区），嫌気培養物を散霧した区（散霧区）を設けた．初生雛（1区20羽）を搬入し，その日にそれぞれの処置をし，3日齢時にSE HY-1 10^5 個を経口接種した．接種1，2週後に盲腸内容の生菌数を測定した．

図22.6に示すように，いずれの投与区においても対照区と比べて効果が認められたが，寒天区が最も優れていた．

② Seeder bird法を用いた投与方法の検討

①と同様寒天区，飲水区，散霧区を設けたが，攻撃にはSeeder bird法を用い，盲腸内容の生菌数を測定した．Seeder bird法とは，1群の雛の10％程度にのみ接種し，ゆるやかに群全体に同居感染を起こさせる方法で，自然状態における感染により近いと考えられている．

図22.7に示すように，いずれの投与区においても対照区と比べて効果が認められたが，その程度は①に比べてより顕著であった．

③ 投与場所の検討

嫌気培養物を封じ込めた寒天を用い，孵化場で孵化した雛の農場までの運搬に合わせて投与した．すなわち，孵化場で投与した区（孵化場区），トラック内で投与した区（トラック区），

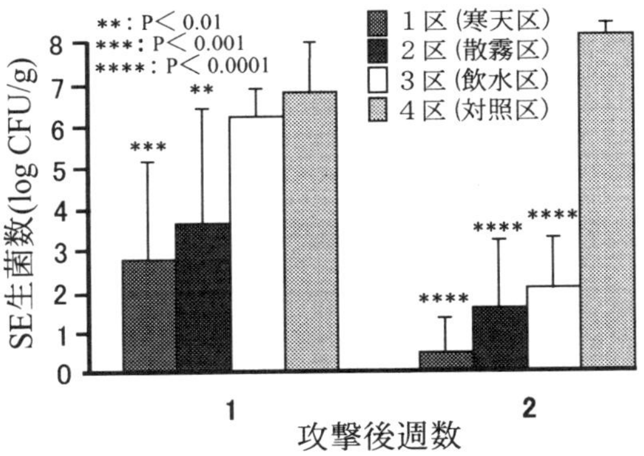

図22.6　投与方法の検討（盲腸内容SE生菌数）

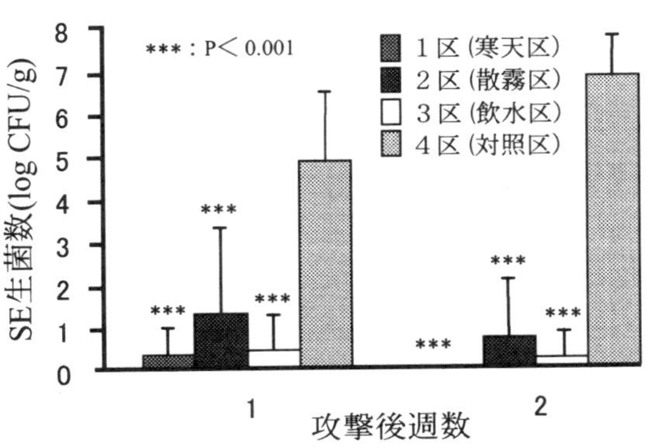

図22.7　Seeder birdを用いた攻撃に対する投与方法の検討

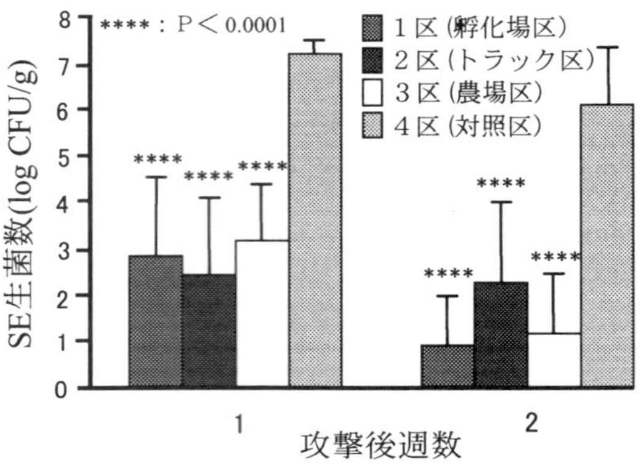

図22.8　投与場所の検討（盲腸内容SE生菌数）

農場で投与した区（農場区）を設け，①と同様盲腸内容の生菌数を測定した．

図22.8に示すように，いずれの投与区においても対照区と比べて効果が認められた．

以上のようにCE法製品は，孵化後間もない時期のサルモネラ感染に対して有効であった．なお，本製品はいずれの場所での投与も効果が認められた．このことは，CE製品使用上の選択肢を一つ増やしたことになり，野外においてそれぞれの孵化場や農場の事情に合わせて使用できることを意味している．

2）飼料添加物としての生薬

サルモネラの排菌を抑制する目的で，マンノース，生菌剤，オリゴ糖などの飼料添加物が使用されている．ここでは，最近，排菌抑制作用が明らかにされた生薬（漢方薬）について述べる．

生薬として，ガジュツ，ナンカシ，ケイヒをそれぞれ0.1％混合した飼料を用いて排菌抑制作用を検討した．すなわち，7週齢の採卵育成鶏（1区10羽）を1週間それぞれの添加飼料で飼育し，SE HY-1 10^7 個を経口接種した．接種1，4，7，11，14日後に盲腸便の生菌数，また14日後に解剖し，肝臓，脾臓，盲腸内容の生菌数を測定した．

図22.9，10に示すように，ガジュツ区では対照区に比べて有意に盲腸便排菌数が減少し，肝臓，脾臓，盲腸内容の生菌数を比較すると，ガジュツ区で盲腸内容の生菌数が有意に低下した．なお，図には示さなかったが，キキョウ，チョウジでも同様の排菌抑制効果が認

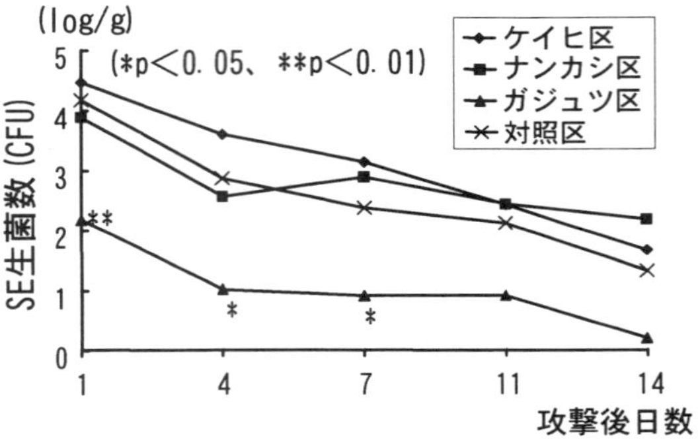

図22.9　生薬飼料添加試験の排菌状況

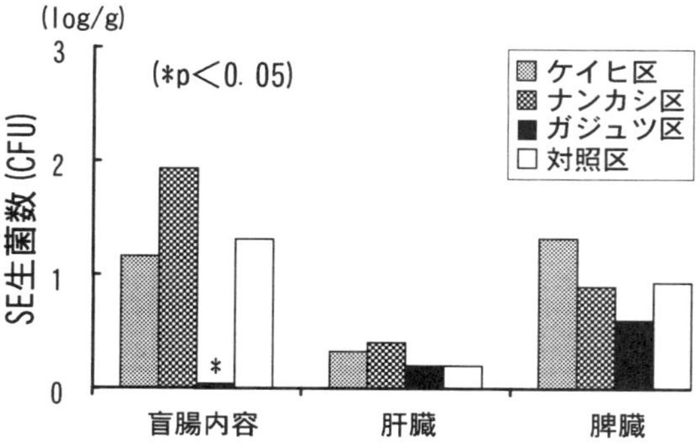

図 22.10　生薬飼料添加物試験の各臓器の生菌数

められた．

以上のように，生薬には排菌抑制効果が認められた．生薬は数千年の歴史があり，安全性にはほとんど問題がないので，今後有用な飼料添加物となることが期待される．

3）ワクチン

現在，わが国で承認されているサルモネラワクチンはいずれも採卵鶏用 SE 不活化ワクチンであり，6 社 7 製剤である．この中の 1 製剤を供試ワクチンとして用い，攻撃菌として SE および血清型の異なる ST と SI を用いた．これらの 3 血清型の O 抗原構造は以下の通りである．

SE：O1，9，12，　ST：O1，4，[5]，12，　SI：O6，7，14

30 羽の SPF 鶏を 1 群 5 羽の 6 群に分け，4，8 週齢時に 3 群にワクチンを接種し，12 週齢時それぞれ SE，ST あるいは SI 10^9 個を経口接種し攻撃した．同時に残りの 3 群はそれぞれのワクチン非接種対照群とし，SE，ST あるいは SI を経口接種した．接種 1，3，7，10 および 14 日後に盲腸便の生菌数を測定し，攻撃 14 日後に解剖し肝臓，脾臓と盲腸内容の生菌数を測定した．

図 22.11 に SE 盲腸便排菌数を示す．ワクチン接種群では多くの時点で有意に生菌数が低く，排菌抑制効果が認められた．図 22.12 に ST 盲腸便排菌数を示す．ワクチン接種群では攻撃 14 日後にのみ有意に生菌数が減少した．図 22.13 に SI 盲腸便排菌数を示す．ワクチン

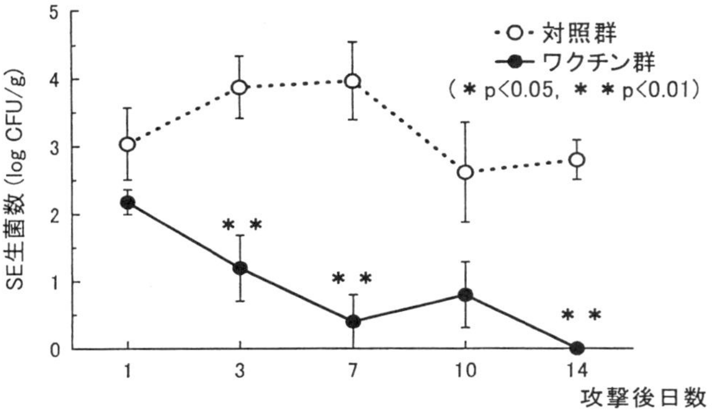

図 22.11　SE オイルワクチン 2 回接種における SE 盲腸便排菌数

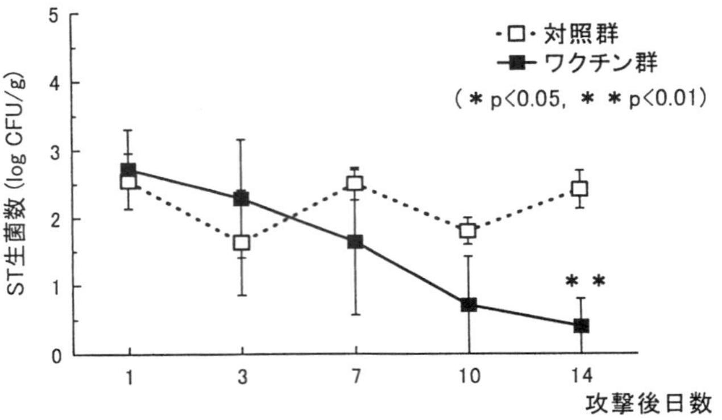

図22.12　SEオイルワクチン2回接種におけるST盲腸便排菌数

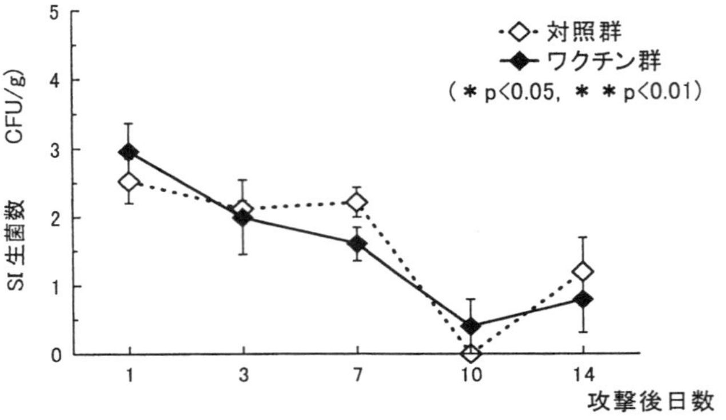

図22.13　SEオイルワクチン2回接種におけるSI盲腸便排菌数

接種群と対照群の排菌数に差はなく，ワクチンの効果は認められなかった．

以上のように，不活化ワクチンの場合は，同一O抗原を有する血清型には効果があり，顕著な排菌抑制効果が認められた．一方，一部O抗原を共有している血清型には若干の効果，血清型が異なれば全く効果がないことが明らかとなった．

6．まとめ

SE食中毒が世界的に発生した経緯とその原因となった採卵鶏のSE汚染について疫学を中心に述べた．とくにドイツやスイスにおけるSE食中毒発生の初期の経緯は，これまでSEが介卵感染性をするとは現場では考えていなかっただけに興味の持たれるところである．対策として，各国がWHOによって示された基本的な養鶏場対策を実施し，一方では鶏卵の低温流通などの流通規制により，SE食中毒は減少している．米国では2010年にSE食中毒を撲滅すると宣言しているので，その経過を見守りながら，わが国でも対策に取り入れることは重要である．

参考文献

1) 中村政幸・方波見将人・竹原一明：CE製品の投与方法および投与場所の検討：寒天固化物を中心として　鶏病研究会報36，82-90（2000）.

2) 中村政幸・矢島佳世・西村　肇・永田知史・竹原一明：採卵育成鶏における生薬の *Salmonella* Enteirtidis 排菌抑制効．鶏病研究会報37，217-223（2001）.

3) 中村政幸・西村　肇・永田知史・竹原一明：*Salmonella* Enteirtidis不活化ワクチンのO9，O4，O7群サルモネラに対する排菌抑制効果．鶏病研究会報38，149-152（2002）.

4) 中村政幸．人と動物の *Salmonella* Enteritidis；疫学，病理発生，対策（1）．鶏病研究会報35，127-137（1999）.

5) 佐藤静夫．欧米ならびにわが国におけるサルモネラ対策．家禽疾病学分科会報，No.1-4（2003）.

6) 鶏病研究会．鶏のサルモネラ症 2．鶏のSE感染症　pp.44-59．鶏病研究会編，鶏卵・鶏肉のサルモネラ全書，日本畜産振興会，東京（1998）.

7) 鶏病研究会．カラーマニュアル　トリの病気　pp.62-65．鶏病研究会，東京（2002）.

中村政幸（北里大学 獣医畜産学部 獣医学科　Masayuki Nakamura）

第23章　エルシニア症

1．はじめに

エルシニア症とは*Yersinia*属菌による感染症の総称であるが，通常は食中毒菌として知られる*Yersinia enterocolitica*および仮性結核菌として知られる*Yersinia pseudotuberculosis*による感染症を指す．

2．疫　　学

（1）病原体

*Y. enterocolitica*および*Y. pseudotuberculosis*は，腸内細菌科*Yersinia*属に属するグラム陰性通性嫌気性桿菌である．本属菌には現在12菌種があり，ペストの病原体として知られる*Y. pestis*も本属菌に含まれる[10]．両菌とも至適発育温度は28℃付近で，4℃以下でも発育可能な低温発育性の病原菌として知られている．なお，*Y. pseudotuberculosis*と*Y. pestis*は，DNAの相同性が70％以上あり，分類学的は同じ菌種といえるが，*Y. pestis*の重要性に鑑み，別の菌種に分類されている．

*Y. enterocolitica*は，通常，生物型別と血清型別が行われている．生物型はWatersら[16]の生物型が広く使われており，八つの生化学的性状の違いにより5種の生物型に分けられている．また，血清型別は通常O抗原による型別が行われ，現在，51のO血清群に分けられている．ヒトに病原性を示すものは生物型と血清型の特定の組み合わせに限られており，O3（3または4），O4,32（1），O5,27（2），O8（1），O9（1），O13a,13b（1），O18（1），O20（1）およびO21（1）（カッコ内は生物型）の9血清群がヒトに病原性を示す．この内，O3，O5,27，O8およびO9は検出頻度が高く，代表的な病原性血清型菌とされているが，O3，O5,27およびO9は世界的に広く分布しているのに対し，O8は近年までほぼ北アメリカに限局して分布が報告され，北アメリカでのみ分離される病原性血清型菌のO4,32，O13a,13b，O18，O20，O21とともに“American strains”と呼ばれている[14]．しかし，1989年，Iinumaら[8]は新潟県で捕獲したノネズミからわが国では初めてO8菌を分離し，本菌がわが国でも分布することを明らかにした．翌年には青森県で本菌感染患者が初めて確認され，その後，青森県を中心に東北地方では本菌による感染例が散発している[12]．O8はO3，O5,27およびO9に比べると病原性が強く，マウスに実験的に経口投与するとO3，O5,27およびO9では不顕性感染するだけであるが，O8ではほぼ100％近い個体が敗血症を引き起こし死亡する．

*Y. pseudotuberculosis*はO抗原により，1～15の血清群に型別され，さらに血清群1，2，4および5はさらに数亜群に分けられており，現在までのところ，21血清群が知られている．この内，血清群1～7群および10群が病原性を示す．ヨーロッパでは1aおよび3の分離頻

度が高いのに対して，わが国では多様な血清型が分離され，ヒトからは4b，5aおよび5bの分離頻度が高い[1]．

両菌の病原因子としては約45メガダルトン（Md）の病原性プラスミドDNAにコードされているものと染色体DNAにコードされているものがあり，前者では腸管上皮細胞への付着，マクロファージの食作用の阻害，食細胞内での殺菌作用に対する抵抗性などに関与すると考えられているYadAおよびYOP（*Yersinia* Outer Membrane Protein）の産生性があり，後者では上皮細胞侵入性，耐熱性エンテロトキシン産生性が知られている．染色体DNA上にはこれらの他にも*Y. enterocolitica* O8および*Y. pseudotuberculosis*では鉄と親和性の高い菌体外膜タンパクの産生性，また，*Y. pseudotuberculosis*の一部の菌株はT-細胞の過剰活性化やサイトカインの過剰産生を誘導するスーパー抗原（YMP）の産生性に関与する遺伝子がコードされている[10]．

（2） ヒトでの発生状況

*Y. enterocolitica*は，1939年にSchleifsteinとColemanによりヒトの腸炎患者から初めて分離された．わが国では，1971年にヒトの下痢症の散発事例から初めて本菌は分離され[18]，翌年には静岡県で集団感染例が報告された．本菌は1982年に食中毒菌に指定されているが，届け出られる事件数，患者数ともに多くはない．しかし，1972年以降，現在までに，患者数が100名を超える大きなものを含め，本菌による集団感染例が15件報告されている．表23.1に*Y. enterocolitica*によるわが国とアメリカでの集団感染例を示す．わが国における

表23.1　病原性*Y. enterocolitica*による集団感染例（日本と米国）

No.	発生年月	発生場所		推定原因食品	患者数	血清型
日本						
1	1972年1月	静岡県	小学校・幼稚園	不明（給食）	188人	O：3
2	1972年7月	静岡県	小学校	不明（給食）	544人	O：3
3	1972年7月	栃木県	中学校	不明（給食）	198人	O：3
4	1974年4月	京都府	小学校	不明（給食）	298人	O：3
5	1975年6月	宮城県	小学校	不明（給食）	145人	O：3
6	1979年1月	宮城県	養護施設	不明（給食）	6人	O：3
7	1979年11月	広島県	小学校	不明（給食）	184人	O：3
8	1980年4月	沖縄県	小・中学校	加工乳	1051人	O：3
9	1981年5月	岡山県	小・中学校	不明（給食）	641人	O：3
10	1984年6月	島根県	小学校	不明（給食）	102人	O：3
11	1988年12月	三重県	社員寮	不明（寮の食事）	23人	O5,27
12	1989年9月	三重県	会社	不明（弁当）	19人	O5,27
13	1994年7月	青森県	小学校，公園	不明（湧水）	52人	O：3
14	1997年6月	徳島県	病院・学校の寮	不明（仕出し弁当）	66人	O：3
15	2004年8月	奈良県	保育園	給食	42人	O：8
米国						
1	1976年9～10月	ニューヨーク	学校	チョコレートミルク	200人以上	O：8
2	1981年	ニューヨーク	キャンプ場	粉ミルク，チャーメン	239人	O：8
3	1981年12月～ 1982年2月	ワシントン	家庭	豆腐	87人	O：8
4	1982年	ペンシルバニア	家庭	もやし	16人	O：8
5	1982年6～7月	アラカンサス ミシシッピ テネシー	家庭	加工乳	172人	O：13a,13b
6	1995年10月	バーモント テネシー	家庭	牛乳	10人	O：8

Y. enterocolitica 感染は，集団感染例，散発例のいずれもほとんどが血清型O3によるものである．これに対して，アメリカでは血清型O8によるものが多い．本菌感染患者の発生は1年を通してみられるが，夏に比較的多い．

Y. pseudotuberculosis は，わが国では1913年に初めてヒトの敗血症例から分離されている．その後，1981年になり岡山県で本菌の集団感染例がわが国で初めて確認された．この事例の調査研究から，それまで泉熱と呼ばれていた発熱・発疹を主症状とする原因不明の感染症は *Y. pseudotuberculosis* の感染によるものであることが明らかになった．現在までに，泉熱とされていたものも含め，集団感染例が15例確認されており（表23.2），また，毎年西日本を中心に散発例が報告されている．本菌感染患者の発生は，*Y. enterocolitica* とは異なり，秋から春にかけての寒冷期がほとんどで，夏期は稀である．また，両菌とも患者の年齢分布は2～3歳をピークとした幼児に多く，成人では稀である．

（3）保菌動物

家畜では，ブタは *Y. enterocolitica* および *Y. pseudotuberculosis* の代表的な保菌動物として知られ，いずれもブタから比較的高率に分離される．また，保菌率は離乳直後の肥育豚で高く，出荷豚では低い．なお，ブタから分離される *Y. enterocolitica* の血清型はO3，O5,27およびO：9がほとんどで，O8感染患者の発生が多い北アメリカでもブタからO8はほとんど分離されない．また，ブタは *Y. enterocolitica* および *Y. pseudotuberculosis* のいずれに感染しても全く臨床症状を示さず，不顕性感染する．その他の家畜では，ヒツジが *Y. pseudotuberculosis* の保菌動物であり，ヒツジとウシでは本菌による死・流産の報告がみられる．ウマ，ニワトリからは両菌とも通常分離されない．

伴侶動物であるイヌとネコも *Y. enterocolitica* と *Y. pseudotuberculosis* を保菌しており，いずれもイヌとネコから数%程度の割合で分離される．イヌおよびネコとも両菌に対し通常は不顕性感染する．

野生動物では，ノネズミが *Y. enterocolitica* と *Y. pseudotuberculosis* を高率に保有しており，とくに，わが国ではアカネズミやヒメネズミなどのノネズミが *Y. pseudotuberculosis* と *Y.*

表23.2　*Y.pseudotuberculosis* による集団感染例（日本）

No.	発生年月	発生場所		推定原因食品	患者数	血清型
1	1977年4月	広島県	中学校	不明	57人	5b
2	1977年10月	岐阜県	幼稚園	不明（水？）	82人	1b
3	1981年2月	岡山県	小学校	野菜ジュース	535人	5a
4	1982年1月	岡山県	山間部住民	谷川水	268人	4bと2c
5	1982年2月	岡山県	市街地住民	サンドイッチ	61人	5b
6	1984年7月	三重県	中学校	焼肉（飲食店）	35人	5a
7	1984年7月	三重県	家庭	焼肉（飲食店）	4人	5a
8	1984年11月	和歌山県	小学校・保育園	井戸水，谷川水	63人	3
9	1984年11月	岡山県	山間部住民	谷川水	11人	4b
10	1985年4月	島根県	小学校・幼稚園	不明	8人	4b
11	1985年4月	新潟県	小学校	不明	60人	4b
12	1986年3月	千葉県	小学校	不明	651人	4b
13	1987年5月	広島県	山間部住民	井戸水	5人	3
14	1988年5月	長野県	山間部住民	湧き水	31人	3
15	1991年6月	青森県	小・中学校	不明	732人	5a

（福島博ほか，日獣誌 42：829-840, 1989[2] を元に作成）

enterocolitica 血清型 O8 を高率に保菌し，自然界におけるこれら病原体の主たる保菌動物となっている[1, 5]．病原性 *Y. enterocolitica* はノネズミ以外の野生動物からはほとんど分離されないが，*Y. pseudotuberculosis* はサル，シカ，イノシシ，ノウサギなど多種の野生動物から分離され，とくにわが国ではタヌキが本菌を高率に保菌し自然界のおける主要な保菌動物と考えられている．また，野鳥も *Y. pseudotuberculosis* の保菌動物であり，ヨーロッパでは血清型 1a の主要な保菌動物として知られているが，わが国では野鳥における *Y. pseudotuberculosis* の保菌率は低い．

食品における *Y. enterocolitica* と *Y. pseudotuberculosis* の分離報告は，食肉，とくに生の豚肉に限られており，両菌種とも豚肉から比較的高率に分離されている．また，山水や井戸水から *Y. pseudotuberculosis* は分離され，本菌の主要な感染源の一つになっている．

（4）感染経路

Y. enterocolitica のヒトへの主たる感染経路は食品を介した経口感染であり，本菌に汚染された豚肉あるいは豚肉から二次的に汚染された食品を摂取して感染すると考えられている．しかし，現在，東北地方で散発している O8 の感染事例は，ノネズミなどの野生動物の糞便などにより本菌に汚染された沢水またはこれらの沢水から二次的に汚染された食品などを介した水系感染によるものと推測されている[5,6]．また，アメリカでは輸血による *Y. enterocolitica* 感染例が報告されており，エンドトキシンショックを起こし死亡する場合が多い．2003 年 10 月にはわが国でも初めて輸血による本菌の感染死亡例が報告された．*Y. pseudotuberculosis* では，集団感染事例では本菌に汚染された豚肉や食品の摂取による場合も報告されているものの，わが国における散発事例の多くは本菌に汚染された沢水や井戸水の摂取による水系感染によるものと考えられている．また，両菌とも保菌動物であるイヌやネコとの接触による感染事例も報告されている．図 23.1 にエルシニア症の感染経路を図示した．

3．診　　断

（1）臨床症状

ヒトの *Y. enterocolitica* 感染症における一般的な臨床症状は，発熱，下痢，腹痛などを主症状とする胃腸炎である[14]．しかし，年齢により病像が異なり，乳幼児では下痢を主体と

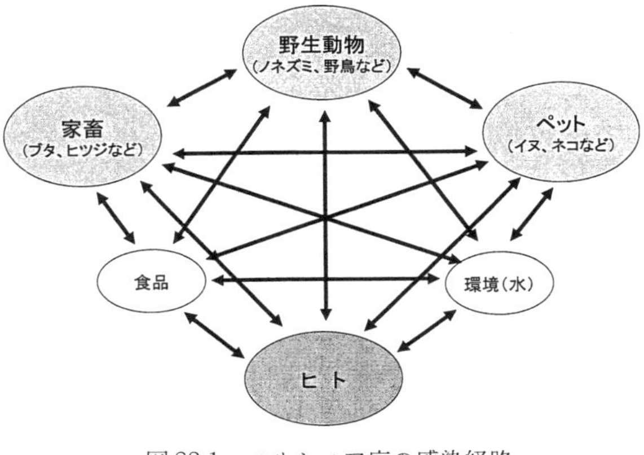

図 23.1　エルシニア症の感染経路

した症状を示すのに対し，年齢が高くなるにつれて，回腸末端炎，腸間膜リンパ節炎，虫垂炎といった症状を示すようになり，成人では関節炎が見られるようになり，老人になると結節性紅斑が多くなる．また，稀に咽頭炎，心筋炎，髄膜炎，肝膿瘍，敗血症などの腸管以外の病像を示すことがある．また，O3，O5,27およびO9といった比較的病原性の弱い血清型では胃腸炎症状に留まることが多いが，病原性の強いO8では胃腸炎に留まらず，敗血症のような重篤な症状に至ることが珍しくない．また，北欧では血清型O3やO9による関節炎患者が多発し，胃腸炎を発症した本菌感染患者の約30％程度に観察される．関節炎の患者は，組織適合性抗原（HLA）がB27型のヒトに多発するといわれている．動物では *Y. enterocolitica* の感染は不顕性に推移し，致死に至ることはほとんどないが，チンチラ，サルでは死亡例が報告されている．2003年には，わが国で血清型O8によるリスザルとテナガザルの感染死亡例が報告された[9)]．

ヒトにおける *Y. pseudotuberculosis* 感染症も臨床症状として一般的には胃腸炎症状を示すが，その他に発疹，結節性紅斑，咽頭炎，苺舌，四肢末端の落屑，リンパ節の腫大，肝機能低下，腎不全，敗血症など多様な症状を呈することが多い[1)]．ヨーロッパにおける *Y. pseudotuberculosis* の感染事例では，ほとんどが胃腸炎症状に留まるのに対し，わが国の事例では上述したような多様な症状を示し，重篤となることが多い．この多様な症状は *Y. pseudotuberculosis* が産生するスーパー抗原に起因するものと推察されている．わが国を含む極東由来株ではスーパー抗原産生株が多いのに対し，ヨーロッパ由来株はスーパー抗原をほとんど産生しないことが報告されている[3)]．なお，本菌感染症例の中には川崎病の診断基準を満たすものもあり，その関連が議論されている．動物では，多くの場合不顕性感染するが，時に腸炎ならびに腸間膜リンパ節，肝，脾などに壊死巣を形成し，敗血症を起こして死亡する例が，サル，ウサギ，モルモット，鳥類などで報告されている．とくに，わが国では，毎年展示動物施設でリスザルなどのサル類に本菌による感染死亡例が多発し，飼育上の大きな問題となっている[15)]．図23.2は *Y. pseudotuberculosis* に感染し死亡したリスザルの剖検写真である．肝臓と脾臓に針頭大～小豆大の多発性白色結節が観察される．

（2）診　断

ヒトでは *Y. enterocolitica* および *Y. pseudotuberculosis* に感染した場合，臨床症状はいずれ

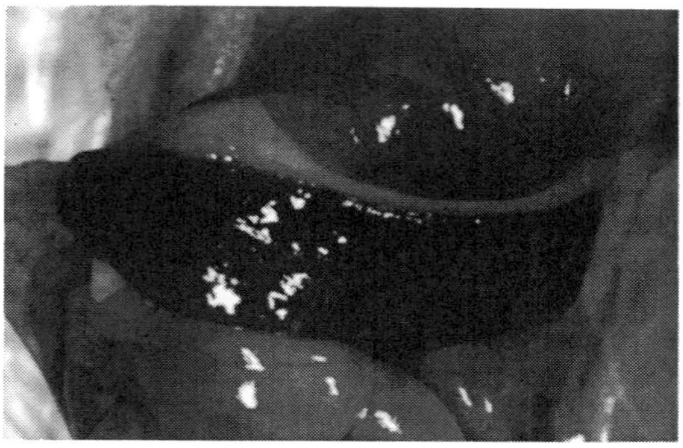

図23.2　*Y. pseudotuberculosis* に感染・死亡したリスザルの肝臓と脾臓
（麻布大学獣医病理学研究室 宇根有美博士：提供）

の場合とも，上述したように感染型食中毒の症状を示すことが多いため，臨床症状から診断をすることは難しく，確定診断には感染患者の糞便からの菌検出が必要である．糞便からの菌分離には，選択平板培地としてCIN寒天培地（OXOID）が頻用される．また，適切な増菌培地がないため，菌数の少ない材料からの菌分離にはM/15リン酸緩衝液に検体を加え，4℃で3週間程度培養する低温増菌培養法が実施されている．*Y. enterocolitica* と *Y. pseudotuberculosis* の血清型別には，診断用抗血清（デンカ生研）が市販されている．また，近年，PCR[11, 17]，Realtime-PCR[4]，LAMP（loop-mediated isothermal amplification）[7] などによる遺伝学的診断法も開発されている．

血清学的診断として，*Y. enterocolitica* または *Y. pseudotuberculosis* に対する抗体価（血中凝集素価）を測定し，急性期と回復期のペア血清で抗体価の4倍以上の上昇または160倍以上の抗体価が認められた場合にエルシニア感染症を疑う．なお，*Y. enterocolitica* O9は *Brucella melitensis* および *Vibrio cholerae* O1と，*Y. pseudotuberculosis* 血清群2と4はそれぞれ *Salmonella* O群4ならびにO群9と14と共通抗原を持つため，注意が必要である．

4. 治　療

Y. enterocolitica は β-ラクタマーゼを持っているため，ペニシリン系抗生物質に対し耐性を示すが，他のほとんどの抗生物質には感受性を示す．また，*Y. pseudotuberculosis* もマクロライド系以外のほとんどの抗生物質に対して高い感受性を示す．しかし，敗血症以外，抗生物質の臨床的効果は不明なことが多く，ヒトでのエルシニア症の治療には対症治療を中心に行うことが望ましい．また，動物でも敗血症が疑われるよう事例においてのみ抗生物質の投与を行うべきである．

5. 予防・対策

Y. enterocolitica は食品衛生法で感染型食中毒原因菌に指定されているので，患者を診断した医師は最寄りの保健所へ届け出る義務がある．ヒトでのエルシニア症の予防は，一般的な食中毒の予防法に準じるが，いずれも低温菌なので，食品，とくに生肉を10℃以下で保存する場合でも保存は短時間に留め，長く保存するときは冷凍する．沢水や井戸水を介した水系感染を防ぐため，加熱・消毒されたものを飲用するよう心がける．また，イヌやネコなどの保菌動物と接触した後は，手洗いを心がける．

参考文献

1）福島　博，2000，*Yersinia pseudotuberculosis*，食水系感染症と細菌性食中毒，pp.321-335，坂崎利一編，中央法規，東京．

2）福島　博，丸山　務，金子賢一，井上正直，1989，エルシニア感染症とエルシニアの生態，日獣誌 42：829-840．

3）Fukushima, H., Matsuda,Y., Seki, R., Tsubokura, M., Takeda, N., Shubin, F. N., Paik, I. K., and

Zheng, X. B., 2001, Geographical heterogeneity between Far Eastern and Western countries in prevalence of the virulence plasmid, the superantigen Yersinia pseudotuberculosis-derived mitogen, and the high-pathogenicity island among Yersinia pseudotuberculosis strains. J. Clin. Microbiol. 39 : 3541-3547.

4) Fukushima, H., Tsunomori, Y., and Seki, R., 2003, Duplex real-time SYBR green RCR assays for detection of 17 species of food-or waterborne pathogens in stools. J. Clin. Microbiol. 41 : 5134-5146.

5) 林谷秀樹, 2001, エルシニア エンテロコリチカの疫学―近年わが国で発見された血清型O8を中心に―, モダンメディア 47 : 227-233.

6) Hayashidani, H., Ohtomo, Y., Toyokawa, Y., Saito, M., Kaneko, K., Kosuge, J., Kato, M., Ogawa, M., and Kapperud, G., 1995, Potential source of sporadic human infection with *Yersinia enterocolitica* serovar O : 8 in Aomori prefecture, Japan. J. Clin. Microbiol. 33 : 1253-1257.

7) Horisaka, T., Fujita, K., Iwata, T., Nakadai, A., Okatani, A. T., Horikita, T., Taniguchi, T., Honda, E., Yokomizo, Y., and Hayashidani H., 2004, Sensitive and specific detection of *Yersinia pseudotuberculosis* by loop-mediated isothermal amplification. J. Clin. Microbiol. 42 : 5349-5352.

8) Iinuma, Y., Hayashidani, H., Kaneko, K., Ogawa, M., and Hamasaki, S., 1992, Isolation of *Yersinia enterocolitica* serovar O8 from free-living small rodents in Japan. J. Clin. Microbiol. 30 : 240-242.

9) Iwata T., Une Y., Okatani A. T., Kaneko S., Namai S., Yosida S., Horisaka T., Horikita T, Nakadai A. and Hayashidani H., 2005, *Yersinia enterocolitica* serovar O : 8 infection in breeding monkeys in Japan. Microbiol. Immunol. 49 : 1-7.

10) Munnich, S. A., Smith, M. J., Weagant, S. D., and Feng, P., 2001, *Yersinia*, Foodborne Disease Handbook Vol.1 : Bacterial pathogens, pp.471-514, ed Hui, Y. H., Pierson, M. D., and Gorham, J. R., Marcel Dekker, New York, NY.

11) Nakajima, H., Inoue, M., Mori, T., Itoh, K., Arakawa, E., and Watanabe. H., 1992. Detection and identification of *Yersinia Pseudotuberculosis* and pathogenic *Yersinia enterocolitica* by an improved polymerase chain reaction method. J. Clin. Microbiol. 30 : 2484-2486.

12) 斎藤雅明, 山口美佳子, 豊川安延, 大友良光, 金子誠二, 丸山　務, 1994, 青森県弘前地区における *Yersinia enterocolitica* 血清型O : 8感染症 (1984-1991). 感染症学雑誌 68 : 960-965.

13) Schiemann, D. A., 1989, *Yersinia enterocolitica* and *Yersinia pseudotuberculosis*, Foodborne bacterial pathogens, pp.601-672, ed. Doyle, M. P., Marcel Dekker, New York, NY.

14) 杉山寛一, 2000, *Yersinia enterocolitica*, 食水系感染症と細菌性食中毒, pp.298-320, 坂崎利一編, 中央法規, 東京.

15) 宇根由美, 磯部杏子, 馬場智成, 林谷秀樹, 野村靖夫, 2003, リスザルにおけるエルシニア症 (*Yersinia pseudotuberculosis* 感染症). 日本野生動物医学会雑誌, 8 : 19-26.

16) Wauters, G., Kandolo, K., and Janssens, M., 1987, Revised biogrouping scheme of *Yersinia enterocolitica*. Contrib. Microbiol. Immunol. 9 : 14-21.

17) Wren, B. W., and Tabaqchali. S., 1990. Detection of pathogenic *Yersinia enterocolitica* by the polymerase chain reaction. Lancet 336 : 693.

18) Zen-Yoji, H., and Maruyama, T., 1972, The first successful isolation and identification of *Yersinia enterocolitica* from human cases in Japan. Jpn. J. Microbiol. 16 : 493-500.

林谷秀樹（東京農工大学 大学院共生科学技術研究部　Hideki Hayashidani）

第24章　野兎病

1. はじめに

野兎病は江戸時代の日本においてその存在がすでに知られていた古い感染症であるが，約90年前にアメリカで，約80年前には日本でそれぞれ独自に再発見され，近代細菌学の土俵に上がった疾病である．本病の病原体は通常，自然界のげっ歯類やウサギ目の動物の中で感染を繰り返して保持されており，これらの感染動物にヒトを含む感受性動物が直接あるいは間接的に接触した時にそれらの動物が感染し，時に発症し，稀に死亡する．本病病原体には分布地域および病原性の異なる亜種が存在する．日本には病原性の低い亜種しか存在していなかったが，野生動物の無秩序な輸入により強毒の亜種が野生動物とともに日本にいつ侵入してもおかしくない状況となっている．

2. 疫　学

野兎病原因菌 *Francisella tularensis*（野兎病菌）は現在，表24.1に示した4亜種（subsp.）に分類されており，以前に type A あるいは biovar nearctica と呼ばれていたものは subsp. *tularensis* に，また type B あるいは biovar palaearctica と呼ばれていたものは subsp. *holarctica*

表24.1　*Francisella* 属の種，亜種，biovarの性状比較と分布

性状	*Francisella tularensis*						
	subsp. *tularensis*	subsp. *holarctica*			subsp. *mediasiatica*	subsp. *novicida*	*F. philomiragia*
		biovar Ⅰ Ery^{s}	biovar Ⅱ Ery^{r}	biovar japonica			
分解能							
グリセリン	+	−	−	+ w	+	+	−
シトルリン	+	−	−	−	+	+	不明
ショ糖	−	−	−	−	−	+	+
マルトース	+	+	+	+	+ w	−	+
エリスロマイシン感受性	+	+	−	+	+	+	+
家兎に対する病原性＊	強	弱	弱	弱	弱	弱	弱
主な分布	北米	北米 旧ソ連 欧州 日本	中部欧州 西部シベリア	日本	中央アジア	北米	米国 スイス

w：分解はするが弱い
＊：致死的皮下接種菌量が強病原性菌では1～10個，弱病原性菌では10^8～10^9個かそれ以上
（藤田博巳，2002，を一部修正）

に分類し直されている．これら4亜種は家兎に対する病原性に差があるものの，いずれもヒトに対して病原性を持つ．

F. tularensis は細胞内寄生性のグラム陰性小球桿菌である．古い培養では球菌状，長桿菌状，卵形状などの多形性を示す．蒸留水に懸濁すると菌体は瞬時に球形に変化する．偏性好気性で至適発育温度は35～37℃，至適発育pHは6.8～7.3である．芽胞を形成せず，鞭毛を持たず，運動性はない．時に鞭毛様突起が観察されることがあるが，この突起は運動性には関係がない．莢膜様物質の存在が示唆されている．本菌は生化学的性状やエリスロマイシンに対する感受性の違い（Ery^s：エリスロマイシン感受性，Ery^r：エリスロマイシン耐性）などから4亜種に分類されている（表24.1）．subsp. *tularensis*，subsp. *holarctica*，subsp. *mediasiatica* は血清学的に相互を区別できないが，subsp. *novicida* は他の亜種と血清学的に区別される．

subsp. *tularensis* は主に北アメリカで猛威を震っている強毒野兎病菌で，家兎に対して本菌1～10個の皮下接種により致死性の感染を起こす．ヒトに対する病原性は強く，時に致死性の感染症を起こす．subsp. *tularensis* 以外の亜種による死亡例は少ない．アメリカ合衆国では1985～1992年に1,409例の発生事例があり，致死率は1.4％であった．有効な抗生物質が使用されない状況での致死率は5～9％を示す．ノウサギが重要な感染源であり，ダニやサシバエなどにより伝播される．1927年から1951年にカリフォルニアで人に発生した野兎病266例の内81％で，ノウサギとの接触が確認されている．ヒツジでの集団感染も報告されている．subsp. *tularensis* はヒトに致死性の重篤な感染症を起こすが，それ以外の亜種による死亡例は少ない．

subsp. *holarctica* は日本，北アメリカを含む北半球に広く分布する亜種である．日本にはbiovar I Ery^s とbiovar japonicaの存在が確認されている．日本では1,375例が1924年から1998年までの間に確認されているが，毒力は弱く人の死亡例は報告されていない．ロシアや北アメリカではsubsp. *holarctica* の保菌動物あるいはヒトへの感染源としてハタネズミが重要であり，時に河川が感染斃死した動物あるいは感染動物の尿中に排出された野兎病菌で汚染され，ミズハタネズミやビーバーなどの水棲動物に感染が広がることもある．ヨーロッパや日本ではノウサギが保菌動物として重要である．

subsp. *mediasiatica* は中央アジアの限られた地域に分布する毒力の弱い亜種である．この地域ではノウサギ，トビウサギ類，マダニ類からなる感染環の中で維持されている．

subsp. *novicida* は北アメリカのみに分布する，水から分離された弱毒の亜種である．マウス，ハムスター，ウサギ，ハトなどに対する病原性が確認されている．subsp. *novicida* は以前はF. *novicida* という別菌種として扱われていた．

本菌は通常の検査で常用されている培地にはほとんど発育しない．本菌を発育させるために開発された培地は肉あるいは臓器の浸出液にシスチン，血液，ブドウ糖を加えた培地と卵黄を使った培地に大別される．OIEのマニュアル[1)]には前者の例としてFrancis medium，Modified Thayer/Martin agarが，後者の例としてMcCoy and Chapin mediumが記載されている．卵黄を使用した培地は発育支持性に優れるものの，発育集落の観察のし易さは劣る．大原研究所ではシスチン，ブドウ糖を含むユーゴン培地（DIFCO）を基礎培地とし，それにウサギ血液あるいは有効期間が過ぎた輸血用人血液を加えた8％血液寒天培地を野兎病菌の増殖および分離用培地として使用し，良好な成績を得ている[2)].

哺乳類は野兎病菌に対する感受性の差から3群に区分される．すなわち感受性が高く，通常は敗血症で死亡するノウサギ類やハタネズミ類などの高感受性動物群と，感受性が低く発症しても回復するリス類，ラット属のネズミ類，アカネズミ類，その他の多くの種類の動物群，さらにイヌ科やネコ科，イタチ科などの低感受性動物群に区分される．ただし感受性が低い動物であっても感染し，稀に死亡することもあり，ヒトへの感染源となる危険性がある．実験的にはマウスが最も感受性が高く，家兎，モルモット，ハムスターも高い感受性を示す．

野兎病はほぼ北緯30度以北の北半球に分布する人獣共通感染症である．本病は家畜というより，ノネズミやハタネズミなどのげっ歯類およびノウサギなどのウサギ目の動物にとって重要な伝染病で，主にマダニ類などの節足動物によって媒介される．野兎病菌はマダニ体内で感染力を保持したまま数カ月間，ダニの種類によっては年余にわたり生存する．マダニ類体内における本菌の垂直感染は経期的に起こるが，経卵感染は否定的である．野兎病菌は知られているだけで約250種の動物（哺乳類，鳥類，爬虫類，両生類，吸血性節足動物など）が感染し，感受性動物への感染源となる．本菌による感染は吸血性節足動物によることが多く，50種以上の節足動物が本病の伝播に関係する．感染バッファローが37日間も排泄するなど本菌罹患動物は尿中に野兎病菌を排出する．尿中に排泄された野兎病菌や感染した動物の斃死体などは河川，湿地，原野，森林などを汚染する．

感受性動物は野兎病菌に汚染された水，餌，塵埃，汚染水のエアロゾルなどの摂取あるいは吸入，野兎病菌を保菌する吸血性節足動物の刺咬，吸血性節足動物の機械的伝播，汚染物や汚染動物との直接接触などにより感染する．一般に草食性の動物は汚染吸血性節足動物の咬傷あるいは汚染した餌や飲み水を介して，肉食性あるいは雑食性の動物はそれらに加えて感染動物あるいは感染し斃死した動物の捕食により感染することが多いと考えられる．自然界においてはげっ歯類とウサギ目の動物が病原巣，感染源として重要である．マダニ類，カ，アブなどの吸血性節足動物は保菌者および機械的媒介者として重要である．なお，野兎病菌は10℃以下では増殖しないため飲み水の汚染は直接，感染動物に由来するものと考えられる．

ヒトへの感染は感染動物の捕獲，汚染動物の剥皮，加熱処理が不完全な汚染動物の肉やその調理過程で汚染された他の生食用食材の摂食，汚染飲み水や汚染農産物の飲食，汚染地帯での農作業，汚染吸血性節足動物の刺咬やネコやイヌなどの保菌動物による咬傷など，またペットに寄生している汚染ダニなどをつぶした際に飛び散る汚染体液などにより起こる．外国では，感染斃死した動物により汚染された干し草の塵埃を吸入したことによる集団感染や保菌ノウサギの汚染尿により汚染された小川の水による感染も報告されている．本病に感染するヒトの数は通常，保菌鳥獣類へ直接接触する機会が多くなる時期および吸血性節足動物の行動が活発となり保菌鳥獣類からヒトへ機械的に伝播する機会の多くなる時期に増える．野兎病菌はヒトの健康な皮膚，粘膜をも通過して容易に感染が成立することから，実験室における動物感染実験などの時，誤ってヒトが感染することがある．野兎病菌はヒトに容易に感染しかつ，重篤な致死性の感染症を引き起こすことから，生物兵器の一つとしてリストアップされている細菌でもある．ヒトの野兎病菌に対する感受性には年齢，性，人種などによる差はない．感染したヒトからヒトへの感染はないため，患者の隔離は全く必要がないが，病変部からの滲出物などは感染源となるため注意する必要がある．

日本のヒトにおける野兎病はこれまで主に東北地方の各県と千葉県，茨城県で発生しており，散発的な発生は北海道，新潟，長野，群馬，埼玉，東京，静岡，愛知，京都，福岡でも確認されている．日本においては調べた限りでは，家畜の野兎病の発生を報告した論文はない．日本国内ではヒトに対する感染源としてノウサギが重要である[2)]．ほとんどの患者はノウサギと関連しており，また，野兎病菌は斃死ノウサギから高率に分離されたと報告されている．たとえば銃殺ノウサギからの分離率が1.0％（95羽検査し1羽から分離）であったのに対し，斃死ノウサギでは73.9％（23羽中17羽から分離）から野兎病菌が分離されている[2)]．なお現在の状況は不明であるが，60年ほど前，東北地方のノウサギの2.7％に自然感染が確認されている．

3．診　　断

自然感染ノウサギの臨床症状は明確ではないが，斃死体の観察および感染実験の成績から下痢を伴う全身症状が推測されている．剖検では各所リンパ節（顎，頸，腋窩，鼠径部，腸管膜など）に腫大，出血，壊死，乾酪化などが見られる．同時に諸臓器にも腫脹，結節，壊死などが見られる．毛皮を取るために飼われているビーバーでは斃死直前まで臨床症状は見られていない．

高い感受性を持つマウス，モルモット，家兎などは，接種経路を問わず感染が成立し，通常2～10日の経過で死亡する．これらの動物では接種部位の水腫，肝臓や脾臓の小壊死巣，付属リンパ節の肥大・水腫・微小膿瘍，肺の水腫・充血・肝変化，線維素性肺炎，胸膜炎，腎臓髄質の巣状壊死病変などが観察される．抵抗性を持つラットは感染するものの，ほとんどは致死的経過をとらない．

通常，家畜やイヌ科動物，ネコ科動物は感染しても発症することはないが，稀に臨床症状を呈し，死亡することもある．subsp. *tularensis* の集団感染と斃死がヒツジで報告されているが，そのほとんどで同時に多数のダニの寄生が確認されており，観察された臨床症状や斃死はダニ寄生による結果と考えられている．

ヒトにおける症状は病原体の侵入部位と菌株の毒力により多様である[3)]．菌の侵入部位に病変を欠くもののリンパ節の腫脹が見られるリンパ節型，さらにリンパ節の腫脹と同時に侵入部位に膿瘍や潰瘍が観察される潰瘍リンパ節型，侵入部位の眼，鼻，扁桃とそれらの関連リンパ節の双方に病変が見られる眼リンパ節型，鼻リンパ節型，扁桃リンパ節型，リンパ節の腫脹は認められず発熱を主症状とし時に意識障害を伴うチフス型，その他に胃型，肺炎型などの病型がある．潜伏期間は感染から1週間以内のことが多い．稀に2週間から1カ月という場合もある．初期症状は多くの場合，頭痛，悪寒などの感冒様症状であり，発熱（39～40℃）に前後して侵入部位に関連したリンパ節の腫脹と疼痛（自発痛より圧痛が多い）が出現する．熱は数日で一端下がるものの，その後弛緩熱となる．また，発病3週目頃に一過性の蕁麻疹様，多形浸出性紅斑などの多彩な皮疹（野兎病疹）が現れることがある．また病原性の最も強い subsp. *tularensis* では肺炎を伴う全身性の症状を呈する場合がある．

ヒツジの野兎病による大量斃死事例などを除き，一般に動物の野兎病感染を摘発することは容易ではない．野兎病に特徴的な症状がなく，しかも感受性の高いげっ歯類やノウサギなどは短期間の内に斃死し，一方で多くの動物では臨床症状が観察されないからである．

本病は野兎病菌の分離あるいは血清中の抗体の検出により診断される．

斃死した動物あるいはそれと同居する異常動物から直接，あるいは動物接種により野兎病菌の分離を試みる．ただし斃死した動物からの菌分離は雑菌の汚染により通常困難である．

ヒトの場合，摘出リンパ節や摘出臓器などの乳剤，リンパ節穿刺液あるいは病巣部スワブの懸濁液を前述した分離用培地（雑菌の発育を防ぐためにペニシリンGを500単位/ml添加するとよい）に，あるいはマウスの腹腔内に接種して野兎病菌を分離する．ノウサギなどの哺乳動物は心血，脾臓，肝臓などを，マダニなどの節足動物はまるごとを乳鉢で磨砕したものを検査材料とする．接種マウスは死亡直前・直後あるいは接種後7〜10日目にその心血，肝，脾などから培養により菌を分離する．マウス接種法は材料が汚染されていても応用可能であるが，接種試験の実施に際しては手袋，マスク，防護メガネなどを着用し，ハザード対策を十分にとった施設で行うなど本菌の易感染性に十分配慮する必要がある．モルモットも動物接種試験に使われる．モルモットは，感受性が高く病変形成前に死亡するマウスに比べて病変の形成が明瞭である．分離培養は37℃で好気的に1週間程度行い，時々観察する．

初代分離培養では3〜7日（接種マウス臓器からの分離培養では2〜5日），継代培養では1〜2日で露滴状，湿潤，粘稠でスムースな集落が観察される．集落の色は培地により異なるが，卵黄培地では乳白色，シスチン・ブドウ糖培地では加えた血液の種類により白〜緑青味を帯びた色を呈する．同定は抗血清による菌体凝集反応が有用である．なお，スライド凝集反応陽性例についてはブルセラ属の菌との交差反応を否定するために定量的凝集反応を行うことが望ましい．最近ではPCR法による同定も可能である[4,5]．

抗体の検出はWidal法に準じた試験管内菌体凝集反応で行う．ヒトの場合，抗体は発病1〜2週後頃から上昇し，3〜6週目に最高に達し，その後長期間維持される．急性期と回復期のペア血清（1週間以上の間隔をおいて得た血清）について抗体検査し，抗体価が4倍以上上昇を示したものを，単一血清を用いた検査では抗体価40倍以上を陽性と判断する．なお本菌はブルセラ菌と交差反応を示すため，疑わしい場合にはブルセラ菌凝集反応を併行して実施するか，被検血清をブルセラ菌で吸収した後試験を実施する．その他の血清反応として微量凝集反応[6]，間接赤血球凝集反応[7]，ELISA[8]などが開発されている．動物の場合，野兎病菌に高い感受性を持つ動物は抗体が上昇する前に死亡するため，血清反応による検査は有効ではないが，感受性の低い動物種では疫学調査に応用できる．

間接蛍光抗体法，酵素抗体法などの免疫染色手法を用いた病理組織学的検査により，発病初期の病変組織内に野兎病菌を証明できる．野兎病菌感染による病変は特異的ではなく，結核に類似している．発病2週間以内は膿瘍型，5週までは膿瘍肉芽腫型，6週目以降は肉芽腫型と変化する．

前述した方法以外に，検査材料スメアのグラム染色，ギムザ染色，あるいは蛍光抗体法による染色は本病の診断に役立つ．また炭疽の診断に使われるAscoli反応と同様の沈降反応により，菌分離が困難な斃死動物の肝臓や脾臓あるいはホルマリン固定材料などから野兎病菌抗原を検出することも可能である．また遅延型アレルギー反応を利用した皮膚反応による補助診断も有効である．

4．治　療

野兎病の治療には抗菌性物質が有効である．アミノグリコシド系（ストレプトマイシンやゲンタマイシンなど），テトラサイクリン系抗生物質，クロラムフェニコールが奏効するが，第2世代までのセフェム系やペニシリン系抗生物質は無効である．マクロライド系抗生物質に対しては感受性菌と耐性菌とが存在する．

5．予防・対策

野兎病菌は屠体で133日間，獣皮で40日間，水中で3カ月間，乾燥した麦の敷料では6カ月間以上，7℃以下で保存された水や泥の中で14週間以上生存することが確認されており，自然界のとくに低温下では長期間生存している可能性がある．本菌の感染力は冷凍保存された肉中で長期間，塩漬けの肉の中で31日間が保持されていたという報告があり，汚染肉の取扱には注意を要する．一方，熱に対する抵抗性は弱く，55～60℃10分間の加熱により死滅し，臓器中の菌も煮沸で簡単に死滅する．また消毒薬に対する抵抗性もとくに強いというものではなく，通常の消毒方法で死滅する．実験中に誤って汚染材料あるいは野兎病菌が皮膚に付いたときには直ちに（10分以内に）消毒用アルコールで消毒する必要がある．付着後20分で感染が成立するからである．

家畜などの有用動物の場合，汚染地域すなわち感染動物が生息している地域の中あるいは汚染地域と隣接する地域で飼わないようにすることがまず第一に大切である．アメリカで発生したヒツジの大量感染斃死事例はノネズミなどのげっ歯類あるいはノウサギなどの中に保持されていた野兎病菌がダニを介してヒツジに広がったものである．また野兎病菌により汚染された河川などが原因で感染が広がる，いわゆる水系感染も報告されていることから，本病の発生頻度が高い汚染地帯においては飲み水にも注意する必要がある．どうしても利用する必要がある場合は塩素などにより消毒することが望ましい．さらに斃死した動物の肉や野兎病菌で汚染された可能性のある草などを有用動物に供与しない，あるいはそれらを摂取しないよう配慮する必要もある．

ヒトでは感染動物や汚染物と接する機会の多いヒトが必然的に感染する危険性が高い．したがって感染を防ぐためには感染が考えられる動物との接触をなくし，あるいは感染動物が生息する場所にとくに吸血性節足動物が活発に活動する時期に立ち入らないようにすることが大切となる．汚染地域内に立ち入らざるを得ない時にはげっ歯類やウサギなどの野生動物を素手で触らない，生水を飲まない，さらに吸血性節足動物の刺咬を避ける工夫をするなどの対策が必要となる．

最近の野生動物ペットブームは野兎病に罹患している危険性のある野生動物が人に異常に接近するというきわめて危険な状況を作っている．野生動物をペットとして飼う人および野生動物をペットなどの餌として利用する人は野兎病に関する正確な知識をもつ必要があり，また動物を提供するペット商は無責任な販売をすることなく，本病についての正確な情報を提供する責務がある．このことは野兎病に限られた話ではない．

アメリカでは実験室内野兎病菌感染を予防するために，40年以上前から生ワクチンが使用されている．このワクチンにより数カ月から数年間持続する免疫が成立する．

参考文献

参考にした主な文献を記載する．なお＊印を付したものは総説的な参考文献であり，本文を書くにあたり随所で参考にさせて頂いた．

1） Manual of standards for diagnostic tests and vaccines, 2000, 4 the edition, Chapter 2.8.2, OIE.
2） 佐藤　浩，他，1992，大原年報，35，1-10.
3） 山崎修道　編集者代表，2001，感染症予防必携第三版，財団法人日本公衆衛生協会，p.336-339.
4） Forsman, M., *et al*., 1994, Int. J. Syst. Bacteriol., 44 (1), 38-46.
5） Johansson, A., *et al*. 2000, J. Clin. Microbiol., 38 (11), 4180-4185.
6） Sato, T., *et al*., 1990, J. Clin. Microbiol., 28 (10), 2372-2374.
7） 渡辺百合子，他，1993，大原年報，36，3-8.
8） Carlsson, H. E., *et al*., 1979, J. Clin. Microbiol., 10, 615-621.
＊ 波岡茂郎，梁川　良（著者代表者），1989，新編獣医微生物学，養賢堂，p.188-190.
＊ 藤田博己，2002，細菌学，竹田美文，林　英生 編集，朝倉書店，p.245-250.
＊ 藤田博己，2004，モダンメディア，50 (5)，99-103.
＊ 吉川泰弘，他，2002，日本医師会雑誌，127 (8)，1375-1377.
＊ 吉川泰弘，日本獣医学会ホームページ.
(http : // wwwsoc. nii. ac. jp / jsvs / 05 _ byouki / infect / 16-nousagi. html)
＊ Bell, J. F., 1980, CRC Handbook Series in Zoonoses, Steele, J. H., editor-in-Chief, Section A : Bacterial, Rickettsial, and Mycotic Diseases, Volume II, CRC Press, Inc., USA, 161-193.

江口正志（動物衛生研究所 北海道支所 研究管理監　Masashi Eguchi）

第25章　ブルセラ病

1．はじめに

（1）概　念

ブルセラ病は感染した動物と，動物から感染したヒトの双方が発病する真の意味での人獣共通感染症である．原因菌は細胞内寄生性でグラム陰性の小桿菌ブルセラ菌で，現在6菌種が知られている．ブルセラ菌は菌種によって固有の宿主があり，それぞれの宿主に伝染性の流産や精巣炎を起こすため畜産上の被害も大きい．またそれ以上に，ヒトに長期にわたる波状熱や各種の合併症を起こすため公衆衛生上の問題も大きい．感染動物の流産胎児や胎盤には高濃度のブルセラ菌が含まれているため，畜主，獣医師など畜産関係者はこれらの汚染材料から職業病としてブルセラ菌に感染する．また，感染動物は無症状で乳汁中にブルセラ菌を排菌するため，ウシやヤギの未殺菌乳を摂取することによって不特定多数の一般のヒトもブルセラ菌に感染する．なお，ヒトからヒトへの感染は稀である．

（2）経　緯

ブルセラ菌は1884年にBruceによってマルタ熱（マルタ島に由来）の患者から初めて分離され，1893年には*Micrococcus melitensis*と命名された．しかしヤギの乳汁が感染源であることが明らかになったのは20年も後である．この後1895年にはウシの流産胎児から*Brucella abortus*が，また1914年にはブタの流産胎児から*B. suis*が分離された．

2．疫　学

（1）生　態

1）ヒト

ヒトと動物の感染率の高い地域はほぼ一致する．ヒトに対する病原性は菌種によって大きく異なり，*B. melitensis*が最も強く，ついで*B. suis*と*B. abortus*で，この3菌種が人獣共通感染症の病原体として重要である．*B. abortus*の生物型5型，*B. neotomae*，および*B. canis*はヒトにはほとんど病原性がなく，*B. suis*の生物型2型と*B. ovis*はヒトには全く病原性がない．ただ*B. canis*は伴侶動物であるイヌが宿主であるため，基礎疾患により免疫力が低下したヒトには注意が必要である．

2）動物

菌種別にみた動物の感染状況は下記のとおりである．*B. abortus*は中南米，南欧，中近東，アジア，アフリカに多く，北米，北欧ではほぼ清浄化されている．*B. melitensis*は地中海地域から世界中に広まったが，北米，北欧，東南アジア，オーストラリア，ニュージーランドでは清浄化された．*B. suis*は世界中に分布しているが，とくに南米と東南アジアの感染率が高く，その他の地域では低い．*B. suis* の生物型2型はヨーロッパのノウサギが固有の宿主であるが，屋外飼育のブタに感染することがある．*B. ovis* はヒツジを飼育するほとんどの国でみられる．*B. canis* はブリーダーによって世界中に感染が拡大しているが，野犬の多い中南米ではとくに抗体陽性率が高い．この他に野生動物でも感染が報告されており，*B. abortus* や *B. melitensis* は，アフリカ水牛，各種レイヨウ，ヒトコブラクダ，フタコブラクダ，スイギュウ，ヤク，ウマへの感染例がある．*B. suis* はイノシシや野生化したブタにも感染がある．米国ではバッファローやエルクが *B. abortus* を保菌している．

（2） 感染経路

1） ヒ ト

畜産関係者は流産胎児，胎盤中の高濃度の菌が結膜，口，皮膚の傷口から侵入する機会が多いため職業病として感染する．一般のヒトは感染したウシやヤギの未殺菌乳の摂取あるいは未殺菌乳から調製したフレッシュチーズの摂取により感染する．なお，実験室内感染も多い．先進国ではウシの *B. abortus* は清浄化されつつある．しかし，世界的に感染者数が圧倒的に多いヤギ，ヒツジの *B. melitensis* は開発途上国に多く，その清浄化はいまなお困難な状況にある．ヤギとヒツジは，耕作に向かないやせた土地で肉と乳汁を生み出す貴重な資源である一方，*B. melitensis* の感染源でもあり，未殺菌乳を使ったチーズによりメキシコだけでも毎年2,000～3,000人の発病がある．

2） 動 物

菌は胎盤，胎児などに大量に含まれ，汚染した飼料や敷料を介して主に結膜や口腔粘膜から感染する．交尾感染もする．感染した菌は，局所リンパ節に数週から数カ月潜伏後，菌血症によって子宮，胎盤，乳房とその近位リンパ節に移動し，流産を起こす．

（3） 病　因

1985年，DNA-DNA相同性に基づく分類法により既知のブルセラ属の6菌種（*B. melitensis*, *B. abortus*, *B. suis*, *B. neotomae*, *B. ovis*, *B. canis*）は全て *Brucella melitensis* 1 菌種となり，従来の菌種は生物型に当たることが明らかにされた．1986年，ブルセラ菌の分類に関する小委員会がこの分類を正当と認め，従来の菌種は混乱を避けるため分類学以外に限り使用できるとしたが，現在でも6菌種に分けるべきであるとする考え方も強い．6菌種は菌体表層のリポ多糖体の構造からスムース型とラフ型に分かれ，スムース型には *B. melitensis*, *B. abortus*, *B. suis*, *B. neotomae* が，ラフ型には *B. ovis* と *B. canis* が含まれる．各菌種の固有の宿主は *B. melitensis* がヤギ，ヒツジ，*B. abortus* がウシ，*B. suis* は生物型1，3型がブタ，2型がノウサギとブタ，4型がトナカイ，5型が野生げっ歯類，*B. neotomae* が砂漠樹ネズミ，*B. ovis* がメンヨウ，*B. canis* がイヌである．この他に，クジラを宿主とする *B. cetaceae* とアザラシを宿主とする *B. pinnipediae* の2菌種の追加が最近提唱されている．ちなみに，ブルセラ菌は *Rhizobiales* 科に属し，植物病原細菌 *Agrobacterium* や根粒細菌 *Rhizobium*，動物の細胞内寄生菌 *Bartonella* やリケッチャ，自由生活細菌 *Ochrobactrum* と近縁である．

3．診　断

（1）症　状

1）ヒト

通常は1〜3週間，時には数カ月間の潜伏期の後，菌血症による発熱を繰り返しつつ，全身の骨格筋や臓器に感染が拡大する．重度の倦怠感，全身の疼痛，関節痛，衰弱，体重減少など様々な合併症を示すが，動物と違って流産はしない．

2）動物

動物では生殖器に感染し，雄では精巣炎，雌では流産を起こす．*B. abortus* によるウシの主症状は妊娠5〜9カ月にみられる胎盤炎による流産である．時に雄に精巣炎を起こし，熱帯地域では足関節炎を起こすこともある．*B. melitensis* はヤギやヒツジに流産，精巣炎，副精巣炎，稀に関節炎を起こす．*B. suis* はブタに不妊，妊娠全期間の流産，虚弱児出産を起こす．精巣炎，副精巣炎，精嚢炎も一般的で，一側性の膿瘍形成，石灰化，萎縮が特徴的である．関節炎・腱鞘炎も起こす．*B. ovis* はヤギに副精巣炎による受胎率の低下や，胎盤炎による流産，産子死亡率の増加を起こす．*B. canis* はイヌに流産，副精巣炎，精巣の萎縮，不妊を起こす．

（2）診断法

1）ヒト

ヒトの診断にはペアー血清を用いた抗体検査，および発熱期の血液や生検材料からの菌分離が有効である．ヒトの診断基準は凝集抗体価で160国際単位（IU），補体結合抗体価では16 IUである．ヒトの抗体検査に牛用の診断液を使用しても差し支えないが，各国の診断液の感度が異なるため，国際標準血清（両反応とも1,000 IUと定義されている）の反応性から抗体価を国際単位に変換する必要がある．わが国の診断液を使用した場合，凝集抗体価は2.5倍，補体結合抗体価は6.25倍した値がIUとなる．

2）動物

抗体検査と菌分離によって個体あるいは群の診断を行う．国際獣疫事務局（OIE）による家畜の貿易のための国際動物衛生規約では，抗体検査法としてローズベンガルテスト（抗原のpHを3.65と低くしてIgMの反応を抑制し特異性を高めた急速平板凝集反応），補体結合反応，およびELISAの3法いずれかの使用を規定している．この内わが国では現在補体結合反応が利用できる．感染家畜の高感度かつ正確な診断とそれに基づく摘発淘汰はヒトおよび動物両方のブルセラ病撲滅の鍵となるので，以下にその詳細を述べる．

（3）抗体検査法

1）*B. abortus*

B. abortus の弱毒株で製造した診断液を用いて個体診断を行う．泌乳中の乳牛では，バルク乳の抗体を検出するミルクリングテストが群のスクリーニング法として有用である．個体診断には血清を用いた急速平板凝集反応（pH3.65）によるスクリーニング法と，補体結合反応またはELISAの併用がOIEから推奨されている．長年世界中で使用されてきた試験管凝集反応は近年感度と特異性が低いことが明らかとなりOIEからは推奨されていない．わ

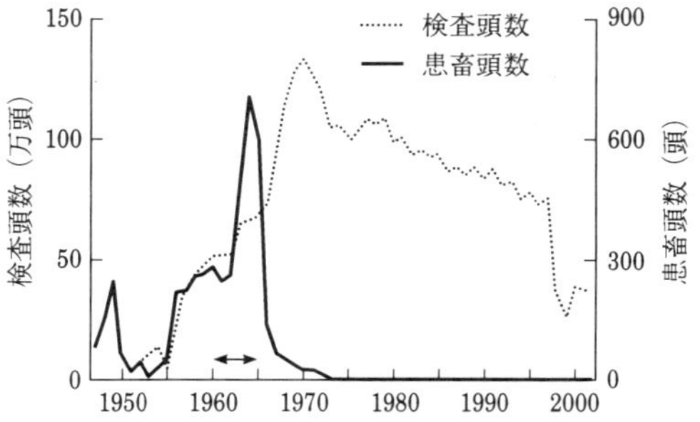

図25.1　わが国の過去56年間の牛ブルセラ病抗体検査頭数と患畜頭数の推移：1947〜2002年

矢印：1960〜1965年は菌分離陰性反応陽性牛の急増時期. 1966年に陽性限界を83 IUから100 IUに上げ，1967年には補体結合反応の併用を開始. 1997年まで全頭年1回検査.

が国では過去の大発生の経験から，40年前に急速平板凝集反応（中性pH）によるスクリーニング法と，試験管凝集反応および補体結合反応の併用による確定診断法が確立された．乳牛は現在も患畜（家畜伝染病予防法で定義する感染牛）摘発区域では毎年，その他の地域では5年に1回以上全頭が検査されるが（平成9年までは全頭を毎年検査していた），この方法に従った国内防疫と輸入検疫の徹底により30年来ほとんど患畜の摘発はない（図25.1参照）．

2） ***B. melitensis***

抗体検査は群のスクリーニングには有用であるが，ウシと違って個体診断には適さない．ウシ用の診断液を用いて急速平板凝集反応（pH3.65）と補体結合反応を併用する．皮内反応も有用で外国では市販抗原もある．なお皮内反応用抗原は皮内注射によって血清診断の支障となるリポ多糖抗体が産生されないようリポ多糖が除いてある．

3） ***B. suis***

抗体検査は個体診断には向かず，群の診断に使用される．中でも急速平板凝集反応（pH 3.65）の信頼性が高いが，ELISAも従来の方法に比べ感度と特異性が高い．肥育豚の去勢精巣からの菌分離による群のスクリーニングや，種雄豚精液からの菌分離による個体診断と併用するとよい．

4） ***B. ovis***

菌を生理食塩水に浮遊しオートクレーブ抽出した抗原を用いたELISA，補体結合反応，寒天ゲル内沈降反応が感度と特異性が優れている．

5） ***B. canis***

凝集反応は特異性が低く，細胞質内蛋白を使った寒天ゲル内沈降反応が感度と特異性が優れている．

（4） 菌の分離同定法

1） 流産材料

胎盤，胎膜，胎児の肺・肝・第4胃内容，膣排出物を用いる．グラム染色でこれらの体細胞内にグラム陰性小短桿菌が見える．流産材料は菌量が多いためPCRもスクリーニングに非常に有用である．流産材料は雑菌で汚染されているため選択剤（25 μg/mlバシトラシン，

50 μg/mlナタマイシン，5 μg/mlポリミキシンB，20 μg/mlバンコマイシン）を添加した血清寒天平板に接種する．炭酸ガス要求株があるため，必ず5～10％炭酸ガス孵卵機を使用し37℃で10日間培養する．ブルセラ菌は通常2～3日で発育する．流産材料は高濃度の菌を含むため感染しないよう取り扱いには厳重な注意が必要である．

2）その他の材料

雌では乳汁，乳腺，子宮，乳腺上位リンパ節，内回腸リンパ節，雄では精巣，副精巣，精嚢，外部生殖器，内回腸リンパ節，雌雄共通では足関節炎病変，耳下・下顎・咽頭後リンパ節を用いる．流産以外の材料は菌数が少ないため，材料をストマッカー処理し，直接培養だけでなく選択増菌培養を併用するとよい（1 μg/mlアンホテリシンB，20 μg/mlバンコマイシンを添加する）．なお，乳汁は10 mlを遠心してクリーム層と沈殿を培養する．炭酸ガス要求株があるため，増菌培養も必ず5～10％炭酸ガス孵卵機を使用し，37℃で6週間培養し，毎週1回増菌培養液を寒天培地に接種する．なお，実験室内感染を防ぐため，実験室でのブルセラ菌の取扱いには必ず安全キャビネットを使用する．

（5）同　定

スムース型，ラフ型とも直径0.5～1 mmの正円なコロニーを作る．培地の斜め下方から光を当てるとスムース型コロニーは蛍光色，ラフ型菌はぼやけた白色を示す．疑わしいコロニーはPCRでスクリーニングする．同定はクローニング後動物衛生研究所などの専門機関に依頼する．専門機関では抗スムース型および抗ラフ型ブルセラ血清を用いたスライド凝集反応，炭酸ガス要求性，色素抵抗性，ファージ感受性，硫化水素産性などの性状，スムース型菌では抗Aおよび抗M単相血清を用いたスライド凝集反応も加えて，菌種と生物型を決定する．

4．治　療

1）ヒト

治療には，細胞内の菌に作用するリファンピシンとドキシサイクリンあるいはゲンタマイシンを併用し6週間投与する．汚染地域に旅行して乳製品を口にし，帰国後に発熱を繰り返すなどの状況からブルセラ病が疑われる場合は，早めに病院に行き医師にこれらの状況を説明する必要がある．ヒトのブルセラ病の治療は，早期に確実な診断を行い適切な治療を開始して慢性化させないことが重要である．

2）動物

ヒトおよび家畜に対する病気の重要性から，家畜伝染病予防法に従ってウシ，ヒツジ，ヤギ，ブタは治療を行わず淘汰する．

5．予防・対策

1）ヒト

世界の多くの国々で，今なお沢山の家畜がブルセラ菌に感染しヒトへの感染源となっており，ヒトのブルセラ病の防疫は偏に家畜のブルセラ病の防疫にかかっている．幸いわが国の家畜はヒトに病原性の高いブルセラ菌に感染していないが，今後もヒトに対する病原性が強い *B. melitensis*, *B. suis*, *B. abortus* については家畜の輸入検疫と輸入後の監視体制が重要である．また，一般のヒトは汚染地域への渡航によって感染する機会も多いため，未殺菌あるいは加熱殺菌されたことが明らかでない牛乳，ヒツジ・ヤギ乳やこれらを使ったフレッシュチーズは安易に口にしないよう十分な啓蒙が必要である．

2）動物

感染家畜の摘発淘汰によって清浄化する．淘汰するには汚染率が高すぎる場合や，有効な個体診断法がない場合は，摘発淘汰と合わせてワクチン接種を行う．現在有効なワクチンは生菌ワクチンが主体で，ウシの *B. abortus* には *B. abortus* の弱毒株 S19 が，ヤギやヒツジの *B. melitensis* には *B. melitensis* の弱毒株 Rev.1 が世界中で使用されている．S19 は成牛に接種すると流産を起こす副作用の他，接種牛の抗体が時に感染牛摘発の妨げになる問題がある．米国ではより安全で，かつ感染牛摘発の妨げになるスムース型菌に対する抗体を産生しないラフ型の RB51 が 1996 年に許可され，中南米にも輸出されている．ブタの *B. suis* には RB51 と Rev.1 のどちらも使用できる．

6. その他

防疫には，世界各国の検査体制の確立，感染家畜の摘発淘汰，あるいはワクチンの併用，家畜の輸出入検疫の標準化，開発途上国への支援，国際的な情報交換などが必要である．

参考文献

1）Center for Disease Control and Prevention（CDC）, Brucellosis. http : // www. cdc. gov / ncidod / dbmd / diseaseinfo / brucellosis_g. htm
2）Horzinek, M.C. and J.F. Prescott（ed.）. 2000. Veterinary Microbiology. 90. 1-603.
3）伊佐山康郎. 日本における牛ブルセラ病の血清診断. 1971. Bull. Natl. Inst. Anim. Hlth. 62, 64-82.
4）Nielsen, K. and J. R. Duncan（ed.）. 1991. Animal Brucellosis, CRC, 1-442.
5）農林水産省. 家畜衛生統計. 1948-2003.
6）Office International des Epizootics（OIE）. 2000. Manual of standards for diagnostic tests and vaccines : Bovine Brucellosis.
7）WHO. 1997. Fact Sheet N173 : Brucellosis.　http : // www. who. int / inf-fs / en / fact173. html

今田由美子（動物衛生研究所 生物学的製剤センター　Yumiko Imada）

第 26 章　カンピロバクター病

1．はじめに

（1）概　念

カンピロバクター病は微好気性でラセン状のグラム陰性小桿菌カンピロバクターの感染によって起こる人獣共通感染症である．カンピロバクター属の菌は現在17菌種が知られているが，人獣共通感染症の原因菌としては *Campylobacter jejuni* を主体とするサーモフィリックカンピロバクター（*C. jejuni*，*C. coli*，*C. lari* の3菌種の総称）と *C. fetus* があげられる．*C. jejuni* は広範囲の鳥類，哺乳動物が健康保菌しており，その糞便で汚染された水や食肉を介してヒトに経口感染し急性腸炎を起こし，公衆衛生上は大変重要であるが家畜に対してはヒツジの流産以外にほとんど病原性を示さない．中でもニワトリはヒトへの感染源として最も重要視されている．*C. jejuni* によるヒトの発病予防は，動物の清浄化が非常に困難であるためもっぱら動物からヒトへの感染経路をいかに遮断するかにかかっている．なお，ヒトの症状は汚染度の高い開発途上国では軽症であるのに対し，汚染度の低い先進国では重症化する傾向があり，開発途上国への旅行者下痢としても重要である．一方，*C. fetus* はウシに伝染性あるいは散発性の低受胎や流産を起こすため畜産上の重要性は高いが，ヒトの発病は稀である．

（2）経　緯

初めて分離された菌種は *C. fetus* で，1913年にウシの流産胎児から分離されたが，その形態から50年間 *Vibrio* 属の *Vibrio fetus* として分類されていた．その後1931年と1948年に *C. jejuni* と *C. coli* が動物の腸炎から分離され，ようやく1963年に微好気性の *Campylobacter* 属として独立した．カンピロバクターがヒトの下痢便からも分離されてヒトに病原性があるのがわかったのは1972年と遅いが，以後急速に研究がすすみ，サーモフィリックカンピロバクター，中でも *C. jejuni* がヒトの腸炎の主要起因菌であることなどが明らかにされた．

2．疫　学

（1）生　態

C. jejuni：

C. jejuni はヒトを含む様々な動物に感染し水平感染も容易であるため，動物側の清浄化は非常に困難である．このため，ヒトへの感染を遮断するために様々な対策がとられているがヒトの感染は相変わらず多く，多くの先進国ではサルモネラをしのぐ発生率である．わが国でも，*C. jejuni* による食中毒患者数は1982年に食中毒起因菌に指定されて以来，毎年2,000人程度あり，サルモネラ，腸炎ビブリオ，O157以外の大腸菌に次ぐ発生頻度を示し

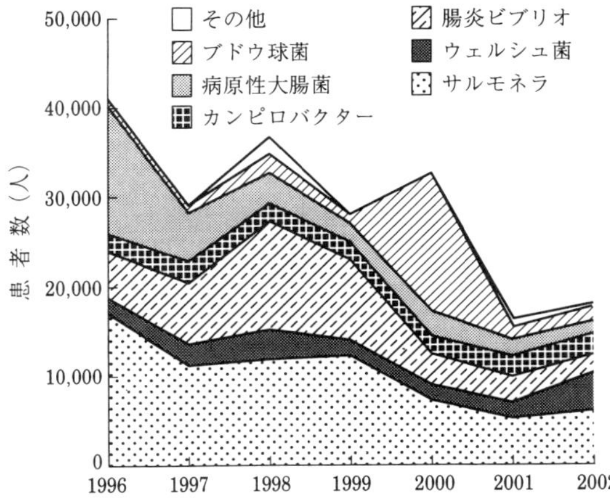

図26.1　過去6年間のわが国の細菌性食中毒の発生状況：
原因菌別患者数

ている（図26.1参照）．*Campylobacter*は好気的条件下では増殖できず死滅し易いが，*C. jejuni*は低温で湿潤な状態では長期間生存し感染性を保つことができ，4℃では飲料水中で2カ月間も生存する．また，河川水中でも培養はできないが感染性を保つVNC（viable but non－culturable）状態で比較的長期間生存することが知られている．このため井戸水の汚染で大規模に発生することもあるが，通常は汚染鶏肉を介して飲食店での集団食中毒として，あるいは家庭で散発することが多い．

C. fetus：

*C. fetus*の内*C. fetus* subsp. *venerealis*は雄牛の包皮腔に感染すると終生保菌され，菌数は加齢と共に増加する．交配によって多数の雌に低受胎や時に流産を起こすため，自然交配に頼る世界中の牧場で問題となっており，雄牛や雌牛へのワクチン接種が広く行われている．*C. fetus* subsp. *fetus*はウシの腸管で保菌されており，時に流産を起こすことがあるが，雄の包皮腔で長期間生存することはない．

（2）感染経路

1）ヒト

*C. jejuni*は多くの動物が腸管内に健康保菌しており，糞便中の*C. jejuni*で汚染された食肉や飲料水を介してヒトに経口感染し，炎症性の腸炎を起こす．とくに鶏肉は，ニワトリの感染率が高い上盲腸便の菌濃度が高いことから食肉処理工程で鶏肉が汚染されやすく，ヒトへの感染源として最も重要視されている．養鶏場で分離される菌と鶏肉やヒトの食中毒から分離される菌の分子生物学的なタイプは一致する傾向があるという．しかし潜伏期が1～7日と長いため感染源が特定しにくいことも多い．なおブタは*C. coli*保菌が主体であるため，またウシは成長と共に保菌率が低下するためヒトへの感染源になる可能性は低い．ただし，成牛でも雌牛は乳汁中に排菌するため，未殺菌乳には注意が必要で，先進国でも子供が農場見学などで未殺菌乳を摂取して感染する例がみられる．*C. fetus* subsp. *fetus*はウシの腸管や胆嚢に保菌されることがあり，ヒトは食肉処理工程で汚染されたレバーや牛肉の生食により散発的に感染し発病することがある．*C. fetus* subsp. *venerealis*のヒトからの分離

報告はほとんどない．

2）ニワトリ

C. jejuni は初生雛からはほとんど分離されないが，3週齢当たりから分離されまたたく間に群全体に感染が広がる．このニワトリへの感染源として農場内の他の動物，野鳥，ネズミ，殺菌していない水などが考えられているが，最近では *C. jejuni* が介卵感染をすること，介卵感染の頻度は低いものの容易に水平感染が拡大することも証明されつつある．

3）ウシ

C. fetus subsp. *venerealis* はウシの伝染性生殖器カンピロバクター病の主要起因菌で，感染した雄牛の包皮腔内に終生保菌され自然交配時あるいは人工授精を通じて多くの雌に感染する．雌牛は初めて感染した場合にだけ低受胎や時に流産を起こし，その後数カ月間生殖器に保菌してこの雌牛と交配した雄牛や他の雌牛への感染源となる．ウシの伝染性生殖器カンピロバクター病の被害の大部分は流産よりもむしろ目に見えない低受胎にある．*C. fetus* subsp. *fetus* はウシの胆嚢や腸管内に保菌され時に流産を起こすことがあり，流産をした雌牛と交配した雄牛から他の雌牛への感染源となる．しかし，雄の包皮腔内に長期間保菌されることはないため被害は1繁殖シーズン限りである．両亜菌種ともに流産は胎齢5～7カ月の妊娠中期に集中してみられる．

（3）病　因

カンピロバクター属菌は，らせん状のグラム陰性小桿菌で，両端あるいは一端に1本の鞭毛を持ちコルクスクリュー様の運動性を示す．発育には酸素濃度が3～15％の微好気状態が必要で，好気培養や嫌気培養では発育しないが，最近嫌気を好む菌種も追加された．空気中では死滅し易く，培養が進むと球状化する傾向があり，生存し感染性はあるが培地上では発育しないというVNC（viable but non-culturable）状態になることが知られている．ヒトや動物の口腔，腸管，生殖器の粘膜に生息する．*Campylobacterales* 目，*Campylobacteraceae* 科に属し，類縁菌には同じ科で酸素抵抗性の *Arcobacter* 属や，*Helicobacter* 科の *Helicobacter* 属や *Wolinella* 属がある．

C. jejuni は多くの血清型があり疫学的な解析に利用される．易熱性の菌体表層抗原を用いる血清型別法（Lior法，*C. jejuni*，*C. coli*，*C. lari* の区別なしで130型）はホルマリン不活化全菌体を使うスライド凝集反応で簡単に実施できるが，共通抗原が多いため抗血清は吸収が必要で市販されていない．耐熱性のリポ多糖を用いる方法（Penner法，*C. jejuni* 50型以上，*C. coli* 17型以上）は加熱抽出した抗原を赤血球に吸着させて間接赤血球凝集反応として実施するが，抗血清の吸収が不要で一部市販品もある．なお両法による型別結果には相関性がない．疫学的解析のための菌株識別能は血清型別が最も高いが，抗血清の作製が非常に煩雑で，市販品も限られ，型別不能株も多いという問題点がある．このため，現在では様々な分子生物学的手法も取り入れられている．とくに特異性のない1本のプライマーを用いて低アニーリング温度でPCRを行い，得られたPCR産物の多型をみるrandomly amplified polymorphic DNA（RAPD）法と，鞭毛遺伝子（*flaA*）をPCR増幅しその産物を制限消化して断片の多型をみるrestriction fragment length polymorphism（RFLP）解析法は実際的な型別法とされている．また *flaA* 中にある短い変異に富む領域short variable region（SVR）をPCR増幅してその塩基配列を比較する *flaA* SVR解析法などもある．

動物には様々なカンピロバクターが感染するが，病原性のものはウシにおける *C. fetus* とヤギ，ヒツジにおける *C. jejuni* の2菌種だけである．*C. fetus* は *C. fetus* subsp. *venerealis* と *C. fetus* subsp. *fetus* の2亜菌種に分けられ，どちらもウシの低受胎と流産を起こすがその生態は異なる．ヤギ，ヒツジの流産はウシと異なり *C. fetus* subsp. *fetus* による他に *C. jejuni* による例も多く，いずれも腸管内に保菌された菌によって起きる．

3. 診　断

（1） 症　状

1） ヒ　ト

C. fetus subsp. *fetus* 感染によるヒトの症状は *C. jejuni* 感染による腸炎とは異なり，敗血症，髄膜炎，心外膜炎，大動脈瘤などである．基礎疾患で免疫力の低下したヒトがかかりやすい．*C. jejuni* 感染による発病は，開発途上国では子供に限られ，症状も軽く非炎症性の水様性下痢にとどまるが，先進国では年代に関係なく発病し炎症性の腸炎を起こす傾向が強い．これは開発途上国では常にいろいろな菌株に感染しており成人は免疫状態にあるためと考えられている．先進国に多い炎症性の腸炎では，急性の腹痛と鮮血・粘液・白血球を含む水様性下痢が2〜3日続き，前駆症状として発熱を起こす例も多い．通常は自然治癒するが，稀に下痢発病の1〜2週後にギランバレー症候群という重度の末梢神経炎を起こすことがある．なお，免疫力が低下したヒトに対しては *C. jejuni* も *C. fetus* と同様に敗血症や髄膜炎などを起こすことがある．

2） ギランバレー症候群

下痢や風邪の発病から1〜2週後に急に両手両足が動かせなくなる症候群をいう．原因は種々の下痢や風邪の病原体と，脳・神経系に多いガングリオシド（シアル酸を含む糖脂質）との共通抗原に対して自己抗体が作られ神経が傷害されるためである．筋肉を動かす運動神経が傷害され，発病後1〜2週後に症状が最も重く，重症の場合には呼吸もできなくなるが，日本では重症例は少ないという．*C. jejuni* によるものは重症化し易いといわれ，中でもO19型のリポ多糖抗原とガングリオシドGM1との関係がよく知られている．

3） 動　物

C. fetus subsp. *venerealis* は初めて感染した雌牛に伝染性の低受胎や時に流産を起こす．発病した雌は，その後数カ月間生殖器に保菌してこの雌牛と交配した雄牛や他の雌牛への感染源となる．*C. fetus* subsp. *venerealis* による被害の大部分は流産よりもむしろ目に見えない低受胎にある．雄牛は全く症状を示さない．*C. fetus* subsp. *fetus* はウシの胆嚢や腸管内に保菌され時に流産を起こすことがあり，自然交配時には流産をした雌牛と交配した雄牛から他の雌牛への感染源となる．しかし，雄の包皮腔内に長期間保菌されることはないため被害は1繁殖シーズン限りである．両亜菌種ともに流産は胎齢5〜7カ月の妊娠中期に集中してみられる．

（2） 診 断 法

1） ヒトの診断

腸炎は下痢便から，敗血症と髄膜炎は血液や髄液から菌を分離・同定して診断する．血液や髄液は血液寒天培地などの非選択培地でよいが，下痢便にはCCDA培地などの選択培地を使用し，37℃で1～2日間微好気培養する．微好気培養は密閉できるジャーに平板培地を入れ，市販の微好気ガス発生袋を使用するか，ジャー内の空気の75％を炭酸ガス15％，水素10％，窒素75％の混合ガスで置換して行う．なお，カンピロバクターは発育後に死滅し易いため，集落が十分発育したら速やかに継代や－80℃での凍結保存を行う必要がある．集落は0.5～1mmの半透明の丸いものから扁平で遊走性のものまである．菌は特徴的なコンマ状あるいはカモメ状の菌形をし，コルクスクリュー様の運動性を示すが，古くなると球状化する傾向がある．

2）*C. jejuni* 保菌動物や汚染食品の検出

保菌動物の診断は選択培地を使用した糞便からの分離培養によって行う．食肉などの食品からの検出にはこれに選択増菌培養を併用する．増菌培養は液体培地を入れた試験管内の空気をガス噴射法で混合ガスと置換するか，通気性のゴム栓をして微好気ジャーに入れて行う．

3）動物の診断

雄牛の包皮腔，精液，雌牛の膣粘液，流産胎児からの *C. fetus* の分離と同定が必要．選択培地を使用し，37℃で2～3日間微好気培養する．分離菌や菌数の多い流産胎児材料にはPCR法や市販の蛍光標識抗体を用いた直接蛍光抗体法がスクリーニング法として利用できる．また，雌牛の約半数は感染後1～2カ月の間膣粘液に凝集抗体を産生するため，市販の抗原を使った膣粘液凝集反応で群の診断もできる．

4．治　　療

1）ヒ ト

通常は自然治癒するが，重症例では対症療法と化学療法が必要になる．第一選択薬剤は，エリスロマイシンなどのマクロライド系薬剤である．*C. jejuni* はセフェム系薬剤には自然耐性であり，またニューキノロン系薬剤に対しては耐性化が進んでいるので注意が必要である．*C. jejuni* の薬剤耐性化には家禽への抗生剤の過剰投与が主要な原因と考えられており，米国ではすでに1995年からニワトリへのニューキノロン系薬剤の使用を許可制として制限している．

5．予防・対策

1）ヒ ト

動物の *C. jejuni* の清浄化は非常に困難である．種鶏への投薬，種卵消毒，生菌剤投与などはサルモネラには効果があっても *C. jejuni* にはほとんど効果がない．このため，ヒトへの感染予防法として，食肉加工工程の改善による食肉の汚染阻止，とくに食鳥処理場での鶏肉汚染の防止，汚染した鶏肉表面の殺菌，汚染した鶏肉から他の食材への二次汚染の防止，鶏肉を生食しないなどの消費者への啓蒙，など様々な対策がとられている．しかし，発生は依然として減少する気配がない．米国では1990年に鶏肉のガンマ線照射による殺菌処理が許可されたが，この方法は効果は高いが経費がかかる上，ほとんどの国で許可されていない．10％燐酸3ナトリウムによると体の洗浄もサルモネラには大変有効であるが，*C. jejuni* では汚染率が僅かに半減する程度であるという．

2） 動物

種雄牛の包皮腔から菌分離を行い，*C. fetus* 陰性のウシだけを精液採取あるいは交配に用いる．万が一 *C. fetus* が混入した場合にも対応できるよう精液に抗生物質を添加する．感染群では雄牛だけでなく可能な限り雌牛も治療して，雄牛への感染を防ぐ．人工授精センターでは包皮腔への定着性がある *C. fetus* subsp. *venerealis* が検出された雄牛は治療せず淘汰することも多いが，自然交配に頼る地域では *C. fetus* subsp. *venerealis* 保菌雄牛が多いため淘汰は実際的でない．米国では *C. fetus* subsp. *venerealis* の複数の菌株と *Leptospira* の複数の血清群を混合した不活化ワクチンが市販され，輸出もされている．ワクチンは初回交配前の雌牛と種雄牛に2回接種し，その後年1回交配前に補強接種する．*C. fetus* subsp. *fetus* は雄の包皮腔に長期間生息することはないが，菌が検出された雄は陰性になるまで精液採取あるいは交配に使用しない．

6．その他

わが国では，種雄牛については家畜改良増殖法に基づく種畜検査が精液採取あるいは交配前に義務付けられており，*C. fetus* 感染については陰性のウシだけが精液採取あるいは交配に共用できる．

参考文献

1） CDC : disease information. *Campylobacter* infections.
http : // www. cdc. gov / ncidod / dbmd / diseaseinfo / campylobacter _ g. htm

2） Eaglesome, M. D. and Garcia, M. M. 1992. Microbial agents associated with bovine genital tract infections and semen. Part Ⅰ. *Brucell a abortus, Leptospira, Campylobacter fetus* and Trichomonas foetus. Vet. Bull. 62 : 758-768.

3） 鶏病研究会. 2001. 生産現場におけるカンピロバクター汚染実態とその対策. 鶏病研究会報. 37 : 195-216.

4） OIE : Manual of standards for diagnostic tests and vaccines. Bovine genital campylobacteriosis.
http : // www. oie. int / eng / normes / mmanual / A_00049. htm

5） Simon, M. S. and J. S. Norman. 2003. *Campylobacter* Infection. Diseases of Poultry. Iowa State Press. 615-630.

6） 高木昌美. 2002. 鶏におけるカンピロバクター汚染. 鶏病研究会報. 38. 増刊号 : 25-34.

今田由美子（動物衛生研究所 生物学的製剤センター　Yumiko Imada）

第27章　Q熱（コクシエラ症）

1．はじめに

Q熱（コクシエラ症）はコクシエラ菌（*C. burnetii*）によって起こる人獣共通感染症である．動物は軽い症状であるが，乳汁や尿などから病原体を排泄する．ヒトは病原体を含む粉塵の吸入から感染し，インフルエンザに似た発熱，頭痛，胸痛，筋肉痛，発疹などから気管支炎，肺炎，肝炎，髄膜炎，髄膜脳炎，心内膜炎など多彩な病態を示す．治療が遅れると死亡することもある．本症は世界各国に分布し年々増加している．諸外国では爆発的な集団発生が多数ある．わが国にも急性および慢性Q熱が広く存在するが，感染源を特定できない症例が多い．本症は感染症新法の第4類感染症に指定されているが，未だ正確な統計がなく，患者は相当数いると推定されている．不明熱が続いたら注意が必要である．

2．病原体と宿主域

病原体 *C. burnetii* はレジオネラ目コクシエラ科コクシエラ属の小桿菌状で多形性を示す．その大きさは0.2～0.4 × 1.0 μm，球菌の1/2から1/4である．本菌は胞子様構造を持つ小型細胞（SCV）と母細胞の大型細胞（LCV）からなり，共に感染性がある．LCVは浸透圧に対し弱いが，SCVはそれに対し強く，熱，乾燥，消毒剤などにきわめて抵抗性が強い．また，グラム陰性腸内細菌のS～R変異に似た相変異を示し，IおよびII相菌がある．本菌の感染環は，ダニ－野生動物（鳥類）－ダニとダニ－家畜－愛玩動物－ダニの系がある．本菌は宿主域が広く自然環境に広く分布している（図27.1）．感染宿主はヒトを始め家畜，愛玩

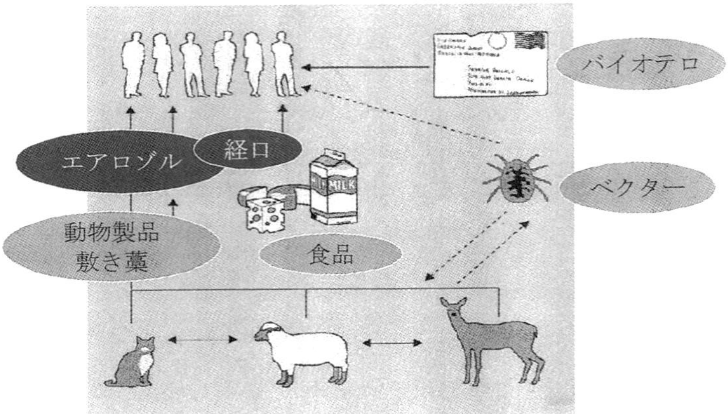

Cutler SJ *et al*. 2002.　THE LANCET Infectious Diseases

図27.1　Q熱の感染経路

動物，野生動物，鳥類などきわめて広い．感染動物は軽い発熱や流産など以外にほとんど臨床症状を示さないが，乳汁，流産胎仔，胎盤，羊水，糞，尿などから長期間にわたって大量の病原体を排泄する．したがって，動物は汚染飼育環境から再び本菌に暴される．ヒトは主に後者の感染環から病原体を含む粉塵の吸入によって感染することが最も多い．生乳や乳製品などからも感染する．保菌ダニの咬傷による感染やヒトからヒトの感染も稀に起こる[6,7]．

3．ヒトQ熱の病態

急性と慢性の多様な病態を示す．急性例の潜状期は14日から26日で感染量が多いと短い．インフルエンザに似た急性かつ熱性の菌血症を呈し，発熱，頭痛，胸痛，筋肉痛，関節痛，発汗，悪寒，食欲不振，嘔吐，咳嗽などから気管支炎，肺炎，肝炎，髄膜炎，発疹，髄膜脳炎，肝性脳炎，眼神経炎，腎臓障害などを起こすこともある．病像は多彩で同時に重複することも知られている．予後は一般によく，多くは2週間以内で下熱し回復する．慢性例では肝炎，心内膜炎，心筋炎，心外膜炎，壊死性気管支炎など，稀に血管炎，骨髄炎，アミロイド症，多発性関節炎，胎盤炎，流産なども起こす．治療が遅れると死の転帰をとる．また，不顕性感染や一過性の発熱・呼吸器症状などで終息することも多い．これは株による病原性の強弱あるいは免疫的な易感染者によることで説明されている．なお，1940年代から1950年代にアメリカで有志者による感染実験が何度も行われている[6,7]．

表 27.1　Q熱の抗体価の陽性率

	採血年	検体数	陽性（%）				
			16≦	32≦	64≦	128≦	256≦
一般健康者	1998	2,003	315（15.7）	168（8.4）	73（3.6）	31（1.5）	16（0.8）
公衆衛生獣医師	1978〜91	275	36（13.1）	19（6.9）	9（3.3）	5（1.8）	2（0.7）
小動物臨床獣医師	1997〜99	267	101（37.8）	68（25.5）	36（13.5）	20（7.5）	9（3.4）
異型性肺炎小児	1982〜83	58	20（34.5）	20（34.5）	16（27.6）	7（12.1）	6（10.3）

表 27.2　某大学病院における診療科別のQ熱抗体の陽性率

診療科	検体数	陽性率（%）				
		16≦	32≦	64≦	128≦	256≦
第1内科	664	57（8.6）	54（8.1）	43（6.5）	32（4.8）	18（2.7）
第2・3内科	570	30（5.3）	26（4.6）	18（3.2）	9（1.6）	4（0.7）
皮膚科	141	14（9.9）	13（9.2）	12（8.5）	6（4.3）	2（1.4）
放射線科	34	4（11.8）	4（11.8）	4（11.8）	4（11.8）	3（8.2）
神経精神科	31	3（9.7）	3（9.7）	3（9.7）	3（9.7）	3（9.7）
外科	443	11（2.5）	7（1.6）	6（1.4）	4（1.0）	2（0.5）
他10診療科 *	1,117	36（3,2）	29（2.6）	25（2.3）	17（1.5）	12（1.1）
計	3,000	155（5.2）	136（4.5）	111（3.7）	75（2.5）	44（1.5）

血清は某大学医学部附属病院より1995年9月から12月までに採取された．
* 泌尿器科，産婦人科，耳鼻咽喉科，脳神経外科，整形外科，小児科，口腔外科，眼科，麻酔科，科不明

4. 世界におけるヒトのQ熱

先進諸国では，本菌を呼吸器疾患の起因微生物の一つに加え，Q熱の継続的監視が行われている．スペイン国立病院の1979年から1986年における急性呼吸器疾患 4,521症例中，病原体が判明したのは1,637例（36.2％），この内505例がQ熱で，稀な疾患でないことが記載されている．オーストラリアでは12年間に3,868名，イギリスでは11年間に1,656名，アメリカでは28年間に1,164名，スイスでは年間30名から90名，ドイツでは年間150名から200名，フランスでは人口10万人当たり0.58名，Q熱が発生している．最近Q熱は，HIV感染による免疫不全者の増加により，世界各国で年々増加し，実際の患者は統計の約100倍以上であろうと推定されている．

Q熱の爆発的集団発生が食肉解体処理場や羊毛処理場などで多数記録されている．ネコが感染源としては，飼育者の衣類を介して職場で16名が発生した例や，飼育者近所の住民33名が発生した例などがある．またトロント大学の病院ではネコに由来する51名の散発例を診断している．ヒツジが感染源としては，コロラド大学の医学部から“神秘的な流行病発生”と題して，実験用ヒツジに由来する教職員58名の集団発生が報告している．ヒツジに由来する大・小の発生は各国で記録されている．また，スイスでは1983年秋に山で放牧中のヒツジを里へ移動3週間後，近隣の住民415名に集団発生した例がある．さらに，小・中学校や大学・専門学校などで飼育中の動物から児童や学生に集団発生した例も多数報告されている．しかし，畜産食品に起因する集団発生はきわめて少ない[6,7]．

5. 日本におけるヒトのQ熱

1988年帰国直後に発症した医学留学生の症例を皮切りに，不明熱を始め肺炎，異型性肺

表27.3　動物のコクシエラ症

	症状	病像	
ウシ	無症状～微熱（3－5日間） まれに高熱	子牛：肝・脾臓などから分離 成牛：乳汁中に排菌426日間　まれに乳房炎 妊娠牛：7－10日目に流産～正常分娩	尿→排菌 乳汁・尿→排菌 乳汁・尿→排菌
ヒツジ ヤギ	無症状～微熱（5～10日間） 不活発・食欲減少・結膜炎・鼻炎 リケッチア血症（1－3週間）	成獣：肝・脾臓→60日間以上分離 妊娠：流産～正常分娩（胎仔死亡）	糞・乳汁・尿→間欠排菌 糞・乳汁・尿→排菌
イヌ	無症状～微熱 リケッチア血症	とくになし 乳汁に30日間，尿に70日間排菌	
ネコ	軽い熱2－3日間 リケッチア血症（約30日間）	妊娠ネコ：死流産 流産胎仔：生存することもある－汚染源	 尿中に約60日間排菌
家禽 野鳥	ニワトリ，シチメンチョウ　無症状 アヒル，ガチョウ ハト，カラス，スズメ	とくになし ヒトの感染：生卵と農場 実験感染：脾臓から分離	14日～40日間排菌

Q fever : The Biology of *C.burnetii*, Williams, J. C. & Tompson, H. A.1991年および他の文献から参照

表 27.4　家畜および伴侶動物におけるコクシエラ抗体の陽性率

動　物	採材年	検体数	陽　性* (%)				報告者
			16 ≦	32 ≦	64 ≦	128 ≦	
ウシ	1990 − 91	1,102	342 (31.0)	221 (20.1)	181 (16.4)	99 (9.0)	Htwe ら (1992)
ウシ（繁殖障害）	1992	166	131 (78.9)	107 (64.5)	84 (50.6)	58 (34.9)	Htwe ら (1992)
ヒツジ	1974 − 89	256	72 (28.1)	4 (1.6)	0 (0)	0 (0)	Htwe ら (1992)
ヤギ	1974 − 89	85	20 (23.5)	1 (1.2)	0 (0)	0 (0)	Htwe ら (1992)
イヌ	1983 − 90	632	95 (15.0)	19 (3.0)	5 (0.8)	0 (0)	Htwe ら (1992)
	1992 − 94	85	8 (9.4)	5 (5.9)	1 (1.2)	0 (0)	長岡ら (1996)
	1998 − 99	252	94 (32.3)	46 (18.3)	27 (6.7)	10 (3.9)	小宮ら (2002)
	1994 − 95	151	27 (17.9)	5 (3.3)	1 (0.7)	0 (0)	神田ら (1996)
ネコ	1994	105	7 (6.7)	7 (6.7)	3 (2.9)	0 (0)	長岡ら (1996)
	1998 − 99	310	100 (32.3)	59 (19.0)	44 (5.8)	26 (8.4)	小宮ら (2002)
	1994 − 95	304	57 (18.8)	16 (5.3)	6 (2.0)	0 (0)	神田ら (1996)
ネコ（野良）	不明	36	31 (86.1)	21 (58.3)	15 (41.6)	11 (30.6)	小宮ら (2002)

*間接蛍光抗体法

炎，小脳炎，髄膜炎，多発性動脈炎など多くの症例が集積されてきた．

Q熱の全体像を抗体保有状況からみると（表27.1および2），小動物臨床に従事する獣医師の陽性率は，一般健康者および公衆衛生領域に従事する獣医師と比較し，有意に高い．小児の異型性肺炎患者の陽性率も，一般健康者および小動物臨床獣医師より有意に高い．統計学的には，一般健康群，職業的ハイリスク群および患者群の3群に分けられる．一方，大学病院17診療科別の陽性率は，放射線科，皮膚科，精神神経科の順に高く，また，呼吸器内科（第1内科）は他の内科よりもやや高い（表27.2）．抗体陽性患者の82.4 %から，本菌の遺伝子が検出され，1部の血清から本菌も分離される．呼吸器疾患，腫瘍，肝臓，心臓疾患などに比較的陽性患者が多く認められることから，わが国にも急性および慢性Q熱患者が相当数存在すると推察される．最近，基礎疾患や自己免疫疾患などの患者に急性と慢性Q熱が多いことが報告されている．

わが国ではQ熱に関する正確な統計値がない．厚生省の統計によると，呼吸器疾患患者は，人口1万人当たり年間100名から200名発生する．これを，国民1億2千万人に先に記載した抗体保有率や菌分離率などを代入すると，年間のQ熱患者は相当数存在すると推定され，原因不明のまま見落とされている疾患であると考えられる[1～5]．

表 27.5　鳥類におけるコクシエラ抗体の陽性率

	鳥　種	採材年	検体数	陽　性* (%)			
				16 ≦	32 ≦	64 ≦	128 ≦
野鳥	カラス	1982 − 92	513	193 (37.6)	180 (35.1)	162 (31.6)	124 (24.2)
	ハト	1982 − 92	201	22 (10.9)	12 (5.9)	11 (5.5)	6 (2.9)
	カモ	1991 − 92	221	3 (1.4)	0 (0)	0 (0)	0 (0)
	ハクチョウ	1994	10	0 (0)	0 (0)	0 (0)	0 (0)
家禽	ニワトリ	1995 − 96	1,589	56 (3.5)	32 (2.0)	22 (1.4)	17 (1.1)
	ウズラ	1992 − 95	174	7 (4.0)	5 (2.8)	1 (0.6)	1 (0.6)
	アイガモ	1993 − 95	158	13 (8.2)	3 (1.9)	0 (0)	0 (0)

*微量凝集法

表27.6 Q熱（コクシエラ症）の診断

病原体の分離	病原体の同定	遺伝子診断	血清学的診断
実験小動物 マウスやモルモット 発育鶏卵（SPF） 卵黄嚢内接種 培養細胞 BGMやHEL細胞など	抗原（菌体）検出 蛍光抗体法 ポリクローナル抗体 モノクローナル抗体 Gimenez染色 PCR法による遺伝子検出 電顕による形態学的観察	◎*com*1遺伝子プライマー ◎*icd*遺伝子プライマー ○*htpB*遺伝子プライマー ○QPH1プラスミド遺伝子のプライマー ○QPRSプラスミド遺伝子のプライマー	◎高比重粒子凝集反応 ◎ラテックス凝集反応 ○間接蛍光抗体法 ○酵素抗体法 ○イムノブロット法 ●微量凝集反応 ●補体結合反応

○現在の方法，●過去の方法，◎開発した方法

6．動物のコクシエラ症

本菌は，家畜，愛玩動物，野生動物などきわめて広く感染することが知られている．動物は軽い発熱程度で，多くは不顕性に終わる．しかし，リケッチア血症を起こし，乳汁や糞便などに病原体を排泄する．妊娠動物が感染すると死・流産を起こす（表27.3）．

諸外国の感染実験では，Nine Mile株を仔牛の皮下に接種すると，発熱（40℃から41℃），鼻汁および接種部位の浮腫を呈し10日間リケッチア血症を起こす．カリフォルニア株を妊娠牛に接種すると，発熱（40℃），食欲不振，沈うつを示し，子宮炎，思牡狂，流産などになる．妊娠初期から6カ月までの感染は流産を起こす．また，妊娠8カ月以降の感染では仔牛は虚弱で出産し，1週間以内に死亡することが多い．母牛は子宮炎，子宮内膜炎，不妊などを起こす．ヒツジやヤギもウシに類似する．ブタは抗体を産生するが病巣がない．妊娠豚では生殖器から本菌が回収されなく，またブタからヒトへの感染はない．

イヌとネコは不顕性から軽い発熱程度である．妊娠ネコの場合には死・流産を起こし，長期間本菌を排泄する．家禽を含め鳥類は不顕性であるが，抗体や菌は検出される[6,7]．

家畜のコクシエラ症は世界各国に存在する．1950年代にWHOが世界32カ国で調査し，抗体保有率は国により異なり，病原体も25カ国から分離されている．1980年代の家畜の抗体保有率はELISAやIFAにより検出感度がよくなったこともあるが，1950年代より高い．最近西ドイツで591農場3,200頭のウシを対象にした疫学調査によれば，ELISAで13.4％，CFで8.4％が陽性を示し，33.3％の農場が陽性を示している．とくに流産，後産停滞，子宮炎，不妊などの繁殖障害の病歴牛は，非病歴牛が5.3％から15.2％陽性であったのに対し，84.4％から94.9％を示している．また，繁殖障害牛の80％が排菌している．

なお本菌は，他の病原菌と異なり分離が難しいことから，自然環境，産業動物，畜産食品，伴侶動物などについて，病原体から解析した疫学調査の研究はほとんどない[6,7]．

7．日本における動物のコクシエラ症

わが国では1954年にWHOの依頼を受け，家畜のCF抗体調査が行われ，46県のウシ983頭中1.1％に抗体が認められている．最近の動物における抗体保有状況を表27.4にまとめ

た．IF抗体価の陽性基準を16倍，32倍あるいは64倍以上のいずれから採っても，抗体陽性の動物は，ウシ，ヒツジ，ヤギ，イヌおよびネコに認められ，とくに繁殖障害病歴牛および野良ネコに陽性率が高い．また，世界の約60種の野生哺乳類や鳥類にも抗体や菌が検出され，本菌は広範囲な分布と宿主域の広さが知られている．わが国でも野生動物および家禽から抗体が検出される（表27.5）．

われわれは，繁殖障害牛に抗体保有率が高いことに注目し，生乳224例中36例，子宮スワブ61検体中13例から本菌を分離した．また，屠畜場由来乳房50検体中4例，流産胎子4検体中2例および2牧場からの収集ダニ約250匹の15プール検体中4例からも本菌が分離された．最近，長岡らもイヌおよびネコから，また生チーズや低温殺菌牛乳からも本菌を分離している．このように，わが国の家畜や伴侶動物などに本菌が広く分布していることが明らかになった[6,7]．

8．本菌の新しい性状

本菌は，日本分離株を含め，一属一種であるが，*com1* 遺伝子および *icd* 遺伝子の塩基配列，ポリペプチドとLPSの構造および抗原性の相異から幾つかの群に分けられた．また，野外にはモルモットに対し病原性の異なる菌が存在することが明らかになった．さらに，免疫不全のSCIDマウスが本菌にきわめて高い感受性を示し，ヒトに多彩な病態を示す本菌の病原性解明モデルとして最適であることが明らかになってきた．またさらに，継代による相変異および株による菌体抗原の相異を認識するモノクローナル抗体から詳細な性状解析が進展してきた[4,5]．

9．診　　断

ヒトの症状は，発熱，肺炎，肝炎，心内膜炎など多彩で，他の病原体による疾患ときわめて類似し臨床鑑別が難しい．また，動物ではほとんど症状がない．したがって，診断は血清学的，遺伝学的および病原学的に行われるが（表27.6），わが国では診断用抗原や血清などが普及していない．現在Q熱を診断できる機関は大学，国立感染症研究所および県衛生研究所の2・3に限られている．先進諸国ではキット化された製品が普及している．わが国においても早急に，検査材料の種類，検査目的，経済性などを考慮して，民間の臨床検査センターで実施できる簡単な診断法の開発が望まれている．抗体は凝集法（直接法や微量法など），補体結合反応（CF），間接蛍光抗体法（IF），酵素抗体法（ELISA）などにより測定されるが，この内IF法は感度が高く汎用されている．しかし，判定は主観的で熟練が必要である．抗原は精製菌体が一般に用いられる．われわれはヒトを始め動物にも応用できるラテックス凝集反応（LA）を開発し，臨床検査の応用を進めている．

IF法がQ熱の診断に応用されて以来，抗体価の陽性基準は世界各国で16倍以上であったが，最近フランスの研究者は，他の菌との交差があることから，陽性基準を上げることを提案した．われわれは，動物実験の抗体価上昇は菌株や菌量などに依存し，またヒト血清約5,000例の成績から，確定診断は，高い抗体価だけでなく，ペア血清による抗体価上昇，菌血症の確認および臨床所見も併せ総合的に行うことが重要であると考えている．わが国では，欧州の基準を直ちに適用するのではなく，Q熱の全体像を把握するため，抗体陽性基準を32ないし64倍以上が妥当でないかと考えている．

10．治　療

テトラサイクリン系の抗生物質とニューキノロン系抗生剤が最も有効で，多くの場合2日～3日以内に解熱する．次いで，リファンピシンやエリスロマイシンなどが有効である．本菌は，偏性細胞内寄生性菌であるから，症状回復後も長期間網内系細胞に生残し，宿主からの完全な消失が容易でない．したがって，3週から4週間の継続投与が望ましく，症状の改善があっても3週間以上投与しないと再発することがある．ストレプトマイシン，カナマイシン，ゲンタマイシン，バンコマイシン，ペニシリン，クロラムフェニコールなどは効果がない．ヒトからヒトへの感染はきわめて稀であるが，患者から看護婦や同室患者などへの感染も報告されており，患者との接触対策も考慮する必要がある．

11．今後の課題

Q熱の疫学には不明な点が多く残っている．すなわち，1）本菌は，自然環境とくにダニ類と野生動物・鳥類の間でどのように維持されているか，その生態学的解明，2）ヒトに多様な病態を示すが，鬱病や不定愁訴などの病態学的解明，3）動物の保菌状態や繁殖障害などの病態学的解明，4）畜産食品や血液製剤などの安全性に関する調査研究，5）簡易診断技術の開発・普及，6）医師を始め獣医師や国民への啓蒙などがある．一方，菌側にも多くの不明な点がある．すなわち，1）動物やダニなどから分離される *C.burnetii* はヒトに対し全て病原性があるのか，2）特定の菌がヒトに急性疾患あるいは慢性疾患を起こすのか，3）特定の菌が動物に疾患を起こすのか，4）病原性を規定している菌の構造や遺伝子に相異があるのか，諸問題について解明する必要がある．

12．おわりに

Q熱は，わが国に広く存在し，稀な疾病でないことが明らかにされてきた．その背景には動物が深く関与している．わが国では，家畜・家禽・伴侶動物からヒトに伝播する重要な疾病（炭疽・ブルセラ病・結核・狂犬病など）は，先人達の努力により，発生しなくなった．しかし一方，経済的被害の多い他の感染症の陰に隠され，健康保菌動物や食品などから，ヒトの食中毒および感染症を起こす病原体が新しい問題を起こしている．このような感染症の疫学的研究は今後もますます重要である．

諸外国では，動物と接触頻度の高い職業者や市民を対象に，不活化と生ワクチンが開発・実用化されている．

参考文献

1) 平井克哉. 日本獣医師会雑誌, 46 : 541-5471993.
2) 平井克哉. 臨床と微生物, 22 : 14-21.1995.
3) 平井克哉. 臨床科学, 33 : 1156-61.1997.
4) Hirai, K. and H. To. J. Vet. Med. Sci., 60 : 781-90.1998.
5) 平井克哉. 日本獣医師会雑誌, 52 : 77-83.1999.
6) Marrie, T.J. Q fever, The disease, CRC Press, Boca Raton, AnnArbor, Boston , 1990.
7) Williams, J. C. and Thompson, H. A. Q fever, The biology of Coxiella burnetii, CRC Press, BocaRaton, AnnArbor, Boston , 1990.

平井克哉（岐阜大学 名誉教授　Katsuya Hirai）

第28章　オウム病

1．はじめに

オウム病はオウム病クラミジア *Chlamydophila* (*Chlamydia*) *psittaci* を病原体とし，オウムなどの愛玩用のトリからヒトに感染し，肺炎などの気道感染症を引き起こす疾患である[1]．19世紀の末に，オウムを主とする外来のトリとこれらのトリに接触したヒトにおける肺炎の関連性が疑われた．スイスの医師Ritterはトリを飼育していた患者に見られた非定型肺炎を1879年に報告した．Morangeは1895年に，ラテン語でオウムを意味する言葉に因み，この感染症に「オウム病 psittacois」という呼称を与えた．1929～1930年に熱帯から輸入されたオウムインコ類（ボウシインコと思われる）によるオウム病の流行がヨーロッパにおいて発生した．被害は12カ国約800人に及んだ．1930年に少なくとも5人の医師およびその共同研究者が独立に，また，同時に，オウムインコ類とヒトのオウム病に附随するろ過性で偏性細胞内寄生体を記述した．その後，ハト，ニワトリ，ガチョウ，シチメンチョウなどオウムインコ類以外の鳥類からもクラミジアが多数分離されている．日本では1930年にキューバから横浜へ帰港した船員が，上陸後，肺炎で死亡しており，航海中船室で飼っていたオウムが死亡していたことから，わが国では最初のオウム病と診断された．国内での初発例は1957年である．旧伝染病予防法では届け出義務はなかったが，感染症新法では第4類感染症の全数届け出疾患に指定された．

2．疫　学

（1）病　因

オウム病の病原体である *Chlamydophila psittaci* および *Chlamydophila abortus* はChlamydiales目，Chlamydiaceae科の *Chlamydophila* 属の菌種である（表28.1）．以前は *Chlamydia* 属に分類されていたが，Chlamydiales目内の再編成により，新属 *Chlamydophila* に再分類された[2, 3]．Chlamydiaceae科の菌は科特異的（以前は属特異的といわれた）なエピトープを有するリポ多糖体を外膜に持つ．属および種の鑑別は遺伝子および抗原解析による．生物学的性状で菌種の分類上有用な性状はほとんどない．獣医学上問題となるクラミジアは *Chlamydophila* 属の菌種である．

オウム病クラミジアは原核生物であるが，他の一般的な病原性細菌と異なる生物学的な特徴を持っている．クラミジアは真核細胞内でのみ増殖可能である[4]．さらに，他の原核生物と異なり形態学的変化を伴う増殖環を有する（図28.1）．感染性粒子は基本小体（elementary body，EB）と呼ばれる直径約300 nmの小型球型粒子である．基本小体は食作用により宿主細胞内に取り込まれる．この基本小体を含む食胞はリソゾームと融合しないことが知られ

表28.1　クラミジアの分類

目 order	科 family	属	種	旧学名	宿主域	概　要
Chlamydiales	Chlamydiaceae *	*Chlamydia*	*trachomatis*	*Chlamydia trachomatis* biovar Trachomaおよび biovar lymphogranuloma venereum	ヒト	粗でグリコーゲン陽性の封入体．サルファ剤感受性．trachoma（14の血清型）および lymphogranuloma venereum（4の血清型）生物型からなる．STDおよび眼疾患，肺炎の原因菌．完全なゲノム塩基配列が知られている．
			Suis	*Chlamydia trachomatis*	ブタ	粗でグリコーゲン陽性の封入体．ほとんどがサルファ剤感受性だが，耐性株もある．*C. trachomatis* MOMPと交差抗原性を示す．
			muridarum	*Chlamydia trachomatis* biovar mouse	マウスおよびハムスター	粗でグリコーゲン陽性の封入体．サルファ剤感受性．MoPn（マウス）およびSFPD（ハムスター）の2株のみが知られる．MoPn株の完全なゲノム塩基配列が知られている．*C. trachomatis*と交差抗原性を示す．
		Chlamydophila	*psittaci*	*Chlamydia psittaci*	鳥類，ほ乳類	オウム病の病原体．ほとんど全ての鳥類に感染し，不顕性感染．幼鳥や時として成鳥に致死性の全身感染血清型がある．ヒトは偶発感染宿主．
			abortus		鳥類およびほ乳動物	*C. psittaci*に非常に近縁．病原性も類似する．ヒツジ，ウシおよびヤギならびにウマ，ウサギ，モルモット，マウスおよびブタに流産を引きおこす．ヒトにも流産をおこす可能性が示唆されている．
			felis		ネコ	ネコに結膜炎および上部気道炎を引きおこす．感染ネコの全身の臓器から分離される．血清型がないヒトにも結膜炎を引きおこす．ヒトは偶発感染宿主．
			caviae		モルモット	封入体結膜炎の起因菌．これまでに分離された菌は全て同一のompA遺伝子を有する．
			pneumoniae	*Chlamydia pneumoniae*	ヒト，コアラ，モルモット	*C. psittaci* TWARとして報告された．完全なゲノム塩基配列が知られる．ヒトに呼吸器疾患および循環器疾患を引きおこす．コアラには眼疾患および泌尿生殖器疾患を引きおこす．ウマからの分離株は一株で呼吸器から分離された．
			pecorum	*Chlamydia pecorum*	ほ乳類およびコアラ	多様な病原性を示す．反すう動物では不顕性感染が一般的．コアラでは*C. pneumoniae*と同様に眼疾患および泌尿生殖器疾患を引きおこす．
	Waddliaceae	*Waddlia*	*chondrophila*	なし	ウシ（?）	ウシの流産胎児から来知のリケッチアとして1986年に分離．16SrDNA塩基配列からクラミジア科に分類．
	Parachlamydiaceae	*Parachlamydia*	*acanthamoebae*	なし	原生動物（アメーバ）	AcanthamoebaやHartmanellaに感染．環境中の水から検出される．疾病との関連性は不明．
		Neochlamydia	*hartmannellae*			
	Simkaniaceae	*Simkania*	*negevensis*	なし	不明	培養細胞への混入微生物として分離．血清疫学的にはヒトの肺炎との関連性がいわれているが，実際には不明．

* グラム陰性．科特異的リポ多糖体エピトープαKdo-(2-8)-αKdo-(2-4)-αKdo（以前の属特異的抗原エピトープ）を持つ．ChlamyidaceaeEBの剛性は40 kDa主要外膜タンパク質．親水性システイン・リッチタンパク質および低分子システイン・リッチリポタンパク質を含むジスルフィド結合エンベロープタンパク質による．

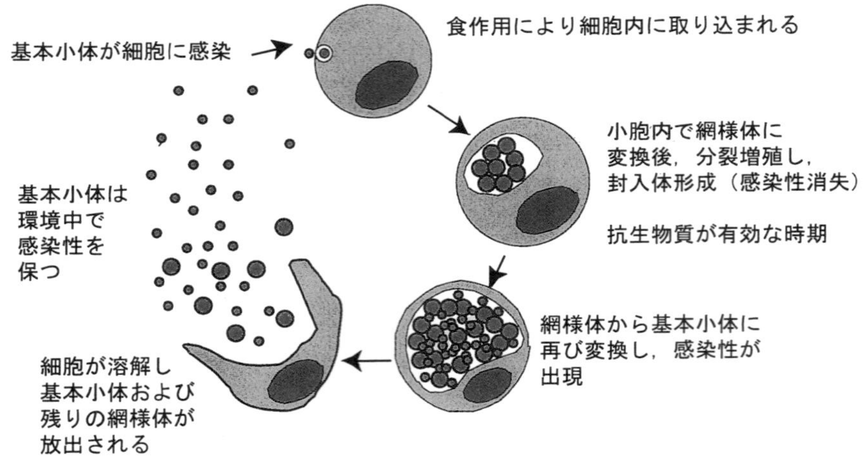

図28.1　クラミジアの増殖環（模式図）

ている．食胞内において網様体（reticulate body, RB）と呼ばれる直径約500～1,500 nmの大型粒子に変化し，2分裂増殖を開始する．網様体は数回の2分裂増殖を繰り返した後，中間体（intermediate body, IB）と呼ばれる形態を経て再び基本小体となり，宿主細胞の溶解と共に細胞外へ放出される．基本小体は偏在した電子密度の高い核様体（ヌクレオイド）と散在するリボゾーム顆粒が細胞質膜およびグラム陰性菌に類似した外膜からなる被膜（エンベロープ）により包まれており，感染性を有する．網様体は脆弱な粒子であるが，様々な代謝活性を有する．被膜の構造はグラム陰性菌に類似し，外膜にリポ多糖体が存在するが，ジアミノピメリン酸やムラミン酸などは検出されていない．クラミジアはATP合成能を欠き，宿主から得ていると考えられている．また，低分子代謝中間体やアミノ酸などを宿主細胞から取り込みクラミジアに特異的な代謝および高分子合成を行っている．宿主体内で不顕性感染をしている状態での代謝や形態は不明である．

クラミジアゲノムは1,000から1,200 kbpであり，クラミジア属の内 *Chlamydia trachomatis* および *Chlamydophila pneumoniae* の全ゲノム塩基配列が公開されている．残念ながらオウム病クラミジアに関しては全く明らかにされていない．近縁種である *Chlamydophila abortus* の全塩基配列については注釈は付いていないが全シーケンスが公開されている（http : // www. sanger. ac. uk / Projects / C_abortus / ）．

クラミジア属菌における病原性因子の研究では，遺伝子工学的手法を現在までに応用することができずにいるため，病原性発現に関与する遺伝子群についてはほとんど明らかにされていない．リポ多糖体を有するが，リポ多糖体自体の毒性は低いと考えられている．毒素は知られていない．多量の基本小体をマウスに接種すると24時間程で死亡する急性毒性が知られているが，その機序は不明である．近年，クラミジアが細胞内に侵入後，クラミジア由来の様々なタンパク質が宿主細胞質内に分泌され，宿主細胞の代謝系を変化させていることが徐々に明らかになってきた．今後，さらに発展することにより病原性や潜伏感染のメカニズムが明らかになると期待される．

（2） 生　態

*C. psittaci*の宿主域は広い．鳥類ではオウム目を含む18目145種から報告されている．とくに，オウム，スズメ，チドリおよびガンカモ目の鳥種が多いようである．一般に愛玩鳥として飼育されている飼い鳥はオウム目およびスズメ目が大多数である．これらの愛玩鳥はいずれもクラミジアに感受性である．

クラミジア感染鳥のほとんどは不顕性感染であり，間欠的に排菌する．感染鳥が排泄する糞便にはクラミジアの感染性粒子である基本小体が多数含まれる．基本小体は乾燥に強く，環境中で感染性を保っている．

発病期のオウム・インコ類は糞便1g当たり10^4から10^8の病原体を排泄する．回復しキャリアーとなったトリあるいは不顕性感染鳥は長期間にわたり排泄物中に病原体を連続的ないし間欠的に排泄し，糞便には10^3から10^6/g，鼻分泌液には10^2から10^5/gのクラミジアが存在するとされている．このように持続感染が成立しレゼルボアとなる．持続感染しているクラミジアの再活性化については不明な点が多い．鳥類間におけるクラミジアの伝搬様式は接触，吸入，経口による水平伝搬であり介卵伝達はない．感染源は病鳥および保菌鳥の排泄物，分泌物，羽毛などの飛沫，汚染された給餌器や飼料・水，病原体を含む排泄物が乾燥した塵などであり，これらのエアロゾルの吸入や，トリ同士の突き合いなどによる傷口から感染すると考えられている．

（3） 感染経路

飼育場や繁殖場の群内における伝搬様式は空気伝搬で，多様な疫学的様相を呈する．クラミジア感染症がインコ類の集団飼育場に散在している場合は，幼弱鳥の発病率と死亡率は低く10％～20％である．しかし，清浄群内に侵入した場合にはトリの日齢に関わらず発病・死亡し，侵入後数週間以内に死亡率が90％に達する場合もあるとされている．

東南アジア，オセアニア，南アフリカなどの森林に生息する野生のオウム・インコ類におけるクラミジアの保有率は4％～5％であるとされている．これらのトリが捕獲され，集められ，高密度の集団として短時日に輸送される．この輸送中に水平感染が起き，また，ストレスの影響や他の微生物による混合感染により，輸入後間もなく顕性発症したり，不顕性感染キャリアーが増加すると考えられている．

日本における感染源の主体である鳥類についてみると輸入鳥ではここ数年，年間約12万羽が輸入されているようである[5)]．愛玩用鳥類の国内生産数は年間10万羽弱といわれている．1980年代から1990年代前半に行われた検索では，輸入直後に死亡または病気になった鳥類の内66％（420/638）から*C. psittaci*が分離された．また，国内産の愛玩鳥からの分離率は18％（19/87）であった．日吉らは愛知県と札幌市の外見上健康なセキセイインコの調査を実施し，愛知県の糞便材料ではnested PCRで22％（11/50），発育鶏卵による分離で12％（6/50），札幌市の材料ではnested PCRにより脾臓から35％（7/20），糞便から10％（2/20）からクラミジアが検出されたと報告している．三宅らの調査では名古屋市の寺院2カ所，公園2カ所で採取したドバト新鮮糞便の19.1％（41/215）からクラミジアが分離されている．2003年に我々が行った研究では，一見健康な飼いトリの約5％からクラミジア遺伝子が検出された．ペットショップにおいて販売されるトリについても調査を継続しているが，検出率は10％以下である．以前に比較し，飼い鳥のクラミジア保有率は低下している．しかし，ペットショップや飼い鳥におけるオウム病によるトリの斃死例も数例経験しており，注意が必要である．

ヒトにおけるオウム病の発生についてみると，感染症法では全数届け出の第4類感染症とされている．1999年に全数届け出が開始されるまで全国的な統計はなかった．届け出が始まった1999年4月以降は，1999年（4月から12月）に24件，2000年に19件，2001年に30件，2002年に55件，2003年に44件，2004年は6月までに27件の届け出があった．月別に見ると3月から6月に届け出のピークがある（図28.2）．この季節性については原因はわからないが，トリの繁殖時期との関連性が指摘されている．現在の届け出では，職業や推定感染場所，動物の飼育状況や動物との接触歴などに関する情報は得られないため，問題を含んでいるが，関係者の努力により最近の感染症動向調査感染症週報（Infectious Diseases Weekly Report，IDWR）ではオウム病に関しては感染源としてインコ，ハト，不明などのように記載されるようになり，より有用性が高められた．図28.3に示すように，ここ数年の感染源はオウム・インコ類が約2/3となっている．また，ハトも重要な感染源である．今後さらに情報の公開を進めることにより，感染症の監視体制を確実にしていけるのではない

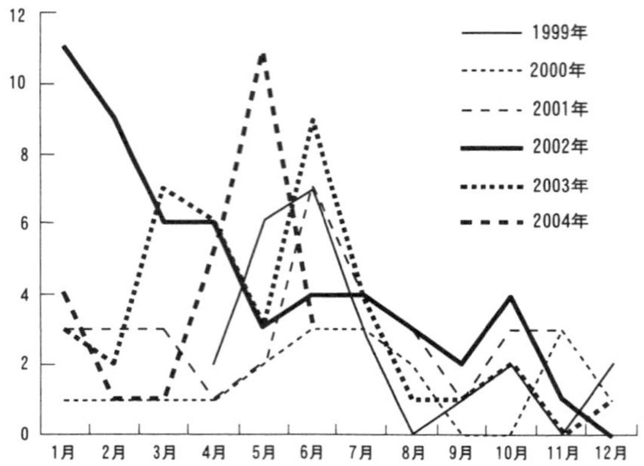

図28.2　オウム病の届け出数の月別推移（1999年4月から2004年6月）

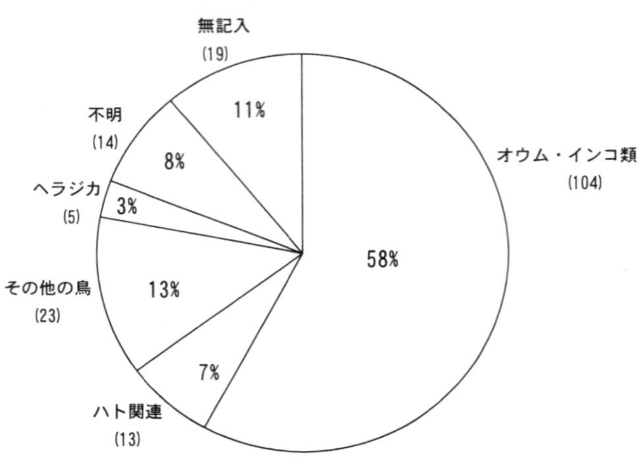

図28.3　推定感染源別報告数（感染症動向調査感染症週報による）

だろうか.

2001年の11月から12月に発生した事例では，患者数17名と，報告例としては最大規模の集団発生であった．しかし，患者からの分離株を得ることができず，感染源の特定が不可能となった．これは感染場所が1カ所であったが，患者が地理的に分散していたことや，医師のオウム病に対する知識が十分でなかったことが一因である．最初の患者は従業員であったことから，自らオウム病の可能性を医師に聞いたとされているが，担当医はオウム病ではないと答えたとされている．3人目の患者を診察した医師が問診からオウム病を疑い，オウム病の発生が見いだされた．より早期に診断されていれば，さらに患者数を増やすことなく，また，施設における経済的な被害も少なくすることができたと考えられる．発生要因およびその背景として幾つかの問題点が明らかとなった．発生当時，該当展示施設には常駐する獣医師がおらず，飼育鳥の健康状態の管理が適切には行われていなかった．展示施設に外部から鳥類を導入する際に必要な検疫施設がなく，通常の飼育場所に直接導入したこと，また個体識別がなされておらず飼育鳥の個体健康管理が全くなされず，さらに過去の死亡鳥に関する記録も全く無かったことなど数々の問題点があった．また，開園後に保健所は一度も立ち入り調査を行っていなかった．必ずしも立ち入り調査は義務づけられていないが，一度でも行われていれば何らかの指導ができたかもしれない．オウム病発生時の対応も不適切な対応があり，発生拡大につながったと考えられる．その後，対策委員会が設置され，幾つか改善がなされた．このような施設は全国にも数多くあり，隠れた発生があるのではないだろうか．1996年に姫路のサファリパークを訪問したことによるオウム病の単発例が報告されている[6]．しかし，これらの展示施設の訪問者は地理的に分散しているため，集団発生があったとしても把握しにくいと考えられる．したがって，姫路の例においても，実際は集団発生があった可能性は否定できない．今後，動物・鳥類を始め飼育に携わる人々も含めた抗体保有状況など疫学調査が必要である．鳥展示施設における集団発生を受け，ガイドラインが公開されている[7]．

3．診　断

(1) 鳥類のクラミジア感染症の症状

鳥類のクラミジア感染症はほとんどが不顕性感染である．雛鳥の初感染では一部の感染雛鳥は発症し死亡する．他は保菌鳥となる．保菌鳥は輸送，密飼いなどのストレス，栄養不良などの要因が引き金となり発症する．発症鳥の症状は鳥種，日齢により異なり，軽症から重症まで様々であり，時として死亡する(表28.2)．通常，元気消失，食欲減退，鼻腔からの漿液性ないし化膿性鼻漏がある．緑灰色下痢便，粘液便が見られることもある．急性例では症状に気付かないまま死亡することもある．鳥類では早期に治療されれば回復するが，時期を逸すると多くの場合，死の転帰をとる．

肉眼病変としては，オウム・インコ類は脾臓が2～10倍に腫大する．腫大した脾臓の直接塗沫標本ではクラミジア基本小体が観察される．カナリア，ブンチョウ，ジュウシマツなどのフィンチ類は脾腫を欠くことが多い．肝臓の腫大はいずれの鳥種でも認められる．肝臓は脆弱，黄白色に変化し，時として灰白色の小壊死巣が多数見られる．心臓は腫大し，心

表28.2　クラミジア罹患鳥の症状

鳥　種	症　状
鳥類全般に共通	呼吸器症状，粘液膿性鼻漏，下痢，多尿，沈鬱
アマゾンオウム	中枢神経系障害
コンゴウインコ	片側性ないし両側性結膜炎，角結膜炎，間欠的黄色尿酸塩
オカメインコ	片側性ないし両側性結膜炎，角結膜炎，間欠的黄色尿酸塩，副鼻腔炎
セキセイインコ，ハト	クラミジア単独の発症はまれ，上部呼吸気道症状，飛翔力の低下，慢性感染ハトでは跛行，斜頸，反弓緊張，振戦，痙攣
カナリア，フィンチ	倦怠，上部気道疾患，結膜炎，水様便
シチメンチョウ	羽毛逆立，抑鬱，食欲欠乏，悪液質，中等度の下痢，眼および鼻漏，咳および呼吸困難などの呼吸器症状
アヒル	頭部振戦，歩行困難，結膜炎，漿液性から膿性鼻漏，抑鬱，横臥，斃死
ニワトリ	比較的抵抗性，雛に発生，失明，体重減少，中等度の致死率の増加

外膜の肥厚や線維素性滲出物が見られる．気嚢は軽度の混濁や線維素性滲出物および肥厚が見られる．不顕性感染ないし慢性感染では脾腫が見られる程度である．組織学的には肝・脾臓の壊死性病変を特徴とする．

（2）ヒトのオウム病の症状

発症は急性型と徐々に発症するものがあり，臨床症状も軽度のインフルエンザ様症状から，多臓器障害を伴う劇症型まで多彩である[8]．インフルエンザ様の症状を呈する異型肺炎あるいは肺臓炎型および肺炎症状があまり顕著でなく，敗血症様症状を呈する型の二つが通常見られるという．7～14日の潜伏期の後に悪寒を伴う高熱で突然発症し，1～2週間持続する．頭痛，羞明，上部ないし下部呼吸器疾患および筋肉痛などのインフルエンザ様症状を主徴とする．悪心，嘔吐を伴う場合もある．呼吸器症状としては，頑固な乾性咳嗽ないし粘液痰をともなう咳が見られ，時に血痰を認めることもある．胸痛は稀．重症例では呼吸困難やチアノーゼが見られる．オウム病の特徴的所見として，高熱の割に比較的徐脈を呈すること，胸部X線写真に見られる広範囲な肺病変の割に，呼吸器症状が軽度であることがあげられている．未治療の場合，発熱は2カ月以上にわたって継続することもあるが，通常2週目より徐々に解熱する．

（3）鳥類のオウム病の診断

生前診断は臨床症状および排泄物からの病原体検出により行う．斃死した場合は臨床症状および剖検所見からオウム病を疑う．いずれも確定診断は病原体の分離ないし検出である．オウム病が疑われたトリはみだりに剖検するべきではない．また，剖検時に脾腫が見られた場合はオウム病を疑う．オウム病が疑われた場合は，安全キャビネット内で以降の作業を行うか，剖検を中止し検査機関に連絡をとり，検査を依頼する．

病原体検索およびクラミジア遺伝子検査は生前では糞やクロアカのスワブを材料とする．抗生物質の治療前に採剤しないと検出は困難であるが，投薬後7～10日間は遺伝子を検出できる場合もある．また，不顕性感染では間欠的に病原体を排出しているので，数週間おきに数回検査をする必要がある．斃死した場合は脾臓および肝臓を材料とする．病原体検索には6ないし7日孵化鶏卵卵黄嚢内接種またはL細胞やHeLa細胞などの培養細胞が用いられる．微生物汚染がひどい材料は培養細胞による分離は困難である．遺伝子検出にはPCR

法が用いられる．糞便はPCR法の阻害物質の混入により検出感度が落ちることがあるが抽出法により感度をあげることができる．免疫クロマト法であるClearViewは擬陰性はほとんどないが，擬陽性が多く，鳥類材料には必ずしも適さないと考えられている．

(4) ヒトのオウム病の診断

感染症法による届け出の際の診断基準を表28.3に示した．一般には，セフェム系が無効の肺炎で，比較的徐脈や脾腫を伴っていて，発症前にトリとの接触歴があれば強くオウム病を疑う．飼育していたトリが発症ないし死亡している場合はとくに疑いが強くなる．飼育していない場合でも，ペットショップや野外の公園でのトリとの接触歴がある患者も多い．病原診断が多くの場合に困難であるため，臨床では血清診断が主体となる．

オウム病の抗原検出キットとして市販されているのは直接蛍光抗体法用抗体である．標的抗原は科特異的リポ多糖体であり，FITC標識単クローン性抗体溶液である．各種分泌液や病変部の塗沫標本におけるクラミジア基本小体を検出する．主に*C. trachomatis*抗原の検出に用いられているIDEIA Chlamydiaはクラミジア科特異抗原を検出する検査法であることから原理的にはある程度，*C. psittaci*の検出に応用可能である．遺伝子診断は喀痰・咽頭スワブなどの呼吸器材料からDNAを抽出し，PCR法により行う．

血清学的診断では，従来は補体結合反応により抗体の上昇ないし，ワンポイントでの補体結合抗体価から診断がなされていた．しかし，補体結合反応では科特異抗原（以前の属特異抗原）に対する抗体を検出するため，*C. trachomatis*や*C. pneumoniae*による感染でも陽性となる．したがって，種の特定が可能なmicro-IF法などを用いるべきである．micro-IFは基本小体をスライドグラスに点状に塗布し，アルコール固定後抗体検出に用いる方法である．原則としてペア血清で4倍以上の抗体上昇が認められた場合，確定診断とする．発症時に補体結合抗体価が16倍以下であっても，その後に上昇することもあり注意が必要である．micro-IFの難点は実施できる機関が感染症研究所などごく数カ所に限られていることである．

表28.3　オウム病を届ける際の医学的診断基準

《定義》
クラミジアChlamydia psittaciを病原体とし，オウムなどの愛玩用のトリからヒトに感染し，肺炎などの気道感染症を起こす疾患である．

《臨床的特徴》
1～2週間の潜伏期の後に，突然の発熱で発病する．軽い場合はかぜ程度の症状であるが，老人などでは重症になることが多い．初期症状として悪寒を伴う高熱，頭痛，全身倦怠感，食欲不振，筋肉痛，関節痛などがみられる．呼吸器症状として咳，粘液性痰などがみられる．胸部レントゲンで広範な肺病変はあるが理学的所見は比較的軽度である．重症になると呼吸困難，意識障害，DICなどがみられる．発症前にトリとの接触があったかどうかが報告のための参考になる．

《届出基準》
診断した医師の判断により，症状や所見から当該疾患が疑われ，かつ，以下のいずれかの方法によって病原体診断や血清学的診断がなされたもの．

- 病原体の検出
  例：痰，血液，剖検例では諸臓器などからの病原体の分離など
- 病原体の遺伝子の検出
  例：PCR法，PCR-RFLP法など
- 病原体に対する抗体の検出
  例：間接蛍光抗体（IF）法で抗体価が4倍以上（精製クラミジア粒子あるいは感染細胞を用いた場合は種の同定ができる）など

医師から都道府県知事などへの届出基準（厚生労働省，平成15年）

4. 治　療

鳥類の治療にはドキシサイクリン，クロルテトラサイクリンおよびエンロフロキサシンが用いられる[9]．βラクタム系抗生物質は増殖を抑えるが，静菌作用しかなく，投与を中止すると再びクラミジアの増殖が始まるので，使うべきではない．アミノグリコシド系抗生物質には感受性がない．現在までに耐性菌は見い出されていない．

鳥類に投与する抗生物質としてドキシサイクリンおよびエンロフロキサシンが薦められる．ドキシサイクリンの筋肉内や皮下投与では体重1kg当たり75から100mgを胸筋に45日間の中に8から10回注射する．経口投与では体重1kg当たり25から50mgを一日1回投与する．エンロフロキサシンを用いた治療では食餌による投与（250から500ppm）において2から3週間で効果が十分に発揮されたとの報告がある．エンロフロキサシンの血中濃度を0.5mg/lに14日間保つことが必要であるとされている．

抗生物質の投与中は飼育施設の衛生管理（清掃と消毒）をしっかり行う．

トリによっては副作用がみられるため，投与期間中はトリの健康状態を常にモニタリングし，場合によっては強肝剤やプロビオティックを投与する．

これらの抗生物質治療が全く効果を示さない鳥種がいるとされており，注意が必要である．

ヒトの治療に関しては，血清診断の結果が出ていなくても，明らかにトリとの接触歴がある場合には，オウム病を第一に考え，できるだけ早く治療を開始する[7]．第1選択薬はミノマイシンを始めとするテトラサイクリン系薬である．ついでエリスロマイシンなどのマクロライド，さらにニューキノロン系薬が選択される．妊婦や小児ではマクロライド系を第1選択薬とする．中等症以上の処法例として，ミノサイクリン100mgを1日2回点滴静注，入院治療で，投与期間はおおむね10日間から2週間とし，軽快後は内服に切り替えることも可能であるとされている．軽症では，ミノサイクリン100mg，2錠，分2，朝夕ないしクラリスロマイシン200mg，2錠，分2，朝夕の投与を行う．幼少児や妊婦ではテトラサイクリン系薬剤の特性を考慮し，エリスロマイシンの点滴静注やニューマクロライド薬の内服を行う．投与期間は除菌のために約2週間とする．全身状態の改善が良好であれば経口剤への切り替えも可能である．全身症状によっては補助療法を行う．肺炎が両側にひろがり低酸素血症を呈した場合は酸素投与，呼吸管理，またステロイドを使用する．DICへの対応が必要とされる場合もある．

5. 予防・対策

鳥類用のワクチンはない．飼育環境の衛生および不顕性感染鳥の摘発および治療により拡大・伝播を防ぐ．外部から新しいトリを導入する場合は数週間の検疫および病原体検査を行うべきである．とくに輸入鳥に関してどのような検疫を行うかが問題と思われる．輸出国に輸出前の検査や投薬を求めるか，輸入後に指定検疫場所において検疫と予防的投薬を実施するなどを検討することにより，国外からのオウム病保有鳥の持ち込みを阻止することが必要なのではないだろうか．

鳥類はクラミジアを保有している状態が自然であるということを理解し，トリとの接触や飼育方法に注意を払うことが重要である．また，クラミジアを保有し，排菌しているとしても必ずしも感染源とはならないことから，無闇に危険視するべきではない．オウム病の集団発生における発病率を考えると，オウム病に罹患し，発症するまでには宿主側の要因も大きいのではないかと考えられる．オウム病はテトラサイクリン系薬剤やニューキノロン系薬剤に高感受性であり的確な診断・治療により対応できる感染症であるが，診断を誤ると致死に至る場合もあり，鳥類との接触歴を始め，感染状況の把握が重要であろう．発生した場合には，医師および獣医師の協力が大切である．

参考文献

1）副島林造 1988. Psittacosis（オウム病）の臨床."クラミジア感染症の基礎と臨床" 熊本悦明・橋爪 壮編. p.266-280. 金原出版，東京.

2）Everett, K. D., *et al.* 1999. Emended description of the order Chlamydiales, proposal of Parachlamydiaceae fam. nov. and Simkaniaceae fam. nov., each containing one monotypic genus, revised taxonomy of the family Chlamydiaceae, including a new genus and five new species, and standards for the identification of organisms. Int. J. Syst. Bacteriol. 49 : 415-440.

3）福士秀人 2002. クラミジアの命名と分類の変遷. "実地臨床家のためのクラミジア・ニューモニエ感染症" 副島林造・松島敏春編. p.13-25. 医薬ジャーナル，東京.

4）松本 明 2002. クラミジアの菌体構造と生物活性. "実地臨床家のためのクラミジア・ニューモニエ感染症" 副島林造・松島敏春編. p.26-38. 医薬ジャーナル，東京.

5）環境省：ペット動物流通販売実態調査報告書（平成15年3月）（http : // www. env. go. jp / nature / dobutsu / aigo / pamf_rep / pet / pet_14. html）

6）岸本伸人ほか 1996. サファリパークから感染したと考えられたオウム病の1例. 香川県内科医会誌 32 : 93-96.

7）動物展示施設における人と動物の共通感染症対策ガイドライン作成ワーキンググループ 2003. 動物展示施設における人と動物の共通感染症対策ガイドライン2003（平成15年 厚生科学研究費補助金新興・再興感染症研究事業「動物由来感染症対策としての新しいサーベイランスシステムの開発に関する研究」）

8）岸本寿男ほか 2003. オウム病. 呼吸 22 : 38-44.

9）Vanrompay, D., *et al.* 1995. Chlamydia psittaci infections. a review with emphasis on avian chlmaydiosis. Vet. Microbiol. 45 : 93-119.

福士秀人（岐阜大学 応用生物科学部 獣医学課程　Hideto Fukushi）

第29章　レプトスピラ症

1．はじめに

レプトスピラ症は，病原性レプトスピラ感染による発熱，黄疸，出血，蛋白尿を主徴とする人獣共通感染症である．病原性レプトスピラはネズミなどの各種保菌動物の腎臓に保菌され，尿中に排出される．ヒトは終宿主であり，尿で汚染された水や土壌から経皮的あるいは経口的に感染する．

わが国では1970年代まで水田地帯を中心として多数の発生例が報告されていたが，最近では環境衛生の向上などにより激減している．しかし，沖縄県などでは散発的な発生が認められている．その多くが，シーカヤックインストラクターやカヌーガイドなどの観光産業に従事しているヒトたちで，アウトドア活動を介した感染が増加している．外国では全世界的に流行しており，とくにフィリピン，タイなどの東南アジアや中南米では大規模な流行が続いており，その対策が望まれている．海外での流行にともない，海外から輸入される家畜や小動物などを介して本菌が持ち込まれる可能性もあり，今後注目すべき疾病である．

本症は2000年に「家畜伝染病予防法」によりウシ，ブタ，イヌなどを対象にして，届出伝染病に指定された．さらに，2003年にヒトの動物由来感染症に対する対策強化の目的で「感染症予防法」が改正され，ヒトのレプトスピラ症は4類感染症（動物，飲食物などの物件を介してヒトに感染し，国民の健康に影響を与えるおそれがある感染症として定められている感染症）に指定された．それにより感染源となる動物の輸入規制，消毒，ネズミ・カの駆除などの対物措置ができるようになった．

2．疫　　学

(1) 生　態

レプトスピラ症は主として動物からヒトに感染する病気である．レゼルボア（保有体，感染巣）はネズミなどのげっ歯類を始めとする多彩な野生動物および家畜であり，ヒトは終宿主である．

レプトスピラ症は水や土壌などを介して動物間で感染が成立する．感染した動物が耐過すると，レプトスピラは腎臓の尿細管に局在し，尿中に排菌される．本菌によって汚染された地表水や湿った土壌あるいは敷わらや飼料にヒトや家畜が接触することにより，皮膚や粘膜（とくに創傷などがある場合）から感染する．とくにドブネズミなどのげっ歯類は，レゼルボアとしてヒトや家畜への感染に重要な役割を果たしている（図29.1）．

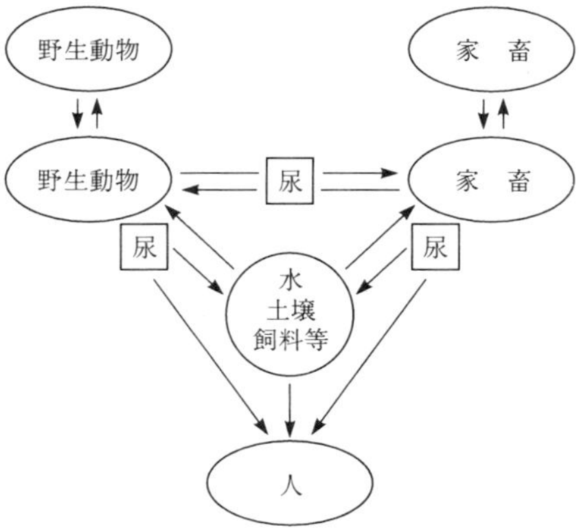

図29.1　レプトスピラの感染環

1）感染動物

レプトスピラに感染する動物は，クマネズミ，ドブネズミなどのげっ歯目，キツネ，スカンク，タヌキなどの食肉目，モグラ，チンパンジーなどの野生動物やトカゲ，カエル，魚類など，計120種以上にも及ぶ．さらに，ウシ，ブタ，ウマなどの家畜やイヌなどの伴侶動物も感染しレゼルボアとなる．この中で，ネズミなどのげっ歯類が本菌のレゼルボアとして最も重要な役割を担っている．これらの動物はいったん感染すると長期間レプトスピラを腎臓に保有するので保菌率が高い．一方，家畜の保菌期間はネズミ類と較べ短く，動物種により異なる．ウシの排菌期間は数週間以内であるので，保菌率は低い．

レプトスピラの血清型は多数報告されている．各種動物は様々な血清型の菌に感染するが，ある血清型は特定の動物種に感染することが多い．たとえば，家ネズミと icterohaemorrhagiae および copenhageni，野ネズミと grippotyphosa，イヌと canicola，ブタと pomona は密接な関係にある．

わが国でレプトスピラが分離されたのはネズミ類，ウシ，イヌなどから10血清型が分離されている．

2）動物におけるレプトスピラの感染，増殖，排菌

感染経路：表皮および粘膜から感染する．創傷あるいは切傷があればより感染しやすくなる．

増殖と排菌：生体内に侵入したレプトスピラは血中に入り急速に増殖し，レプトスピラ血症を起こす．モルモットあるいはハムスターの場合，血中のレプトスピラはさらに増殖し死亡する．一方，ネズミの場合は，レプトスピラ血症後，抗体が出現するとともにレプトスピラは急速に血中から消失し，抗体の影響を受けない腎の尿細管に定着する．この間，ネズミには症状が現れず，死亡することもない（不顕性感染）．レプトスピラはそこで増殖し尿中に長期にわたって排菌される（レプトスピラ尿症）．野生動物では不顕性感染し長期にわたり尿中に排菌するものが多く，げっ歯類の場合，ほぼ一生涯にわたって排菌する．家

表29.1　レプトスピラの主要な遺伝種とその血清型数

遺伝種 (Genomospecies)	血清型数	病原性
Leptospira interrogans	81	病原性
L. borgpetersenii	42	病原性
L. inadai	10	病原性
L. noguchii	20	病原性
L. santarosai	58	病原性
L. weilii	15	病原性
L. krishneri	26	病原性
L. biflexa	2	非病原性
L. meyeri	4	不明
L. wolbachii	2	病原性
L. fainei	1	病原性
L. parva	1	非病原性
L. alexanderi	6	病原性

畜でも不顕性感染が多いが，慢性感染症の形を取るものもある．排菌期間は動物種により異なり，ウシで数週間，ブタで数カ月から1年以上，イヌで数年程度である．

3）動物間の感染環

レプトスピラは水中や湿った土壌中で長期にわたり生存可能であるので，保菌動物の尿により水田，川，池，地表水，土壌，餌場などの生息環境が汚染され感染の場となる．そこに来たネズミなどのげっ歯類，野生動物，幼若動物や未感染動物は感染する．このようにして環境が汚染され野生動物を中心とした感染環が成立する．ヒトはそのような環境中に立ち入ることにより感染する．

（2）病　因

レプトスピラはスピロヘータに属し，グラム陰性，微好気性～好気性，直径0.1μm，長さ6～20μmの細長いコイル状で，細胞の先端が鈎状に屈曲している．菌端部より発した軸糸（ペリプラスム鞭毛）が菌体中央に向かって巻き付き，それらをエンベロープが包む．暗視野顕微鏡により回転および屈折により活発に運動する菌体が観察される．

レプトスピラは，病原性レプトスピラである *Leptospira interrogans* と非病原性である *L. biflexa* の2菌種に分類されていたが，現在では遺伝学的な性状から18種の遺伝種（genomospecies）に分類されている．これらの菌種はさらに血清学的に28種の血清群と250種以上の血清型に分類されている（表29.1）．

酸性条件下や熱，乾燥には弱いが，中性あるいは弱アルカリ性の淡水中や湿った土壌中では数カ月間生存可能である．消毒薬や多くの抗生物質に対しては感受性を示す．

3．診断法

（1）症　状

1）動物のレプトスピラ症（表29.2）

動物の種により感染するレプトスピラの血清型の頻度がある程度限定され，地域的に血清型が異なることもある．症状は種によって異なるが，どの動物種でも不顕性感染が圧倒的

表29.2　動物のレプトスピラ症の主要症状

		主要症状	ウシ	ブタ	ウマ	ヒツジ・ヤギ	イヌ	げっ歯類
急性感染	初期	発熱（上昇温度℃）	1～2.5	0.1～1.5	＋	0.5～2	＋	＋
		倦怠・沈欝・衰弱など	＋	＋	＋	＋	＋	＋
		食欲不振	＋	＋	＋		＋	＋
		嘔吐					＋	
		下痢	＋	＋				
		痙攣		＋			＋	
		結膜炎	＋				＋	＋
		出血	＋				±	±
		貧血	＋			＋		＋
		黄疸	＋	＋	＋		±	±
		無尿	＋					
		血色素尿	＋		＋	＋		
		乳房炎・無乳	＋					
	後期	肺炎	＋					
		流死産	1～3週後	2～4週後	＋	＋		
慢性感染		腎炎	＋	＋		＋	＋	
		月盲			＋			
		脳炎	＋	＋				
		腎の灰白斑点	＋	＋			＋	

＋：普通に見られる，±：時に認められる

に多い．

① ウシ

日本では血清型 hebdomadis, krematos, australis, autumnalis などが分離されている．その他，諸外国では pomona, hardjo, icterohaemorrhagiae などの分離も多い．急性あるいは亜急性の場合，数日間の発熱後，元気・食欲の低下，結膜炎，貧血などを呈する．重度の場合は黄疸，暗赤色の血色素尿を排出する．泌乳量の減少，流死産，不妊症を伴う．

② ブタ

一般的に不顕性感染し尿中に大量かつ長期間排菌（1年以上）することから，公衆衛生上重要な疾病である．主なレプトスピラは血清型 pomona, icterohaemorrhagiae, canicola, tarassovi などであるが，pomona が最も広く分布する．発熱，食欲不振，結膜炎，黄疸，血色素尿，痙攣などの神経症状を呈する．多くの場合，軽度の症状か不顕性感染に留まる．妊娠豚は流死産を起こす．

③ イヌ

血清型 canicola と icterohaemorrhagiae によるものが多い．icterohaemorrhagiae 感染の甚急性の場合は発熱，極度の沈欝，震え，口内・口唇・結膜の出血が生じ，数時間から数日の経過で死亡する．黄疸型は同様な症状に加え，強い黄疸を示し，重度のものは2～3日の経過で死亡する．canicola はイヌに広く存在する．急性では嘔吐，脱水，虚脱を示し，口腔内や舌の粘膜に急激な壊死を生ずる．死亡率は高く，2～4日の経過で死亡する．亜急性のものは腎炎症状が特徴である．感染犬は回復後数カ月から数年間レプトスピラを尿中に排出する．

その他，ウマ，ヒツジやヤギなどにも発生が認められている．ネコにおいては抗体陽性のものが見いだされているが，症状を示すことはない．

2）ヒトのレプトスピラ症

黄疸，出血，蛋白尿を主徴とする疾病で，レプトスピラの血清型により多様な症状を呈する．

発生状況：世界的に発生が認められる．とくにベトナム，マレーシア，タイ，フィリピンなど東南アジアでの発生が多い．わが国では1960年代までは水田地帯を中心に多発していたが，ワクチンの普及と機械化が進むと激減し，現在の発生は散発的である．沖縄県では小流行が見られた．

病原体：最も重症のワイル病を起こす血清型 icterohaemorrhagiae の他，様々な血清型のレプトスピラにより感染し，地域によって血清型が異なる．日本における主なレプトスピラ症とその血清型について表29.3に示した．気候的，地理的に異なる沖縄県は他の県と血清型が異なっている．

疫学：動物と同様に粘膜および皮膚を介して感染する．保菌野生動物や家畜の尿によって汚染された湿った土壌，地表水，下水，池，淀んだ川，水田などに入ったりすることにより感染する．洪水後に流行することもある．さらに，魚市場，魚屋，飲食店など，水を扱うところでネズミの尿で汚染されて感染することもある．また，最近ではアウトドア活動が盛んになり，野生動物が多く生息する地域に踏み込むことにより感染することもある．

① 黄疸出血性レプトスピラ症（ワイル病）

血清型 icterohaemorrhagiae と copenhageni の感染により黄疸，出血，腎障害など，最も重篤な症状を呈する．5～7日の潜伏期を経て高熱（39～40℃），全身倦怠感，結膜充血，筋肉痛，出血傾向，蛋白尿が発現し，第2病週には黄疸が急速に増強する．本症は速やかな経過をとり，治療開始の遅れにより重篤な結果を招く．第5病日を過ぎると致死率は20～40％に及ぶ．

表29.3　わが国のヒトの主なレプトスピラ症

病名	分布	血清型	保有体動物
黄疸出血性レプトスピラ症（ワイル病）	全国	icterohaemorrhagiae copenhageni	ドブネズミなど
犬型レプトスピラ症	全国	canicola	イヌ
秋期レプトスピラ症			
七日熱	福岡	hebdomadis	
秋疫	静岡	autumnalis hebdomadis	
用水病	静岡	autumnalis hebdomadis australis	アカネズミ ハタネズミ ホンドハタネズミなど
作州熱	岡山	hebdomadis	
波佐見熱	長崎	autumnalis	
アッケ熱	大分	hebdomadis autumnalis hebdomadis	
その他のレプトスピラ症	沖縄	pyrogenes javanica	ドブネズミ

② 秋期レプトスピラ症

軽症ないし中等度のレプトスピラ症で，地方病としてわが国の農村や山間部の秋期に発生し，地方により種々の病名がある．潜伏期は4～9日．経過はワイル病と比較し短く，症状は軽度から中等度である．発熱，筋肉痛，結膜充血などが見られるが，3～4週で回復する．通常，黄疸は見られない．後発症として硝子体混濁があり，飛蚊症を呈する．

③ イヌ型レプトスピラ症

血清型caniclolaによる感染で，イヌによって媒介される軽症型レプトスピラ症である．秋期レプトスピラ症のような好発季節はない．

（2） 診 断 法

レプトスピラ症の経過はきわめて早いので一般に用いられている病原学的および血清学的な診断では早期診断として不適な場合がある．したがって，急性熱性疾患の場合，常に本病を念頭におき診断する．

病原体の分離：急性の発熱期には血液を，慢性期あるいは保菌動物の場合は尿を材料とする．血液あるいは尿を5-フルオロウラシル添加EMJH培地，Korthof培地などで，30℃2週間～1カ月間培養する．

動物接種法：幼若モルモットの皮下あるいは腹腔内に血液あるいは尿を，死亡した動物の場合は腎乳剤を接種する．有熱期の血液から菌を分離する．

遺伝子診断：PCR法が用いられている．微量の血液，尿，臓器乳剤などの試料からレプトスピラの特異的なDNA断片を増幅する方法であり，高感度，迅速，多検体処理が可能な信頼性の高い方法である．

血清学的診断：特異抗体は感染1週間以降から出現し，3～4週で最高に達する．顕微鏡凝集反応（Microscopic Agglutination Test, MAT）が最もよく使用される反応である．培養菌液を抗原として希釈血清と反応後顕微鏡下で判定する．血清型特異的であるので，抗原にはその地域で流行している血清型のものを中心として数種類用いる．ペア血清で4倍以上の抗体価の上昇を陽性とする．その他マイクロカプセル凝集反応，ELISA法などが応用されている．

4. 治　療

レプトスピラ症は経過がきわめて早いので，治療開始時期の遅れによって重症化しやすく予後を左右する．第2病日までに的確な治療を開始すると速やかな回復を期待できるが，5病日以降になると効果は少なくなる．急性期（発熱期）である発熱，血色素尿，貧血などのレプトスピラ主要症状はペニシリンの投与で回復するが，慢性期に移行し腎の尿細管に定着しているレプトスピラは排除できない．治療に当たってはストレプトマイシン3日間投与で急性および腎からの排除に最も有効である．ゲンタマイシン，トブラマイシンがこれに次ぐ．

5. 予防・対策

ネズミなどのげっ歯類や野生動物の制御：牛舎あるいは都市部における家ネズミなどを駆逐あるいは侵入を阻止することによりヒトや家畜の生活環境のレプトスピラ汚染を防止する．野ネズミなどの野生動物については制御が不可能であるので，それらとの直接的あるいは間接的な接触を極力避けるように心がける．

感染動物の隔離：感染が確認された動物はストレプトマイシンを投与すると同時に迅速に隔離する．これらの動物は長期間にわたり尿中に排菌しているので，汚染された床，土壌，器具類は充分に消毒する．

予防接種：人用のワクチンとして4血清型混合ワクチン（ワイル病と秋やみ ABC）が応用されている．レプトスピラ症流行地，農業，鉱業従事者，飲食店従業員などは接種が望ましい．動物用としてはイヌ用ワクチンが開発されており，血清型 icterohaemorrhagiae あるいは copenhageni，canicola さらに hebdomadis が，他の5種のウイルスと組み合わされ7種あるいは8種ワクチンとして用いられている．ウシ用，ブタ用のワクチンは現在日本では用いられていない．

参考文献

1）Faine, S. 1982. Guidelines for the control of leptospirosis. WHO, Geneva.
2）Faine, S. 1994. Leptospira and leptospirosis. CRC Press, Boca Raton.
3）磯貝恵美子．2002．レプトスピラ属菌．pp.614-619．細菌学（竹田美文，林　英生 編），朝倉書店，東京．
4）小林　譲．1992．ヒトのレプトスピラ病．化学療法の領域．8：74-82．
5）Levett, P. N. 2001. Leptospirosis. Clin. Microbiol. Rev. 14：296-326.
6）梁川　良．1992．動物のレプトスピラ病．化学療法の領域．8：67-72．

菊池直哉（酪農学園大学 獣医学部 獣医学科　Naoya Kikuchi）

第30章　猫ひっかき病

1．はじめに

ネコの飼育頭数は現在1,200万頭ともいわれている．とくにネコは，ペットの中でもヒトと濃密に接触する機会の多い動物種であるため，猫ひっかき病（Cat-scratch disease；CSD）の発生数も近年増加の傾向にある．CSDは1950年にフランスで報告された当初から，ネコが関与する原因不明の疾病として今日まで至った．1990年代初頭の米国において，ネコが感染源となってAIDS患者に発生した特殊な血管増殖性疾病から新種の細菌*Bartonella henselae*が分離されたことが契機となって，本菌が猫ひっかき病の主要な病原体であることが明らかとなった．その後，ネコの飼育頭数の増加とともに医学領域でもCSDの症例が増加し，新興感染症として注目されるようになってきた．

CSDの主要な症状は健常者では受傷部の丘疹，水疱，支配リンパ節の一側性の腫脹，発熱で，稀に，脳炎，パリノー症候群，骨溶解性病変，心内膜炎などを起こす．免疫不全状態のヒトでは，細菌性血管腫，細菌性肝臓紫斑病，脾臓性紫斑病などを起こし，致死的となる場合がある．病原巣のネコは，ほとんど無症状である．

2．疫　　学

(1) 発生状況

米国のCSD患者の年間発生率は0.77～0.88/100,000人[24)]，3.7/100,000人[19)]と報告されている．

わが国では，1953年に浜口ら[18)]によって本症が初めて報告されて以来，症例は散見されているが，全国的なCSD患者数に関する統計はない．神戸市と福岡市の医師に行ったアンケート調査において，医師が経験した人獣共通感染症の内CSDは外科系医師では1位，内科系医師では2位にランクされている[50)]．これより，わが国でも相当数のCSD患者が発生しているものと考えられる．

CSD患者は，男性に多発する傾向がある[5, 24)]．一方，わが国の63例のCSDの症例を検討した報告では[53)]，CSD患者の60％以上が女性で，10代と40代の女性に多発する傾向がみられている．CSDは小児から老人まで全年齢層に発生するが，成人より子供の割合が高く，15歳以下の症例が45～50％を占めている[5, 19, 24, 43)]．わが国は，9歳以下の子供では，男子に多発する傾向がみられる[54)]．このことは，男子のネコの扱いが乱暴で，ひっかかれたり，噛まれたりする頻度が高いことを示しているのかもしれない．

CSDは，7月から12月[5, 54)]，あるいは秋から冬にかけて多発している[19, 34)]．夏のネコノミの繁殖期に*B. henselae*に感染するネコが増加し，その後，寒い時期になるとネコは室

表30.1　猫ひっかき病患者の年齢・性別

年齢	男	女	計
0～9	6	1	7
10～19	4	8	12
20～29	4	5	9
30～39	0	5	5
40～49	6	10	16
50～59	4	3	7
60～69	1	2	3
70～79	0	3	3
80～89	0	1	1
計（%）	25（39.7）	38（60.3）	63

データ：公立八女総合病院，吉田　博 博士

内にいることが多くなり，飼い主がネコから受傷する機会が増えるためと考えられている．

（2）病原巣とベクター

本症の重要な病原巣あるいは感染源は若齢のネコやネコノミ（*Ctenocephalides felis*）が多く寄生したネコである[29]．

B. henselae 保菌ネコに寄生していたネコノミからも本菌が分離されており[17]，またネコから採取したノミの33.3％（12/36）から *B. henselae* の DNA が検出されている[23]．感染実験[7, 44]，血清疫学的研究[40]からもネコノミが *B. henselae* のベクターであることが示されている．ネコでは何らかの理由で口腔内に *B. henselae* が排菌されるか，あるいはノミの糞便中に排泄されネコの体表に付着した菌をグルーミングの際に歯牙や爪に付着させたり，感染ノミを口腔内に取り込んで本菌に汚染された後，創傷感染するものと思われる．

ネコから受傷していないにもかかわらず，ノミから感染したと思われる例が，日本[41, 54]やオーストラリア[15]で報告されている．ネコノミは広い宿主域を有することから，感染ネコの血液を吸血したノミがヒトへ本菌を伝播する可能性も考慮する必要がある（表30.2）．

表30.2　猫ひっかき病の発症原因（58例）

発症原因	例数	%
ひっかき傷	26	44.8
咬傷	5	8.6
接触のみ	24	41.4
ネコノミに刺された	3	5.2

データ：公立八女総合病院，吉田　博 博士

（3）ネコの *Bartonella* 感染率

米国では，BA患者の所有する7頭のネコやサンフランシスコ周辺のペットおよび収容ネコの41％（25/61）が *B. henselae* の菌血症であったこと[29]，北カリフォルニアのネコの39.5％が本菌の菌血症で，とくに，12カ月齢以下の若いネコとノミの感染を受けているネコにおいて菌血症の割合が高いことが示されている[6]．また，ハワイでは72.4％（21/29）[11]，ドイツでは 13％（13/100）[48]，オランダでは22％[3]，デンマークでは22.6％（21/93）[10]，インドネシアでは64％（9/14）[36]，タイでは27.6％（76/275）[43]，フィリピンでは61％（19

/31)[8] のネコから *Bartonella* が分離されている（表 30.3）.

日本の飼育猫では，8.8 %（128/1,447 頭）が抗体陽性で，若齢猫，ノミが寄生していたネコ，室外飼育のネコ，さらに南の温暖な地域のネコで高い陽性率を示している[40]．また，日本の飼育猫の 7.2 %（50/690 頭）が *Bartonella* 属菌を保菌しており，新潟県，兵庫県の 2 %から沖縄県の 20 %まで，地域差が認められている．ネコの感染率は，抗体陽性率と同様に南の温暖な地域や都市部で高い傾向にあり，ネコノミの分布や感染猫の密度に関係しているものと考えられる[38]（表 30.4）.

また，ネコは *B. henselae*，*B. clarridgeiae* に単独，あるいは両菌種に混合感染している例が各国で報告されている[17, 20, 36, 38, 39]（表 30.3）.

表 30.3　各国のネコにおける *Bartonella* 属菌分離状況

調査地域	分離率	対象猫，分離菌種など
米国（サンフランシスコ）	41 %	飼い猫，収容猫
米国（カリフォルニア州）	4.4〜70.4 %	飼い猫（4.4〜47.7 %），収容猫（53 %），野良猫（70.4 %）
米国（ハワイ州）	72.4 %	主として子猫
米国	89 %	CSD 患者飼育猫
米国	28 %	飼い猫
フランス（パリ）	11 %	飼い猫
フランス（ナンシー）	53 %	野良猫 *B. henselae*（type Ⅰ，type Ⅱ），*B. clarridgeiae*
ドイツ	13 %	飼い猫
オランダ	22 %	収容猫（野良猫 65 %，飼い猫 16 %）
日本	0〜20 %	飼い猫（北海道〜沖縄県，平均 7.2 %） *B. henselae*（type Ⅰ，type Ⅱ），*B. clarridgeiae*
タイ	12.8〜50 %	飼い猫，野良猫（平均 27.6 %） *B. henselae*（type Ⅰ，type Ⅱ），*B. clarridgeiae*
インドネシア	64 %	飼い猫，野良猫 *B. henselae*，*B. clarridgeiae*
フィリピン	61 %	飼い猫 *B. henselae*（type Ⅰ），*B. clarridgeiae*
デンマーク	22.6 %	飼い猫（18.2 %），野良猫（26.5 %）

表 30.4　道府県別にみたネコの *Bartonella* 属菌保菌状況

調査地域	検体数	陽性数	%
北海道（札幌市）	50	0	0
宮城県（仙台市）	50	0	0
新潟県（上越市）	49	1	2.0
神奈川県（藤沢市）	266	14	5.3
京都府（京都市）	50	8	16.0
大阪府（三島郡）	50	8	16.0
兵庫県（三田市）	50	1	2.0
島根県（簸川郡）	25	2	8.0
鹿児島県（姶良郡）	50	6	12.0
沖縄県（島尻郡）	50	10	20.0
計	690	50	7.2

Maruyama, S. *et al*. J. Vet. Med, Sci. 62 : 273-279. 2000 より改変

（4）病 原 体

*Bartonella*は一科一属の細菌で，現在，20種3亜種が知られている．ネコを自然病原巣とする*Bartonella*は*B. henselae*，*B. clarridgeiae*，*B. koehlerae*の3菌種である．*B. henselae*はCSDの主要な病原体であるが，*B. clarridgeiae*もヒトに定型的，非定型的なCSDを起こすことが報告されている[31, 35]．顕微鏡下では，*B. henselae*は小型（2×0.5～$0.6\,\mu$m）の微小なグラム陰性，多形性単桿菌の特徴を示す．本菌は運動性（twitching）を示すが，電子顕微鏡では鞭毛は確認されていない[43]．*B. clarridgeiae*の大きさは$1.2\times0.5\,\mu$mで，形態も*B. henselae*に類似するが，叢毛性の鞭毛を保有する．

*B. henselae*は初代培養では2～3週間で灰白色，表面が隆起したカリフラワー状，非溶血性，直径約0.5～1mm程度の微小なコロニーを形成する（図30.1）．*B. clarridgeiae*は初代分離培養では，約5日で可視コロニーを形成する．また，*B. koehlerae*は5％ウサギ血液加ハートインフュージョン寒天培地では発育せず，チョコレート寒天培地を用いて14日間微好気培養することで，ピンポイントコロニーを形成する[22]．*B. koehlerae*のネコからの分離は他の2菌種に比べきわめて難しく，分離報告例は一例のみである[14]．

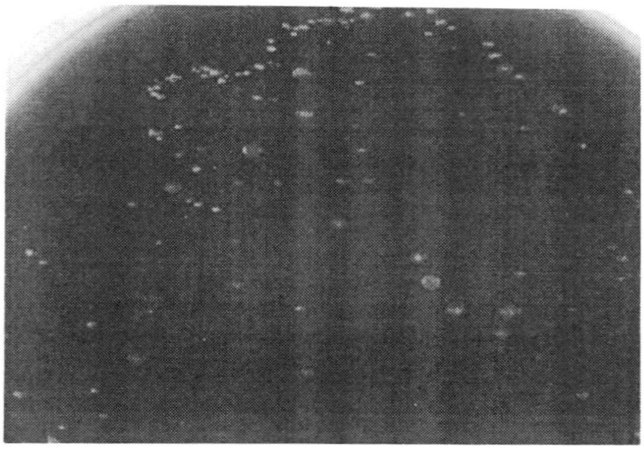

図30.1　血液寒天培地上の*Bartonella henselae*のコロニー

3．診　　断

（1）ヒトの臨床症状

定型的なCSDでは，ネコから受傷後，3～10日目に受傷部すなわち菌の侵入部位（通常，手指や前腕）に虫さされに似た病変が形成され，丘疹（図30.2）から水疱に，また，一部では化膿や潰瘍に発展する場合もある．これらの初期病変から1，2週間後にリンパ節の腫脹が現れる．リンパ節炎は，一般に一側性で，鼠径部，腋窩（図30.3）あるいは頸部リンパ節に多く現れる[31, 37]．わが国の130名のCSD患者の内，リンパ節の腫脹を呈した患者は84.6％で，その内33％は頸部，27％が腋窩部，18％が鼠径部のリンパ節であった[43]．通常，リンパ節の腫脹は疼痛を伴い，数週から数カ月間持続する．多くの症例で，全身感染の徴候，すなわち，発熱，悪寒，倦怠，食欲不振，頭痛などを示すが，一般に良性で，自然に治癒する．

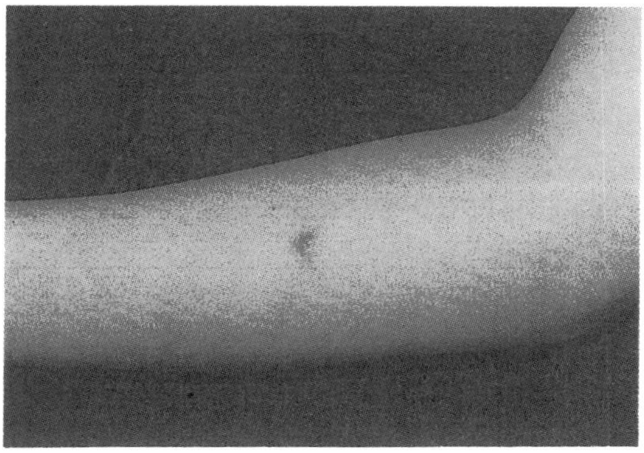

図30.2　ネコから受傷後2週間目にできた丘疹（左前腕部）
（写真提供：日本大学生物資源科学部，丸山総一）

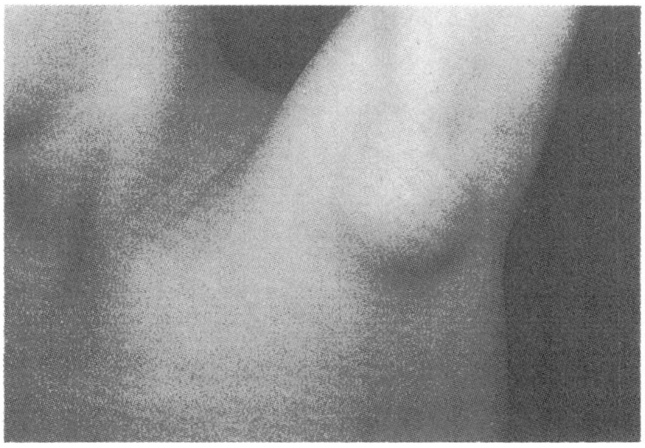

図30.3　腋窩リンパ節が鶏卵大に腫脹した例（6才，男子）
（写真提供：公立八女総合病院．吉田　博 博士）

CSDの非定型的な症状は5〜10％の割合で発生する．症状としては，パリノー症候群（耳周囲のリンパ節炎，眼球運動障害など），脳炎，骨溶解性の病変，心内膜炎，肉芽腫性肝炎，あるいは血小板減少性の紫斑などが報告されている[5, 33, 34]．*B. henselae*の心内膜炎は，猫ひっかき病の非定型的な症状として認められ，とくにネコとの接触がある心臓弁膜症患者に多くみられる[13, 21, 32]．脳炎はCSDの最も重篤な合併症の一つで，リンパ節炎を発症してから2〜6週後に発症する[5, 12]．ほとんどの例で後遺症なしに完全に治癒する．

免疫不全状態のヒトが*B. henselae*に感染した場合，細菌性血管腫（BA）を起こす[1, 2, 49, 51]．BAは上皮様血管腫症（epitheloid angiomatosis）ともいわれ，血液の充満した嚢腫を特徴とした皮膚の血管増殖性疾患で，臨床的にはカポジ肉腫のような紫色や無色の小胞あるいは嚢胞性皮膚病変である[29]．実質臓器に嚢腫が波及した場合，細菌性肝臓紫斑病（bacillary peliosis hepatis），脾臓性紫斑病（splenic peliosis）とも呼ばれる．

*B. henselae*による菌血症はHIV-感染者[29]，骨髄移植者[2]，発熱を呈した免疫健常者[52]で報告されている．

（2） 動物の臨床症状

B. henselae に感染したネコは通常，臨床症状は示さない[6, 16, 26, 45]．実験的に *B. henselae* に感染させたネコは，2～3週間で菌血症（菌量：3～10^6 FU/m*l*）に達し，2～3カ月間持続する[6, 16]．自然感染したネコでは1～2年もの間，菌血症が持続した例も報告されている[26, 30]．

B. henselae を実験的に感染させたネコでは，一過性の神経機能障害や傾眠，発熱，食欲不振などの臨床症状が観察されている[4, 44]．

B. clarridgeiae のネコに対する病原性は確認されていないが，イヌの心内膜炎の病変部から分離されている[9]．また，肝臓紫斑病を呈したイヌの肝臓から *B. henselae* の DNA が検出されたり[27]，またリンパ節炎，血小板減少症，運動失調，貧血，痩削を呈したイヌの血液からも *B. henselae* の DNA が検出されたことから[42]，*B. henselae* や *B. clarridgeiae* はイヌに対しても病原性を有するとともに，イヌが病原巣となる可能性がある．

（3） 診 断 法

CSD を診断する際には，ネコ，とくに若齢猫との接触や創傷部の存在の有無，局所リンパ節の腫脹などを確認する必要がある．鼠径リンパ肉芽腫，化膿性炎，非定型抗酸菌症，結核，ブルセラ症，野兎病，伝染性単核症，コクシジオマイコーシス，ヒストプラズマ症，ホジキン病，サルコイドーシスなどのリンパ節が腫脹する他の疾病との類症鑑別が必要である．

血清学的診断法として，*B. henselae* を抗原とした間接蛍光抗体法が用いられる[47]．

この IFA では，血清の抗体価が64倍以上，または，ペア血清で4倍以上の抗体価の上昇を示すことと，ネコによる受傷の有無などに基づいて判定される．通常，数カ月以内に *B. henselae* の感染があった場合，IgG 抗体価は256倍以上を示す．

B. henselae の分離には，血液，患者リンパ節材料が用いられる．本菌を血液から分離する場合，赤血球を溶血させる必要がある．EDTA チューブに採血したものでは，一度凍結（－70～80℃）させて溶解し，溶血させた後，3,700回転，70分間遠心分離する．沈渣に Medium 199を主成分とする分離用液体培地を加え，よく混合したものを5～7％ウサギ血液加ハートインフュージョン寒天培地に塗沫し，35～37℃，5％ CO_2 の気相で培養する．*B. henselae* はきわめて発育が遅く，また，発育に血液を必要とするため，分離した *B. henselae* を疑うグラム陰性桿菌の同定には，抽出した菌体 DNA による PCR 法を用いる．クエン酸合成酵素遺伝子の PCR 増幅産物を2種の制限酵素 *Taq*I，*Hha*I で切断し，その断片の電気泳動パターンを比較する方法[46]あるいは種特異的プライマーを用いた PCR 法で他の *Bartonella* 属菌と鑑別することができる[25]．

患者血液，リンパ節生検材料から本菌を分離することは非常に難しく，また培養から同定までに時間がかかるため，これらの材料を用いた PCR 法により *B. henselae* の遺伝子を検出する方法も診断に有用である[37]．

4．治　　療

定型的な CSD に対して各種の抗生物質による治療が試みられているが，その効果は高いとはいえない．通常，特別な治療無しで2～3週間で自然に治癒する．

免疫不全患者に発生した細菌性血管腫には，エリスロマイシン，リファンピシン，ゲンタマイシン，ドキシサイクリン，シプロフロキサシンなどの抗生物質が有効である[22]．

ネコではドキシサイクリン，リンコマイシン[28]，アモキシシリンなどの抗生物質[16, 22]である程度菌血症を抑制できるが，血液中から完全に菌を排除することはできない．

5．予防・対策

① 性格の温厚な動物を選別し，咬傷や掻傷事故を未然に防止する，② 定期的な動物の爪の手入れ，③ ネコ，とくに若齢猫にひっかかれないようにする，④ ネコに接触した後の手指の洗浄，⑤ ネコによる外傷の消毒，⑥ ネコノミの駆除，などの一般的な対策で対応する．ネコ，ヒトに対するワクチンはない．

子供のいる家庭内では，ノミ対策を施されたネコや *B. henselae* 菌血症が陰性のネコを飼育することも考慮する．免疫不全状態にあるヒトは，ネコとの接触や飼育は避けるべきである．

参考文献

1) Adal KA, Cockerell CJ, Petri WA Jr : N Engl J Med, 330, 1509-1515 (1994).
2) Ahsan N, Holman MJ, Riley TR, Abendroth CS, Langhoff EG, Yang HC : Transplantation, 65, 1000-1003 (1998).
3) Bergmans AM, de Jong CM, van Amerongen G, Schot CS, Schouls, LM : J Clin Microbiol, 35, 2256-2261 (1997).
4) Breitschwerdt EB, Kordick DL : J Am Vet Med Assoc, 206, 1928-1931 (1995).
5) Carithers HA, Margileth AM : Am J Dis Child, 145, 98-101 (1991).
6) Chomel BB, Abbott RC, Kasten RW, Floyd-Hawkins KA, Kass PH, Glaser CA, Pedersen NC, Koehler JE : J Clin Microbiol, 33, 2445-2450 (1995).
7) Chomel BB, Kasten RW, Floyd-Hawkins K, Chi B, Yamamoto K, Roberts-Wilson J, Gurfield AN, Abbott RC, Pedersen NC, Koehler JE : J Clin Microbiol, 34, 1952-1956 (1996).
8) Chomel BB, Carlos ET, Kasten RW, Yamamoto K, Chang CC, Carlos RS, Abenes MV, Pajares CM : Am J Trop Med Hyg, 60, 593-597 (1999).
9) Chomel, BB, Mac Donald, KA, Kasten, RW, Chang, CC, Wey, AC, Foley, JE, Thomas, WP, Kittleson, MD : J Clin Microbiol, 39, 3548-3554 (2001).
10) Chomel BB, Boulouis HJ, Petersen H, Kasten RW, Yamamoto K, Chang CC, Gandoin C, Bouillin C, Hew CM : Vet Res, 33, 205-213 (2002).
11) Demers DM, Bass JW, Vincent JM, Person DA, Noyes DK, Staege CM, Samlaska CP, Lockwood NH, Regnery RL, Anderson BE : J Pediatr, 127, 23-26 (1995).
12) Doyle D, Eppes SC, Klein JD : South Med J, 87, 485-487 (1994).
13) Drancourt M, Birtles R, Chaumentin G, Vandenesch F, Etienne J, Raoult D : Lancet, 347, 441-443 (1996).
14) Droz S, Chi B, Horn E, Steigerwalt AG, Whitney AM, Brenner DJ : J Clin Microbiol, 37, 1117-1122 (1999).

15) Flexman JP, Lavis NJ, Kay ID, Watson M, Metcalf C, Pearman JW : J Infect, 31, 241-245 (1995).
16) Greene, CE, McDermott, M, Jameson, PH, Atkins, CL, Marks, AM : J Clin Microbiol, 34, 1682-1685 (1996).
17) Gurfield AN, Boulouis HJ, Chomel BB, Heller R, Kasten RW, Yamamoto K, Piemont Y : J Clin Microbiol, 35, 2120-2123 (1997).
18) 浜口栄祐, 長野和夫：臨床雑誌 15：672-674 (1953).
19) Hamilton DH, Zangwill KM, Hadler JL, Cartter ML : J Infect Dis, 172, 570-573 (1995).
20) Heller R, Artois M, Xemar V, De Briel D, Gehin H, Jaulhac B, Monteil H, Piemont Y : J Clin Microbiol, 35, 1327-1331 (1997).
21) Holmes AH, Greenough TC, Balady GJ, Regnery RL, Anderson BE, O'Keane JC, Fonger JD, McCrone EL : Clin Infect Dis, 21, 1004-1007 (1995).
22) Holly-Jr HP : J. Am Vet Med Assoc, 265, 1563-1565 (1991).
23) 石田千鶴, 常岡英弘, 飯野英親, 村上京子, 猪熊　壽, 大西堂文, 塚原正人：感染症誌, 75, 133-136 (2001).
24) Jackson LA, Perkins BA, Wenger JD : Am J Public Health, 83, 1707-1711 (1993).
25) Jensen WA, Fall MZ, Rooney J, Kordick DL, Breitschwerdt EB : J Clin Microbiol, 38, 1717-1722 (2000).
26) Kabeya H, Maruyama S, Irei M, Takahashi R, Yamashita MMikami T : Vet Microbiol, 89, 211 (2002).
27) Kitchell BE, Fan TM, Kordick DL, Breitschwerdt EB, Wollenberg G, Lichtensteiger CA : J Am Vet Med Assoc, 216, 519-523, 517 (2000).
28) Koehler, JE, Quinn, FD, Berger, TG, LeBoit, PE, Tappero, JW : New Engl J Med, 327, 1625-1631 (1992).
29) Koehler JE, Glaser CA, Tappero JW : J Am Med Assoc, 271, 531-535 (1994).
30) Kordick DL, Wilson KH, Sexton DJ, Hadfield TL, Berkhoff HA, Breitschwerdt EB : J Clin Microbiol, 33, 3245-3251 (1995).
31) Kordick DL, Hilyard EJ, Hadfield TL, Wilson KH, Steigerwalt AG, Brenner DJ, Breitschwerdt EB : J Clin Microbiol, 35, 1813-1818 (1997).
32) La Scola B, Raoult D : J Clin Microbiol, 37, 1899-1905 (1999).
33) Lenoir, AA, Storch, GA, DeSchryver-Kecskemeti, K, Shackelford, GD, Rothbaum, RJ, Wear, DJ, Rosenblum, JL : Lancet, 1, 1132-1136 (1988).
34) Margileth AM : Pediatrics, 42, 803-818 (1968).
35) Margileth AM, Baehren DF : Clin Infect Dis, 27, 353-357 (1998).
36) Marston EL, Finkel B, Regnery RL, Winoto IL, Graham RR, Wignal S, Simanjuntak G, Olson JG : Clin Diagn Lab Immunol, 6, 41-44 (1999).
37) Maruyama S, Kabeya H, Nogami S, Sakai H, Suzuki J, Suzuki H, Sugita H, Katsube Y : J Vet Med Sci, 62, 1321-1324 (2000).
38) Maruyama S, Nakamura Y, Kabeya H, Tanaka S, Sakai T, Katsube Y : J Vet Med Sci, 62, 273-279 (2000).
39) Maruyama S, Sakai T, Morita Y, Tanaka S, Kabeya H, Boonmar S, Poapolathep A, Chalarmchaikit T, Chang CC, Kasten RW, Chomel BB, Katsube Y : Am J Trop Med Hyg, 65, 783-787 (2001).
40) Maruyama S, Kabeya H, Nakao R, Tanaka S, Sakai T, Xuan X, Katsube Y, Mikami T : Microbiol Immunol, 47, 147-153 (2003).
41) Maruyama S, Izumikawa K, Miyashita M, Kabeya H, Mikami T, Yamanouchi H, Sasaki E, Yoshida

H, Izumikawa K : Microbiol Immunol, 48, 103-109 (2004).

42) Mexas, AM, Hancock, SI, Breitschwerdt, EB : J Clin Microbiol, 40, 4670-4674 (2002).

43) Murakami K, Tsukahara M, Tsuneoka H, Iino H, Ishida C, Tsujino K, Umeda A, Furuya T, Kawauchi S, Sasaki K : J Infect Chemother, 8, 349-352 (2002).

44) O'Reilly KL, Bauer RW, Freeland RL, Foil LD, Hughes KJ, Rohde KR, Roy AF, Stout RW, Triche PC : Infect Immun, 67, 3066-3072 (1999).

45) Regnery RL, Martin M, Olson J : Lancet, 340, 557-558 (1992).

46) Regnery, RL, Anderson, BE, Clarridge Ⅲ, Rodriguez-Barradas, MC, Jones, DC, Carr, JH : J Clin Microbiol, 30 : 265-274 (1992).

47) Regnery, RL, Olson, JG, Perkins, BA, Bibb, W : Lancet, 339 : 1443-1445 (1992).

48) Sander A, Buhler C, Pelz, K, von Cramm E, Bredt W : J Clin Microbiol, 35, 584-587 (1997).

49) Slater LN, Welch DF, Min KW : Arch Intern Med, 152, 602-606 (1992).

50) 内田幸憲, 井村俊郎, 竹嶋康弘 : 感染症誌, 75, 276-282 (2001).

51) Welch DF, Pickett DA, Slater LN, Steigerwalt AG, Brenner DJ : J Clin Microbiol, 30, 275-280 (1992).

52) Welch DF, Hensel DM, Pickett DA, San Joaquin VH, Robinson A, Slater LN : J Clin Microbiol, 31, 2381-2386 (1993).

53) Yoshida H, Kusaba N, Omachi K, Miyazaki N, Yamawaki M, Tsuji Y, Nakahara K, Sumino M, Noudomi M, Shimokawa Y, Tanikawa K : Microbiol Immunol, 40, 671-673 (1996).

54) 吉田　博 : http : // www. bayer-pet. jp / pet / zoonosis / saizensen / 200207 / index. html

丸山総一（日本大学 生物資源科学部 獣医学科　Soichi Maruyama）

第31章　ライム病

1. はじめに

ライム病はスピロヘータの一種であるライム病ボレリアの感染によって引き起こされる疾患であり，マダニ媒介性の人獣共通感染症である．本病は1975年にアメリカのコネチカット州ライム地方で小児に多発した関節炎の流行までは，とくに注意を喚起されてこなかった．Steereらはライム関節炎としてこれを報告した[1]．1982年にBurgdorferはこの感染症の病原体はマダニが保有するスピロヘータ様の微生物であることを明らかにした[2]．ついで，Johnsonはこれを新種の*Borrelia burgdorferi*として記載した[3]．病態の典型例はマダニ刺傷部の皮膚に遊走性紅斑を呈する．さらに病気が進行すると，関節炎，脳脊髄炎，心筋炎など多臓器障害を引き起こすことがある．これまでに，ヒトのみならず動物においても，ライム病の報告が増加してきている．

2. 疫　　学 (図31.1)

(1) 生　態

ライム病ボレリアは*Ixodes*属のマダニによって媒介される．日本の媒介マダニとしては*Ixodes persulcatus*（シュルツェマダニ）と*I. ovatus*（ヤマトマダニ）がよく知られている．これらのマダニにおいて，経卵巣感染による卵からの幼虫へライム病ボレリアの移行は認められない．米国での媒介マダニでは実験的に垂直伝播が確認されているが，その率はきわめて低い．いずれにしても，マダニのみでライム病ボレリアが伝播維持されないことは明らかである．

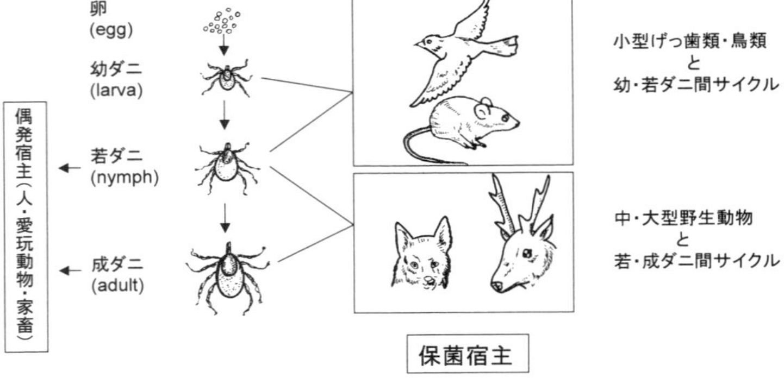

図31.1　自然界におけるライム病ボレリアの維持機構

ライム病ボレリアの維持伝搬機構には保菌宿主が必要である．ライム病ボレリアの保菌動物としての必要条件は，異なったステージにあるマダニが高頻度に寄生することである．幼虫および若虫の寄生対象はノネズミなどの小型哺乳類と野鳥であり，自然界でのボレリア伝播の主要サイクルが完成する．生態学的研究からみると，「シュルツェマダニ・アカネズミ」あるいは「シュルツェマダニ・野鳥」サイクルというように生物間のニッチが存在している[4]．たとえば，未吸血幼虫は当初ボレリア陰性であるが，ボレリア陽性のアカネズミに寄生することにより，陽転する．飽血幼虫から若虫への脱皮の過程でボレリアは経発育期感染により幼虫へ伝播される．このボレリア陽性幼虫は他のアカネズミを吸血する際にボレリアをネズミ側に返す．シュルツェマダニ幼若虫の最適宿主がアカネズミであると同様にヤマトマダニについてもその幼若虫の最適宿主が存在すると考えられる．

一般的に，中大型哺乳類はマダニ類の個体群維持に役立っているといわれている．日本において，シュルツェマダニの若虫および成虫はエゾシカなどの大型哺乳動物を寄生対象とする．ヤマトマダニの若虫は少なくともキツネやイヌなどの中型哺乳動物に寄生する．ボレリアの第2の伝播維持機構として中大型哺乳動物が保菌宿主として重要な役割を担っていると考えられる．

マダニ類は哺乳類のみならず鳥類にも寄生することが知られている．*B. garinii* はその他のボレリアに比べて，温度耐性がある．ウズラを用いた感染実験では長期にわたり，保菌が確認できる[5]．実際，“渡り”の習性を持ついくつかの鳥類に寄生していたシュルツェマダニ幼虫から *B. garinii* が分離されている．野鳥は繁殖地でボレリアの分布を撹乱し，遠隔地への拡散を促すなどの役割を担っている可能性を持つ．

シュルツェマダニおよびヤマトマダニはライム病ボレリアを高率に保有する．野生動物がこれらマダニ類の高頻度寄生を受けた時，それらは全て感染する機会に遭遇したといってよい．ヒトや家畜，愛玩動物は野生動物と同様，その寄生対象となる．これらは偶発宿主として感染の被害者となる．シュルツェマダニ刺傷後に，ヒトや動物で散発的に本病の発症例が報告されている．ヤマトマダニ刺傷後の発症例は比較的軽症状とされている．マダニの暴露機会が多い地域に住むヒトや愛玩動物，家畜では注意が必要であろう．北海道のようにマダニが多数生息する地域での一見健康な動物やヒトでの抗体保有率は5～25％である．

（2） 感染経路

マダニの刺傷によって，ライム病ボレリアは体内に注入される．マダニは刺傷後すぐに吸血するわけではない．24時間以内にマダニを除去すれば感染は成立しない．少なくとも72時間以内であれば，感染のリスクは低い．図31.2にヤマトマダニ刺傷例のマダニの大きさの変化を示した．日本で初めてのライム病患者はシュルツェマダニ刺傷後に発症している．ヒトや動物の患者報告はシュルツェマダニ刺傷後がほとんどである．図31.3に吸血前と後のマダニを示した．日本でボレリアを分離できたマダニの種類は，シェルツェマダニ以外にヤマトマダニ，タヌキマダニ，アカコッコマダニおよびキチマダニなどがある．この内，シェルツェマダニとヤマトマダニはボレリア保有率が10～50％と，きわめて高い．この2種のマダニの内シュルツェマダニは日本におけるライム病の媒介種として重要と考えられる．シェルツェマダニは日本では中部山岳地帯以北の寒冷地に分布する北方系の種で北海道では平野部にも生息し，ヤマトマダニは全国的に分布している．なお，北米では *I. scapu-*

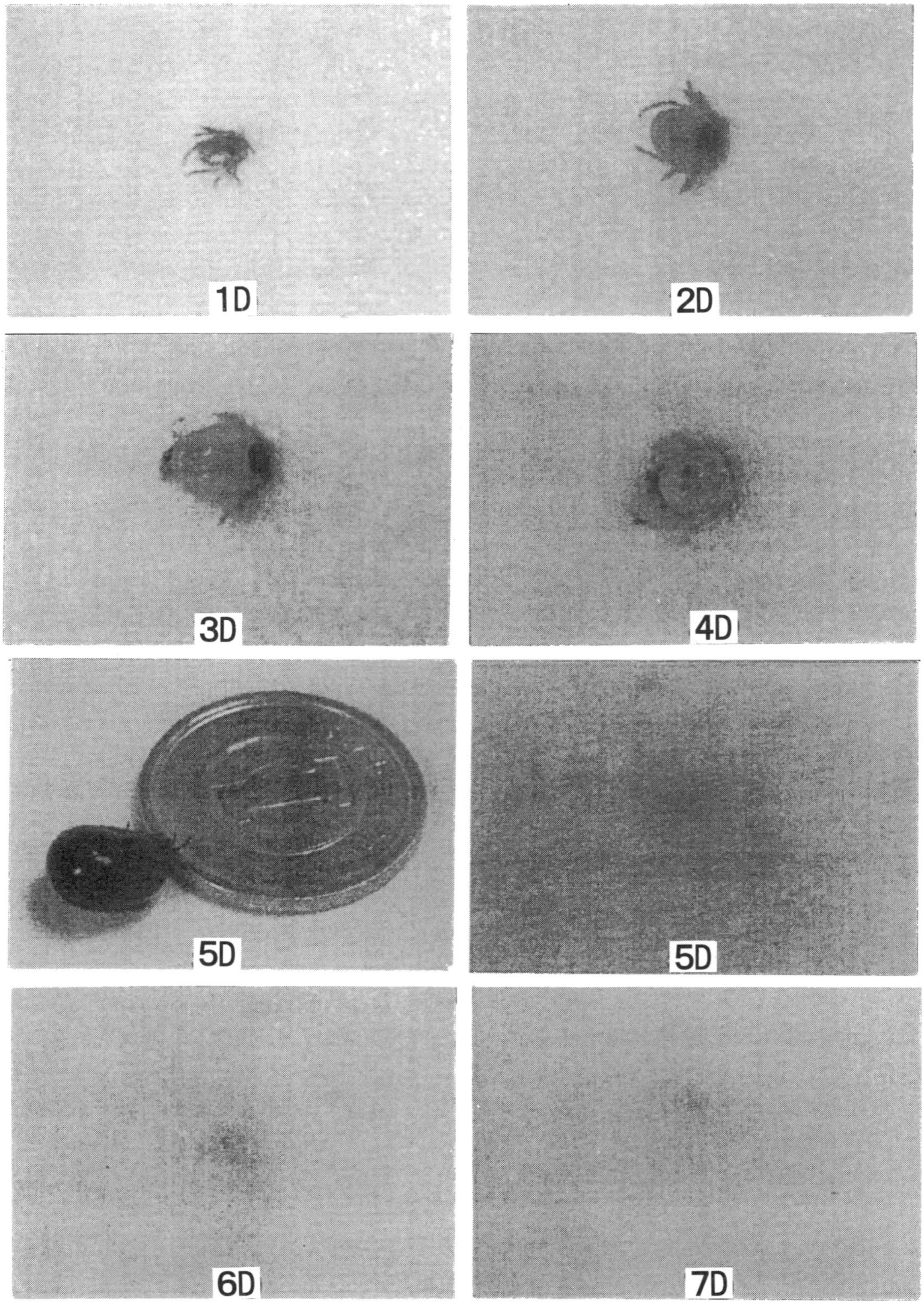

図31.2　ヤマトマダニ刺傷例のマダニの大きさの変化

風邪様症状を呈し，IgM抗体陽性のヒト感染例の上腕部に刺傷.

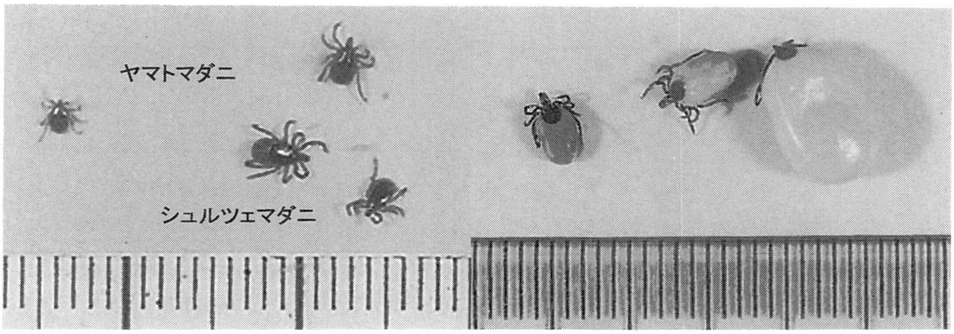

図31.3　吸血前のヤマトマダニとシュルツェマダニ（左図，♂♀）および吸血後のシュルツェマダニ（♀）．♂の方が♀より小さい．

laris，欧州では *I. ricinus*，東欧から極東にかけてはシュルツェマダニがライム病病原体の主たる媒介者として知られている．

ボレリアはライム病ボレリア以外のほとんどの菌種（*B. hermsii*，*B. duttonii* など）はヒトの回帰熱の病原菌である．動物に対しては *B. anserine*（Avian borreliosis），*B. theileri*（Bovine borreliosis，horse borreliosis），*B. coriaceae*（Epizootic bovine abortion）などが知られている．*B. burgdorferi* も含めて，いずれもダニやシラミの媒介によって感染が起こる．

（3） 病　因

ライム病の原因菌はスピロヘータ科に属するボレリア菌属である．始め1属1菌種 *B. burgdorferi* とされていたライム病ボレリアの多様性は，ポリアクリルアミド電気泳動による蛋白の泳動パターン，菌体表層蛋白（outer surface proteins：OspA，OspB など）に対する単クロン性抗体の反応性，遺伝子解析などの研究から明らかとなり，現在では多くの菌種が存在している[6)]．表31.1にまとめたように，ライム病に関連するボレリア菌種はそれぞれ媒介節足動物の種類や分布地域，臨床症状が異なっている．日本では米国のプロトタイプ株は分離されず，シュルツェマダニから *B. garinii* や *B. afzelii* が，ヤマトマダニから *B. japonica* が分離される．ライム病ボレリアには遺伝的性状や免疫学的性状の異なる少なくとも11種類が明らかにされている．これらの内，とくに病原性が強く問題となるのは *B.burgdorferi* sensu strict，*B. garinii*，*B. afzelii* の3菌種である．*B. japonica*，*B. andersonii*，*B. bisettii* などは病原性が弱い（もしくはない）と考えられている．

ライム病ボレリアの遺伝子は約1000 kbからなるクロモゾームと15〜50 kbの線および環状プラスミドからなる．本菌は長さ4〜30 μm，幅0.18〜0.25 μm の緩やかならせん状を呈し，多数の鞭毛（7〜11本）を有する．図31.4に示すようにボレリアの鞭毛は一般的な細菌の鞭毛とは異なり，endoflagella として存在している．外膜には多くの蛋白が存在し，この内脂質分子にアンカーしている OspA - F は生物活性を持つ分子として重要である．ギムザ染色や銀染色で染色され，暗視野顕微鏡下で容易に観察できる．培養は BSK 培地を用い，31〜34 ℃，微好気性条件下で数週間行う．

ダニを介して皮膚内に接種されたライム病ボレリアは，皮膚に局在するだけでなく，血流に乗って全身へ運ばれる．ライム病ボレリアはプラスミノーゲンやプラスミノーゲン活性

表31.1　ライム病ボレリアの多様性と媒介マダニ

ボレリア種	媒介マダニ	分布地域	主要臨床症状
B. burgdorferi sensu stricto	*I. scapularis* (旧 *I. dammini*)	ヨーロッパ，北米	EM，関節炎
B. garinii	*I. persulcatus* *I. ricinus* *I. uriae*	アジア（含む日本），ロシア， ヨーロッパ 北極，南極圏	EM，神経ボレリア症
B. afzelii	*I. persulcatus* *I. ricinus*	アジア（含む日本），ロシア ロシア，ヨーロッパ	EM，ACA（慢性肢端性皮膚炎）
B. japonica	*I. ovatus*	日本	
B. andersonii	*I. dentatus*	北米	
B. balasiana	*I. ricinus*	中央ヨーロッパ，アイルランド， イギリス，オランダ	
B. lusitaniae	*I.ricinus*	ポルトガル，チュニジア，一部 ヨーロッパ	
B. bissettii	*I. pacificus* *I. spinipalpis*	北米，スロバキア	
B. tanukii		日本	
B. turidi	*I. turdus*	日本	
B. sinica	*I. columnae*	中国	

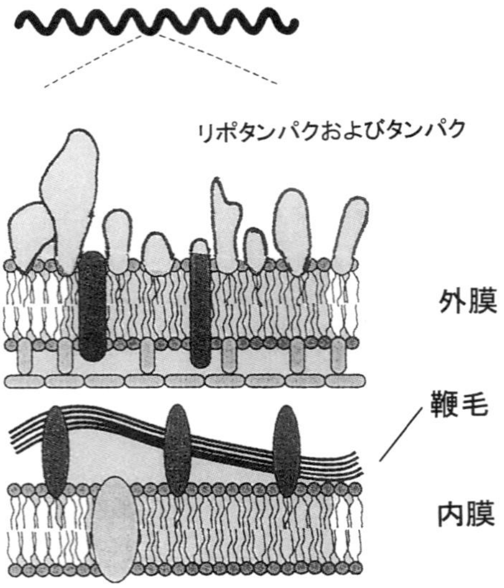

図31.4　ライム病ボレリアの膜構造

膜は外膜および内膜からなり，外膜にはリポタンパクであるOsp分子などが存在している．鞭毛は外膜と内膜の中間部periplasmic spaceにある．

化因子に付着し，これらとの複合体をつくる．この過程でプラスミンが生成される．いわゆる凝固線溶系が動くわけである．プラスミンは線溶系の蛋白分解酵素である．組織侵入性をもつ一般的な病原細菌がトリプシン様蛋白分解酵素やコラゲナーゼを介して組織侵入を成功させるのに対し，ライム病ボレリアはそうした酵素をもたない．その替わりに宿主由来の酵素を誘導するのである．さらに，感染初期における皮膚の遊走性紅斑（erythema migrans：EM）様病変が血小板活性化因子（platelet activating factor：PAF）拮抗剤で阻止できることから，PAFカスケードが初期皮膚病変の形成に関与していると考えられる[7]．Osp分子はリポ蛋白であり，その活性はリポ多糖と似ている．実際に，ライム病ボレリアに感染すると多くの炎症性サイトカインが誘導されている[8]．

3．診　断

ライム病の診断は疫学的背景，臨床経過，血清診断などにより総合的に判断していかねばならない．疫学的背景として，1）マダニ生息地に居住もしくは出かけた，2）マダニ刺傷を受けた，3）マダニの種類はシュルツェマダニである，4）マダニはすでに吸血している，あるいはすでに飽血して脱落している，臨床経過として，1）ライム病関連症状がある，2）その症状は複数である，3）抗菌剤による治療効果を認めた，血清診断などでは1）抗体陽性である，2）臨床症状の進行や治療などに対応した抗体価の変動がある，3）PCR陽性であるなどがあげられる．

ライム病の症状は皮膚，神経，循環器，筋骨格系に病気に応じて種々の症状を呈する[9]．ライム病に唯一特徴的な病態はEMのみである．これはマダニ刺傷後3～30日目に現れる．発熱，食欲不振，元気沈衰，リンパ節の腫脹などの一般的なカゼ様の症状や跛行，硬直，疹痛なども急性症状である．しかし，これらの症状はライム病に必発ではない．急性期の症状として関節痛が現われることもあるが，著しい腫脹を伴わない場合や疹痛の場所が移動する場合などがあり，診断には困難が伴う．

慢性症状として，しばしば複数の関節で関節炎が現われる場合がある．この関節炎は前肢部によく見られ，関節軟骨の磨爛を伴わず，寛回と発症を繰り返すという特徴がある．関節症状に伴って跛行を呈するようになるが，これも数日の経過しか持続しない．日本では関節炎は少ない．

ヒトでは皮膚のEMがあるが，家畜やペットのライム病ではEMの報告はない．一つの理由として，ヒトと異なり動物では皮膚が体毛によって覆われているために，検査によって発見されにくいことが考えられる．

ライム病を治療しないまま放置しておくと，他の臓器組織へ感染が波及する可能性が指摘されている．循環器症状としては，心筋壊死や心内膜炎と，それに伴う房室ブロックがライム病ボレリアに対する高い抗体を有するイヌで認められている．免疫組織化学的に心筋組織中にライム病ボレリアを観察した報告もある．また，感染動物の心臓や尿は，比較的，菌分離が容易な臓器である．神経症状については，ヒトおよび動物では報告例がある．髄膜炎や脳炎，顔面麻痺などが出現し，とくに国内感染例では注意が必要である．

ライム病の臨床症状はきわめて多彩である．このことは，ライム病だけに特徴的な臨床症状を見いだすことの困難さを表現しているともいえる．さらに，目立った症状を呈することなく，ライム病ボレリアに対する抗体が上昇しているという不顕性感染例，あるいはごく軽度の症状しか現わさないために，畜主や獣医師にライム病として認識されない症例も多く潜んでいると思われる．一方，ライム病ボレリアの感染によって引き起こされる疾患の臨床症状が，菌の性質に依存していると考えられている．

神経症状や関節症状を呈している場合などは，他の疑わしき疾患を想定した疾患鑑別が必要である．関節症状を呈する疾患はヒトで約400種類ほどが知られており，リウマチ因子や抗核抗体などの検査が行われている．血清診断を行う際には，できるだけペア血清を用いて，ライム病ボレリアの基本抗原をブロットしたドットブロット法，日本分離株によるELISA，間接蛍光抗体法，ウエスタンブロット法などを組み合わせることが望ましい．患者によっては抗体応答を示さない，血清抗体価陰性の場合がある．PCRはバイオプシーした皮膚組織，脳脊髄液，尿などで可能である．血液のPCRは不適である．培養はかなりの日数がかかるので，臨床診断には適さない．世界的に見て，動物のライム病の記載はイヌとウマが多い．国内でのイヌのライム病では神経症状が主体である[10)]．ヒトと同様にウマではブドウ膜炎などの眼症状を呈する場合がある．ウシでは抗体陽性例が多数存在することが知られているが，実験的に3菌種の病原性をもつライム病ボレリア（*B. burgdorferi* sensu stricto，*B. garinii*，*B. afzelii*）を実験感染させた場合，臨床症状を呈した動物はいなかった[11)]．このことからウシは感受性の低い動物であることが示唆されている．ただし，少数ながら症例報告もあるので，ストレスなどがある環境で飼育された場合などに注意が必要である[12)]．

4．治　療

各種の抗菌剤が有効である．イヌに対する治療としてはテトラサイクリン（22 mg/kg，1日3回，経口もしくは静脈内），アンピシリン（20 mg/kg，1日3回，経口），エリスロマイシン（10 mg/kg，1日3回，経口），ペニシリン（2200 U/kg，1日4回経口），セフトリアキソン（20 mg/kg，1日2回，静脈内もしくは皮下）などを2週間投与する．ヒトではマダニ刺傷後のEMにはドキシサイクリンやミノサイクリン，髄膜炎などの神経症状にはセフトリアキソンが第1選択薬として用いられており，薬剤耐性は今のところ報告されていない．マダニ刺咬によるエーリッキアの重複感染が疑われる場合にも，テトラサイクリン系抗菌剤が有効とされている．1週間以内に投与を中止すると再発の危険を伴うので，中途で治療を中断しないようにすべきである．ライム病は診断さえ誤らなければ，確実に治療できる病気である．感染早期の的確な診断と治療が望ましい．

5．予防と対策

ライム病は原因細菌とその媒介動物がはっきりしているので，これらとのかかわりを避けることが最も効果的な予防対策である．媒介動物であるマダニは草原や森林に棲息し，そこに侵入したヒトや動物を標的にして吸血をする．こうした地域に入らないことが最も確実ではあるが，実際問題としては仕事やレジャーの関係で，全く入らないというわけにはいかない．その様な際には，皮膚の露出をできるだけ少なくすることが肝要である．たとえば，長袖のシャツを着用することや，頭や首筋をタオルなどで防御することや長靴を使用するなどである．また，こうした地域に入ったあとには，全身をよく観察してマダニの付着がないかをよく確かめることが必要である．厄介なことに，マダニ刺傷は著しいかゆみや痛感を伴わないので，よく観察しないと見逃してしまうことがある．万が一，マダニによる吸着があった場合にはピンセットなどで完全に取り去るか，医師や獣医師に依頼して取り去ってもらうようにする．ピンセットを使う場合，マダニの躯体をつまむことのないように，皮膚に埋まった頭部をつまむことが大事である．そのようにしないと，つまむことによってマダニ体内のライム病ボレリアを注入してしまうからである．イヌではとくに頸部や目の周囲などによくマダニが吸着しやすいので，散歩などのあとにはよく観察して，マダニに刺されないように注意してやる必要がある．マダニ刺傷で外来を訪れた患者（患畜）には発症の予防的措置として，抗菌剤を投与する．

ワクチンの施行については北米でイヌ用の全菌体不活化ワクチンが実用化されている．ヒト用ワクチンとしては遺伝子組み換えワクチンが検討されている．しかし，日本のように抗原性が多様であり，散発例が多い国では実用化にはいたらないだろう．なお，抗原性が一致しないライム病ボレリアに暴露されると予防効果がないばかりかむしろ症状が悪化する可能性が示唆されている．天敵としては，寄食性のハチ（トビコバチ）が知られているが，北海道での存在は確認されていない．北米でこの種のハチを用いたマダニの駆除は実験的に行われ，マダニ数の減少に効果を示した．しかし，生態系の破壊をもたらすなどの理由で薬剤散布とともに行われていない．

6．その他

ライム病は感染症予防法4類感染症全数把握疾患であり，診断した医師は7日以内に最寄りの保健所に届け出る．報告のための基準としては，症状や所見から当該疾患が疑われ，かつ，病原体診断や血清学的診断がなされたものをライム病と判断する．ライム病は家畜伝染病予防法における家畜伝染病には該当しない．

参考文献

1）Steere, A. C., Malawista, S. E. Cases of Lyme disease in United States : locations correlated with distribution of *Ixodes dammini*. Ann. Intern. Med. 91 : 730-733, 1979.

2）Burgdorfer, W., Barbour, A. G., Hayes, S. F., Benach, J. L., Grunwaldt, E., Davis, J. P. Lyme disease-a tick-borne spirochetosis? Science 216 : 1317-1319, 1982.

3）Johnson, R. C., Schmid, G. P., Hyde, F. W., Steigerwalt, A. G., Brenner, D. J. *Borrelia burgodrferi* sp. nov : etiological agent of Lyme disease. Int. J. Syst. Bacteriol. 34 : 496-497, 1984.

4）Nakao, M., Miyamato, K., and Fukunaga, M. Lyme disease spirochetes in Japan: Enzootic transmission cycles in birds, rodents and *Ixodes persulcatus* ticks. J. Inf. Dis. : 170 : 878-882, 1994.

5）Isogai, E., Tanaka, S., Braga, Ignasia III S., Itakura, C., Isogai, H., Kimura, K., and Fujii, N. Experimental *Borrelia garinii* infection of Japanese quail. Infect. Immun. 62 : 3580-3582, 1994.

6）Bergström, S., Noppa, L., Gylfe, Å, Östberg, Y. Molecular and cellular biology of *Borrelia burgdorferi* sensu lato. p.47-90, In : Lyme Borreliosis (Eds. J. S. Gray, O. Kahl, R. S. Lane, G. Stanek) CABI Publishing, UK, 2002.

7）Isogai, E., Kimura, K., Fujii, N., Nishikawa, T., Ishii, N., Postic, D., Baranton, G., and Isogai, H. Platelet-activating factor (PAF) mediated pathogenesis in Lyme disease. Infect. Immun. 64 : 1026-1029, 1996.

8）Isogai, E., Isogai, H., Kimura, K., Hayashi, S., Kubota, T., Nishikawa, T., Nakane, A., and Fujii, N. Cytokines in the serum and brain in mice infected with distinct species of Lyme disease *Borrelia*. Micorbial Pathogenesis, 21, 413-419, 1996.

9）Del Rio C., Granter S. R., Duray P. H. Lyme Borreliosis, p.269-283, In : Pathology of Emerging Infections (Eds. C. R. Horsburgh, Jr., A. M. Nelson) ASM Press, US, 1997.

10）Azuma, Y., Isogai, E., Isogai, H., Kawamura, K. : Canine Lyme disesae : clinical and serologic evaluations in 21 dogs in Japan. Vet. Rec. 140 : 369-372, 1994.

11）Tumori, J., Ranatamaki, L. K., and Tanskanen, R. Experimental infection of cattle with several *Borrelia burgdorferi* sensu lato strains ; immunological heterogeneity of strains as revealed in serological tests. Vet. Microbiol. 60 : 27-43, 1998.

12）Lischer, C. J., Leutenegger, C. M., Braun, U., and Lutz, H. Diagnosis of Lyme disease in two cows by the detection of *Borrelia burgdorferi* DNA. Vet. Rec. 146 : 497-499, 2000.

磯貝恵美子（北海道医療大学 歯学部　Emiko Isogai）
磯貝　浩（札幌医科大学 医学部　Hiroshi Isogai）

第32章　回虫の幼虫移行症

1. はじめに

イヌ回虫がヒトに感染するという話を耳にされた読者は多いであろう．動物にはそれぞれの種で固有宿主（感染後成虫まで発育して次世代の虫卵を排出するまで）となる回虫がいるが，これらがヒトに侵入すると成虫へと発育できず幼虫ステージのまま体内に留まり，回虫の幼虫移行症をもたらす．ヒトへの回虫の侵入はイヌの回虫だけでなく，最近では豚回虫の感染例が有機野菜のブームと相まって増加傾向にある．また，鑑賞用ペットとして導入されたアライグマからのアライグマ回虫感染も危惧されている．本稿ではヒトが感染するいくつかの回虫について著者らが取り扱っているブタ回虫の生物学的特性をまじえて述べる．

2. 疫　学

ヒトにおける回虫幼虫移行症の原因虫として，犬回虫（*Toxocara canis*），豚回虫（*Ascaris suum*）およびアライグマ回虫（*Baylisascaris procyonis*）が知られている．主な感染ルートはいずれの種も成熟卵（図32.1）の経口摂取である．宿主への感染ステージである感染幼虫を含んだ回虫の成熟卵は熱と物理的作用を加えない限り数年は安定である．著者らの研究室では豚回虫の成熟卵を0.05 N硫酸の中で，感染率の低下を招くことなく常に実験感染に供せるよう保存している．回虫研究者の中には塩酸やホルマリンを利用している人もいる．回虫卵に対してはいかなる消毒薬も効かない．そのため，成熟卵内の幼虫は常に感染の機会をねらっており，結果的に生活環の維持につながっている．以前，改築した豚舎で肥育したウシの豚回虫集団感染の報告例があった．これは豚回虫卵の安定性と許容宿主（感染後虫体が発育・生存できる宿主）の範囲の広さによるよい事例であろう．

（1）発育環

固有宿主で維持されている回虫の発育環は種によって異なる．犬回虫では，固有宿主から排出された虫卵の経口摂取と母イヌからの胎盤・乳汁感染である．豚回虫はもっぱら成熟卵の直接感染である．アライグマ回虫では成熟卵の直接感染に加えて，アライグマ回虫の

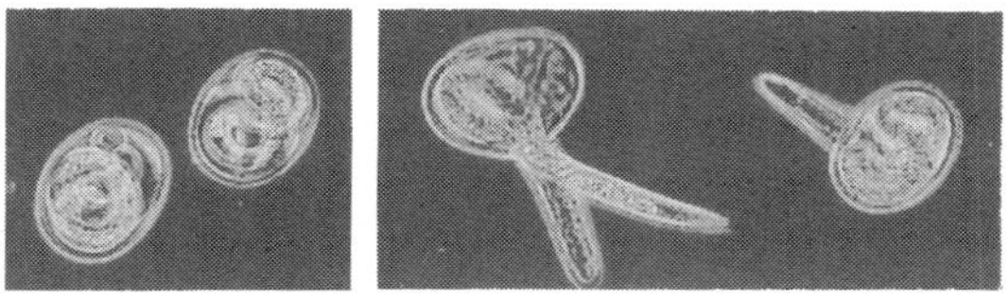

図32.1　左：豚回虫成熟卵，右：卵殻から出る感染幼虫

幼虫に感染している野生ネズミの補食によるものと推定されている．種によって若干異なるが小腸に寄生する成虫の大きさはおよそ10〜30cm程度である．雌雄は大きさと生殖器の有無で容易に鑑別できる．腸管内では雌雄が絡み合い交尾した状態で寄生している（図32.2右）．ブタの小腸内に寄生している豚回虫成虫は，消化管粘膜と同系色にあり淡いピンク色を呈している．ちなみに，豚回虫の一日の産卵数は約20万個と推定されている．糞便中に産卵された虫卵はおよそ1週間で幼虫が形成され2回の脱皮によって第3期幼虫である感染幼虫が形成される（図32.1および32.3左）．宿主に摂取された成熟卵は機械的に卵殻が壊され，約500 μm の感染幼虫が空回腸上皮より侵入し，感染後約24時間で肝臓に移行し（図

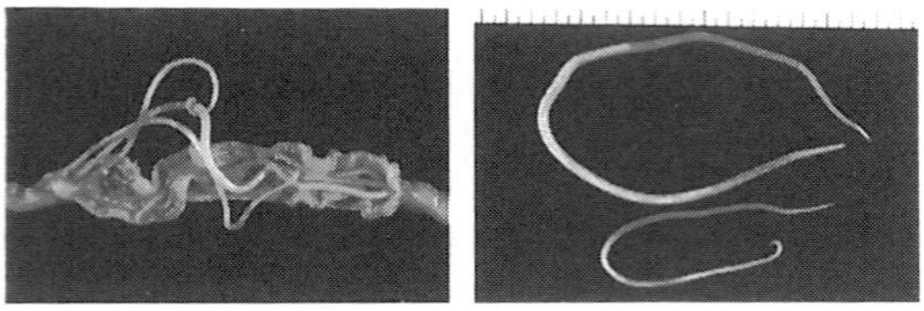

図32.2　左：ブタの小腸内に寄生する豚回虫成虫，
右：雌雄成虫，上下それぞれ♀および♂を

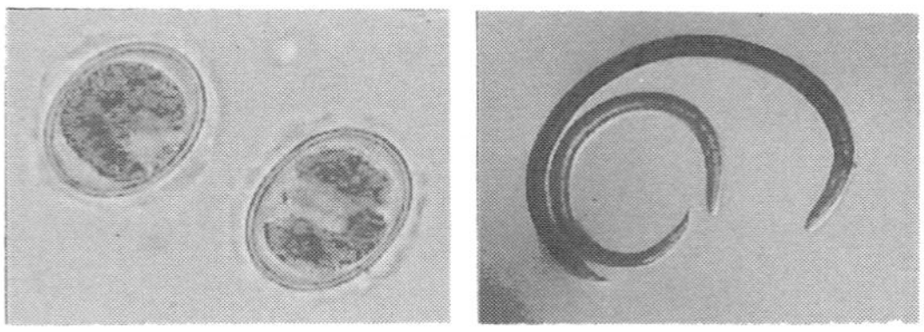

図32.3　左：豚回虫卵，右：肺内幼虫，上および
下がそれぞれブタ由来およびウサギ由来

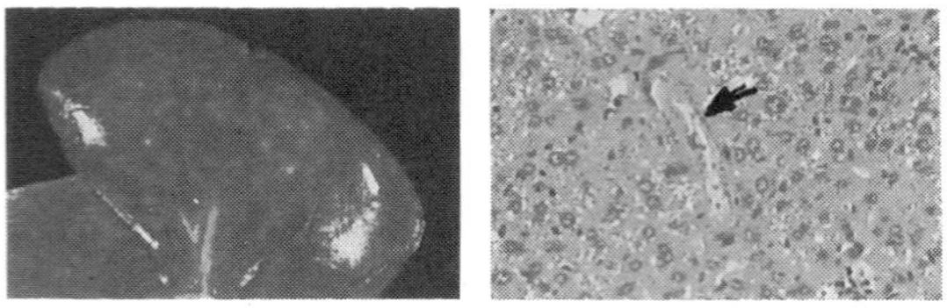

図32.4　左：豚回虫による肝白斑，右：肝臓内を移行
する幼虫（矢印）

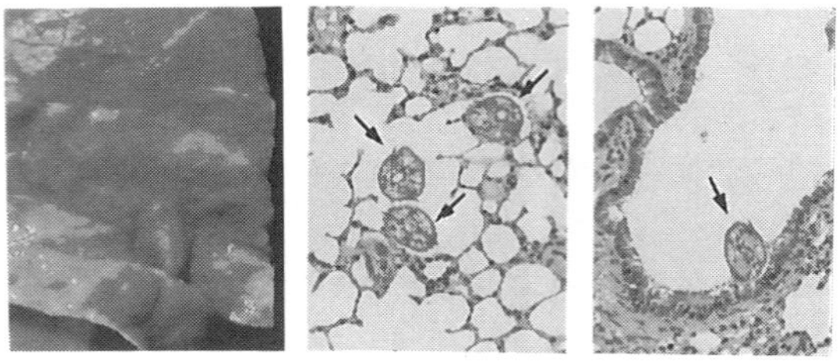

図32.5　左：豚回虫による肺出血，中：肺胞内の幼
虫（矢印），右：気管支内の幼虫（矢印）

32.4)，約3日目には血流を介して肺に達する．肺内の幼虫は約1mm前後に発育しその後，気管支（図32.3右および図32.5）に移行して燕下によって消化管を下り最終的に小腸で成虫となる．

(2) ヒトおよび非固有宿主での発育環

成熟卵の摂取によって感染するが，非固有宿主に侵入した回虫の幼虫は固有宿主での移行経路に加えて，さらに全身の器官・臓器に侵入する．たとえば，犬回虫では脳および眼に移行することがある．アライグマ回虫では中枢神経系に移行することが特徴とされている．回虫の許容宿主の範囲は広いが，非固有宿主に侵入してからの幼虫発育はかなり悪い．たとえば，豚回虫をウサギに感染させた場合，ブタでの発育に比べて体長は約1/2程度である（図32.3右）．

(3) ヒトの回虫幼虫移行症の疫学

犬回虫：国内を含め世界各地から症例が報告されている．国内では近藤らの調査によって犬回虫による幼虫移行症が全国各地に分布することが明らかとなっている．抗体調査では，子供から大人までの幅広い年齢層にわたって犬回虫の潜在的感染者がいることが推察されている．感染経路としては子イヌとの接触や砂遊び，野菜などに付着した成熟卵の摂取が上げられる．また，最近ではニワトリやウシレバの生食による感染例も報告されている．

豚回虫：犬回虫と同様に世界各国から報告されている．国内では養豚の盛んな南九州地方での集団発生例を始めとして，各地から豚糞を利用した有機農法との関連によるヒトの豚回虫幼虫移行症が報告されている．これらは，豚糞の不十分な発酵で豚回虫成熟卵が死滅せず野菜などに付着したままヒトの口に入ったと推察されている．また，近年では，豚回虫と全く接点のないヒトからの報告がある．これらの症例はニワトリやウシのレバ刺の摂食が原因とされている．実際に，豚回虫の成熟卵をニワトリに摂取させ，その肝臓をマウスに摂食させたところ感染が成立するとの報告がある．恐らく，イヌや豚回虫成熟卵を取り込んだニワトリやウシでは，肝臓内の幼虫は感染性を保持しているものと推察される．

アライグマ回虫：アライグマ回虫の幼虫移行症が米国で報告されている．ヒトへの感染経路はイヌや豚回虫と同じである．国内では現在のところ，感染者は報告されていない．また，野生化したアライグマからも寄生例の報告はない．しかし，動物園など飼育施設のアライグマでは回虫卵が検出されている．屋根裏に出没するアライグマがニュースでも取り上げられているように，アライグマとヒトの接点は確実に近づいている．今後，重要な人獣共通寄生虫として注意を払う必要があろう．

3. 診　断

固有宿主での成虫寄生ではほとんど症状は認められない．しかし，成熟卵を一度に大量に摂取すると幼虫移行による肝傷害や回虫性肺炎を招く．豚回虫の成熟卵を摂取したブタでは，幼虫移行による肝白斑を認める（図32.4左）．同時に，肺では直径数mmの出血点が認められる（図32.5左）．ヒトにおける回虫幼虫移行症では幼虫移行経路によって三つの型に分けられる．

(1) 内臓移行型

犬回虫と豚回虫によっておこる．発熱，全身倦怠，咳などの症状で受診し，血液検査では好酸球増多が認められ肺・肝臓の画像検査で多発性小結節性病変を認めることがある．

(2) 眼球移行型

主として犬回虫によってもたらされる．感染者は視力障害に始まり，硝子体混濁や葡萄膜炎などの症状を示す．内臓移行型のような臨床検査所見がみられないため，トキソプラズマ症などとの鑑別が重要である．

(3) 中枢神経移行型

アライグマ回虫に特徴的で幼虫が中枢神経組織に侵入するため好酸球性髄膜脳炎を発症する．この重篤な症状はイヌや豚回虫に比べて，アライグマ回虫の発育がきわめて早いためと推察されている．犬回虫でも中枢神経症状をもたらすことがある．

(4) 診断法

固有宿主での回虫感染は糞便検査によって容易に診断できる．方法としては簡便な砂糖浮遊遠心法などで回虫に特徴的な蛋白膜に覆われた虫卵を検出することである．

ヒトでの動物からの回虫移行症を疑う場合，最も的確な診断は幼虫の検出であるがまず不可能に近い．そこで診断に際しては，生食歴や動物飼育歴および好酸球増多や画像所見に加えて，主に免疫学的診断法が用いられている．犬回虫ではゲル内沈降反応および蛍光抗体法，最近ではELISAが導入されている．豚回虫でも宮崎大学名和教授らによって回虫種の鑑別ができるELISAやウエスタンブロット法が開発されている．アライグマ回虫については国内では免疫学的な診断体制が整っていない．早急に確立する必要がある．

4．治　療

固有宿主での回虫寄生は，抗線虫薬を使用すれば容易に駆虫できる．たとえば，犬回虫ではベンズイミダゾール系製剤（フルベンダゾール，フェンベンダゾール，パーベンダゾール）およびイベルメクチン製剤が用いられている．豚回虫ではチアベンダゾール系製剤に加えて，ピペラジン製剤も使われている．ヒトではピランテルポモエートが用いられている．ヒトでの回虫幼虫移行症には，アルベンダゾールが有効で予後は良好である．しかし中枢神経に移行するアライグマ回虫の場合，駆虫は困難とされている．ただし感染初期の場合，アルベンダゾールの連続服用で中枢神経系への幼虫の侵入を阻止できると考えられている．

5．予防・対策

予防の基本は洗浄の励行である．また，レバーなどの生食はできるだけ避けることである．これらをしっかり守れば動物由来の回虫感染はかなり防げる．ヒトを固有宿主とする寄生虫の感染機会が減った分，自然食ブームに乗っての食品を介した動物寄生虫の感染リスクがあがる傾向にある．著者は食肉処理場から豚回虫の成虫を提供して頂いているが，豚回虫に感染したブタの多くは生産段階で飼料添加剤を使わないことを売りにしている農場であると聞く．近年，「有機農産物・オーガニック」の農産物の栽培に「家畜・家禽排泄物に由来する堆肥」が肥料および土壌改良材として使用されてきている．豚回虫が蔓延している豚舎から排出される豚糞は，発酵が不十分であれば感染源を広げることにつながり，ヒトへの回虫感染リスクの上昇をもたらすことを知っておいて頂きたい．本稿では回虫について述べたが他にも様々な人獣共通寄生虫が知られている．多くの人獣共通寄生虫感染は寄生虫の生活環を絶てば簡単に防ぐことができる．最近の事例はいずれもヒト自らが寄生虫への感染の機会を広げた結果である．非固有宿主に侵入した寄生虫では後生に子孫を残すことはできない．寄生虫にとっても迷惑なことかもしれない．

参考文献

1）石渡賢治，名和行文．人獣共通感染症の生態．3．寄生虫性人獣共通感染症 4）動物由来の回虫による幼虫移行症．化学療法の領域 17，752-758（2001）．

2）近藤力王至．犬回虫幼虫移行症．最新医学 44，774-780（1989）．

3）吉原　忍．豚回虫．新版獣医臨床寄生虫学（産業動物編）文永堂，263-269（1995）．

4）石井俊雄．獣医寄生虫病学・寄生虫学２蠕虫　講談社，337-351（1998）．

辻　尚利（動物衛生研究所 人獣感染症研究チーム　Naotoshi Tsuji）

第33章　肝蛭症

1. はじめに

肝蛭症（Fasciolosis）は，世界に広く分布する肝蛭属の吸虫，肝蛭（Common liver fluke）がウシ，ヒツジ，ヤギなどの肝臓に寄生して起こる消化器障害を主徴とした疾病である．肝蛭はヒトを含む全ての哺乳動物に感染するので，経済的損失に加えて，公衆衛生上重要な疾病でもある．

わが国で最初に肝蛭が見いだされたのは，1897年である．報告では，肝蛭症の重要性が指摘されているものの，欧米諸国と食生活が異なる日本では，当初あまり注目されていなかった．問題視され始めたのは，半世紀以上も過ぎた戦後になってからである．ちなみに，渡辺（昇蔵）ら[1]は1956年のウシの肝蛭寄生率は20～30％と推定し，経済損失も100億円近くに達していたと考えられる．幸いなことに，その後の農家への啓蒙普及，家畜衛生の向上，飼養環境の変化などにより，ウシの肝蛭寄生率は年々低下し，現在では一種の地方病的存在になりつつある．

一方，奈良公園のシカに本症が大発生した過去の経緯から，多くの野生動物が保有宿主（Reservoir hosts）としての役割を担っていると考えられる[2]．また，耕畜連携の有機畜産が注目されて，安全な国産稲ワラの高度利用法も再検討されている昨今，環境に優しい農法の展開により肝蛭症が再興する可能性もある．

2. 疫　　学

（1）生　態

肝蛭は肝蛭属に属し，雌雄同体，精子形成は異常型で，単為生殖を行う．成虫（親虫）は扁平，柳葉状で，暗赤色ないしはピンク色である．寄生部位は胆管で，大きさは体長27.4～66.3mm，体幅6.4～18.2mmであり，宿主の大きさや虫齢に左右される．虫体内は生殖器系と消化器系で大半が占められている（図33.1）．肝蛭は欧州，米国本土などに分布する肝蛭（*Fasciola hepatica*）とハワイ，アフリカなどに生息する巨大肝蛭（*F. gigantica*）の２種類に代表される．日本のウシには両者が寄生していると，考えられている．加えて，オーストラリアやニュージーランドから輸入された肥育素牛から*F. hepatica*が分離されてきており，分類がさらに難しくなることも予想される．日本のウシ由来の肝蛭を形態学的に分類したTaylorは1964年発行の著書に*F. gigantica*と明記し，また，DNA解析で*F. gigantica*と同定したとの報告もある[3]．しかし，公式には種は未決で，この場合は，日本産肝蛭（*Fasciola* sp.）とするのが妥当であるが，肝蛭にしても*F. hepatica*に対する和名で，呼び名には非常に苦慮するところであるが，ここでは便宜上すべてを肝蛭と呼称する．

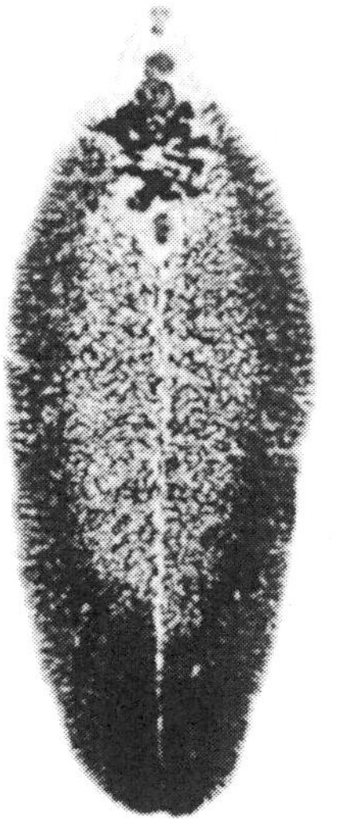

図 33.1　ウサギ由来成虫

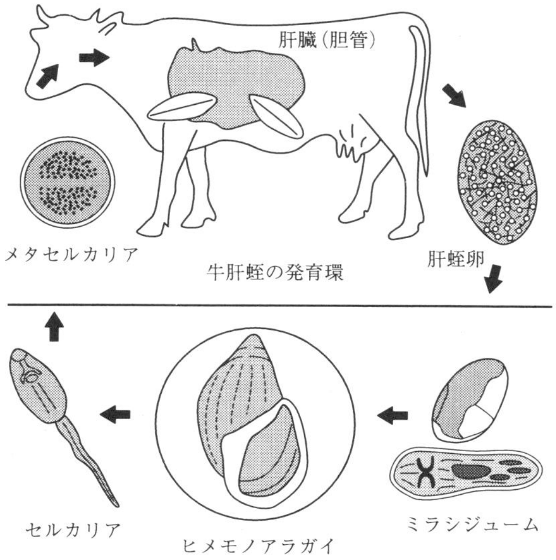

図 33.2　牛肝蛭の発育環

図 33.2 のように，肝蛭の生活環は複雑である．牛糞内の虫卵が水田，小川などで発育し，卵内にミラシジウムを形成する．水中に遊出したミラシジウムが中間宿主（Intermediate hosts）の淡水産巻貝（図 33.3）に侵入すると，中腸腺（哺乳動物の肝臓に相当）内で幼生生殖を繰り返し（図 33.4），約 1 カ月後には通常 100 倍以上のセルカリアとなって貝から水中に泳ぎ出る．野外では夕立などによる冷刺激が泳出の引き金となる．この増幅動物が比較的きれいな水田，湿地，小川などに生息するヒメモノアラガイ（*Lymnaea ollula*），北海道ではコシダカヒメモノアラガイ（*L. trancatula*）である．減農薬水稲栽培実施農家の水田にはヒメモノアラガイを含む巻き貝が多数見られる．遊出したセルカリアは稲，セリ，クレソン（オランダ辛子）などの植物の茎に付着し，尾部を切り離して被嚢し，メタセルカリアになる（図 33.5）．

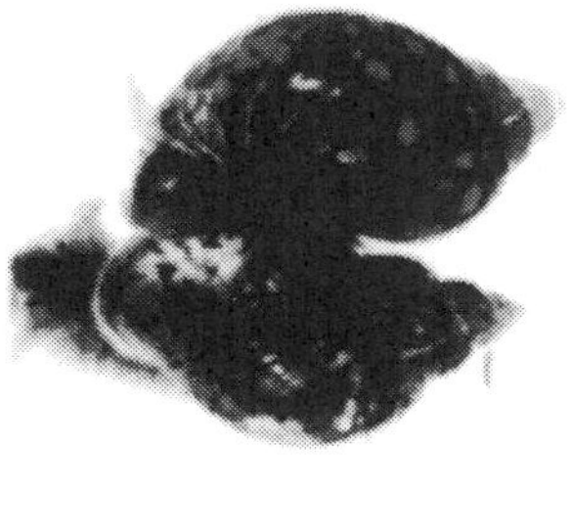

図 33.3　ヒメモノアラガイ（螺旋部に中腸腺がある）

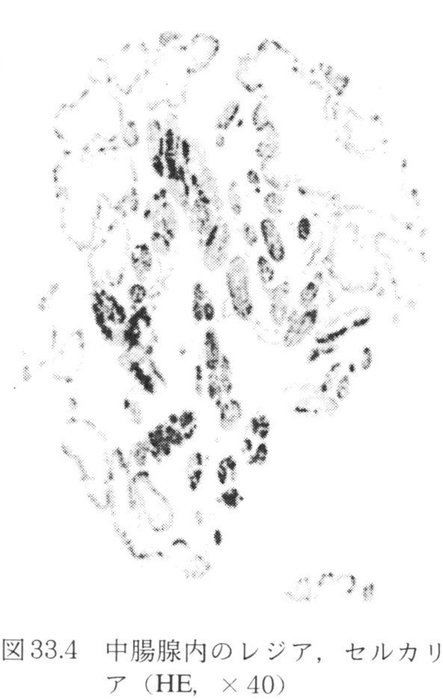

図 33.4　中腸腺内のレジア，セルカリア（HE，×40）

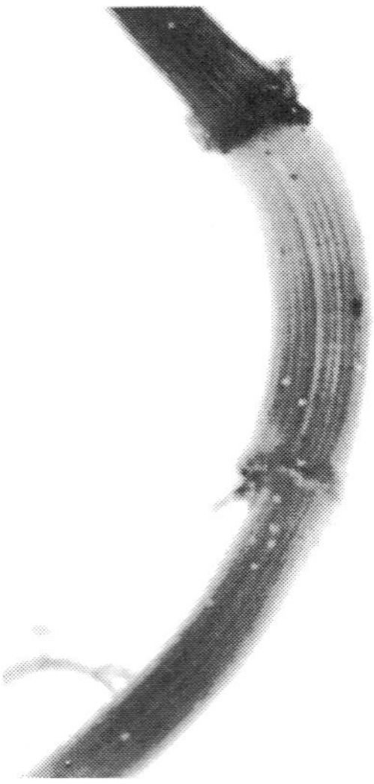

図33.5　セリの茎に形成されたメタセルカリア（白点）

（2） 感染経路

メタセルカリアは表面の滑らかな器物に形成されやすく，多くは水面直下に見られ，おおむね8時間で感染力を持つようになる．こうして植物とともに終宿主（Final host）の反芻動物などに食べられるのを待っている．メタセルカリアは乾燥に強く，また水に浸っていると半年前後感染力を保っている．主な経路は経口的であるが，人工的には創傷感染も成立している．

（3） 病　因

動物に感染すると，幼虫は小腸，腹腔を通り，肝表面から肝実質に侵入，徘徊する（図33.6）．したがって，初期の肉眼病変は急性多発性創傷性肝炎である（図33.7）．胆管に到達し，2カ月前後で成虫になり産卵し始める（図33.8）．慢性病変は肝蛭性胆管炎で，顕著な例では，図33.9に示したように左葉全体が扁平になりそこに肥厚した数条の胆管が浮き出てくる（Pipe stem liver）[4]．成虫の寄生期間（Patient period）あるいは寿命は数カ月から2年前後であるが，11年という報告もある．

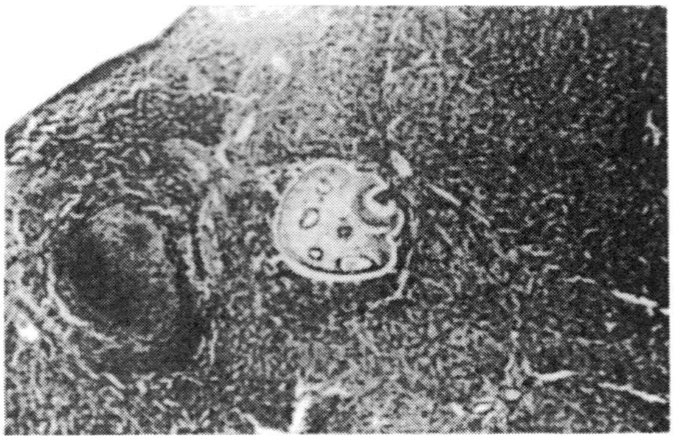

図33.6　マウス肝臓内の幼虫（実質を貪食している）

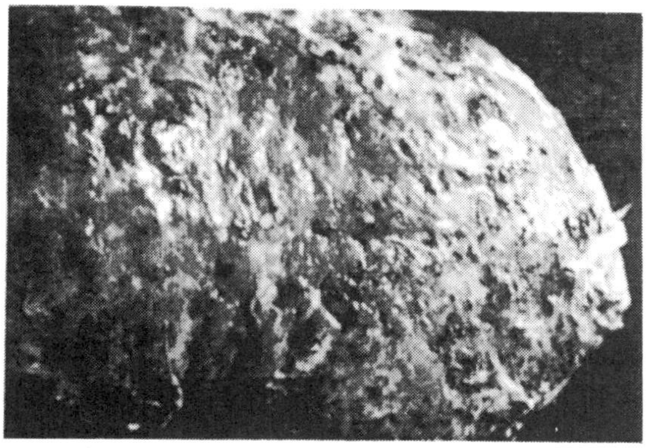

図 33.7　急性肝蛭症

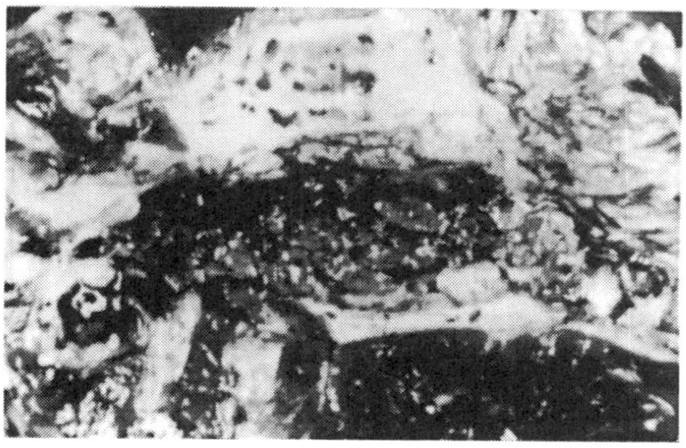

図 33.8　総胆管内の肝蛭の塊

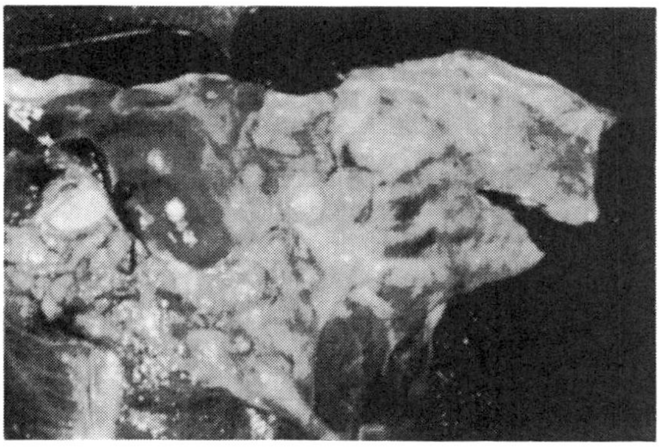

図 33.9　胆管の肥厚に象徴される慢性肝蛭症

(4) ヒトの疫学

わが国では1926年の初発生後，1990年までに65例の報告がある．年齢的には，小児から老人までと層が広く，職業別では農業・酪農業者に多い．以前は，稲刈りは片手で茎を握り，手作業で行われていた．握り締める部位が丁度メタセルカリアが多数付着する水面直下であり，手を良く洗わずに食事をすることが感染要因とされていた．また，症例中には水辺のセリなどの生食やウシの生肝臓の摂取による食習慣関連の肝蛭症も散見され，家族での発生もある[5,6]．特異な例としては，牛糞を家庭菜園の肥料に頻繁に使っていた非農家の夫婦の感染がある[7]．最近では，エキノコックス症と診断され，血清診断で肝蛭症と確定された秋田の症例がある．欧州での感染要因の多くは，サラダの中の汚染されたウオータークレス（オランダミズ辛子）である．ベトナム中部では2001年に500名近い患者が見つかり，要因として反芻家畜の増加が重視されている[8]．

（5） 動物の疫学

通常，発生は中山間部のウシに多く，刈り取り直後から稲ワラ給与を開始し，夏季に畦草を与える農家に多発する傾向にある．平野部では特定の水系に沿って発生する場合が多く，発生には地域性がある．ちなみに，新潟県佐渡郡のきわめて高い寄生率に対し，牛糞を発酵利用していた対岸の刈羽郡の寄生率は0％に近かった．ウシを取り巻く環境の変化により，近年寄生率が低下の一途を辿っているものの，肝蛭症を重視している県やヒメモノアラガイの増加から寄生率の上昇を警戒している県もある．また輸入牛の着地検査で高い寄生が認められている．最近，アイルランドではヒツジの肝蛭症が大発生し，被害額は2千5百万ユーロ（約33億円）にも上っている．流行源は保有宿主の野ウサギと推定されている．

3．診　断

（1） ヒトの診断

心下部痛および右季肋骨部痛，腹痛，発熱，体重減少，不安感などを示すことが多い．腹腔鏡などで肝膿瘍が観察される．腹部CTや超音波検査では孤立性もしくは多発性の低吸収域ないしは低エコー域として，あるいは多胞性嚢胞様病変として認められることが多いといわれている．血液・血清検査では，好酸球増多，アルカリフォスファターゼやIgEの上昇が著しい．成虫寄生では，ゾンデで採取した胆汁中や糞中に特徴的な肝蛭卵が検出される[5,7]．

上記の症状の他に，既往症，職歴，食習慣，渡航歴などを聴取し，検査では好酸球増多と肝機能の変化に注意する．また，CTやエコー検査も有効な手段である．胆汁，糞便および病変内からの虫卵の証明が確実な診断法であるが，最近では寒天ゲル内沈降反応やELISA法などの免疫学的検査法も診断の一助として活用されている．

（2） 動物の診断

ウシに肝蛭が感染ないし寄生はしても，通常，顕著な症状が現れることは少ない．下痢，肝圧痛，削痩，乳量・乳質の低下などが見られることもある．急性病変は創傷性多発性出血性肝炎で，肝腫大，密発する点状出血および包膜のフィブリン付着などが観察され，圧迫すると葡萄酒様体液が幼虫とともに排出される．慢性病変は肝蛭性カタル性胆管炎で，管壁肥厚や管腔拡張により胆管は白色になり，硬度を増し，表面に隆起する．胆管内に肝蛭成虫や管状結石の形成も見られ，管壁は石灰沈着のため紙ヤスリ状を呈する．肝蛭は本来の寄生部位ではない肺臓（図33.10）や子宮に異所寄生（迷入）することがあり，前者では気管拡張症，後者では繁殖障害を誘発することもある．また，母牛から胎児への垂直感染を示唆する報告もある．

駆虫薬の投与，牛糞処理，稲ワラ給与時期などの飼養状況を把握する．臨床症状は診断の目安である．確定診断は虫卵の検出により行われている．なるべく多くの肝蛭寄生牛の摘

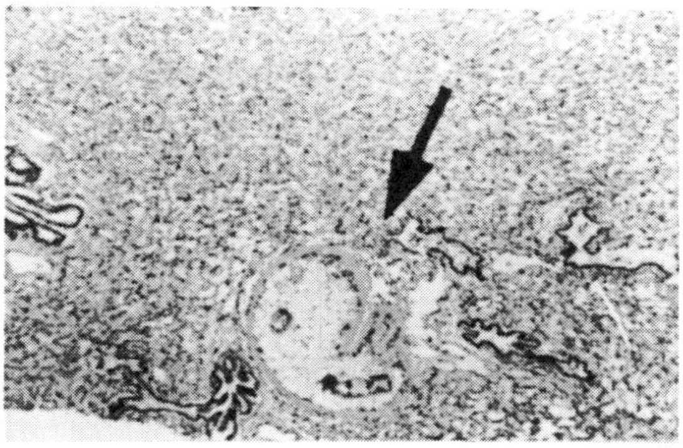

図33.10　人工感染ヒツジで見られた肺の異所寄生

発には簡易沈殿法（渡辺氏法）や岩田の時計皿法など（定性的手法）が有効であり，胆管内の寄生成虫数の推定および駆虫薬の効果判定にはDeniss法やBeads法など（定量的手法）が便利である．一方，成虫になるまでの期間中（Prepatient period），虫卵検査での診断は不可能なので，初期診断が可能なELISA法などの免疫学的手段も諸外国では診断に取り入れられている．わが国でも寒天ゲル内沈降反応[9)]や補体結合反応[10)]が試験的に行われ，前者は前述の着地検査にも応用されている．

4. 治　療

（1） ヒトの治療

治療薬はもともと家畜用に開発された獣医用薬である．愛媛県の発生例（1989）では，ビチオノール40mg/kg/dayの隔日5回投与で良好な成果が得られているが，ある程度の副作用も認められている[5)]．岡山県の症例（2002）場合，10mg/kgと12.5mg/kgの5カ月間隔での2回のトリクラベンダゾール（TCBZ）投与で治癒している[11)]．諸外国でも，TCBZの有効性は確認されているが，5歳未満の乳幼児と妊婦での安全性はまだ確立されていない．

（2） 動物の治療

駆虫は宿主の負担軽減のみならず，汚染源除去の役目も果たしている．現在6種類の製剤が肝蛭駆虫薬として市販されている．投与に際しては量，回数，泌乳期での使用の可否，出荷停止期間などの制約がある．駆虫適期を獣医師に設定してもらい，指示にしたがって駆虫する．駆虫適期は畦草や新しい稲ワラを給与してから2〜3カ月後である．乾乳期の場合，乾乳直後とその1カ月前後が駆虫適期である．乾乳期を含め，駆虫適期を考慮し，年に2, 3回駆虫できれば理想的である．

5. 予防・対策

（1） ヒトの予防

比較的水がきれいな場所でヒメモノアラガイが増殖する傾向があるので，野生のクレソンは食べない．栽培されたものをよく洗浄してから食べる．水辺の植物を口にする前には良く洗い，熱湯に浸してから調理する．始めに刻んだりすると，まな板にメタセルカリアが付着する可能性がある．水辺のセリなどの山菜やウシの肝臓の生食はできるだけ避ける．流行地での稲刈り時や稲ワラをウシに供与する時はなるべくマスクを着用する．家庭菜園や花壇などには堆肥化した牛糞か市販の肥料を用いる．

（2）動物の予防

予防は肝蛭の生活環の一部を遮断することである．種々な技法が考案されているが，農家で実施できる対応策は以下の3点である．

i）牛糞の野積みは避け，堆肥化して水田に利用する（虫卵の殺滅）．

ii）水田などの水辺の草は乾草にしたのち給与し，稲ワラは刈り取り後3カ月から給与する．できれば，翌年の春以降から使用できるように備蓄，調整する（メタセルカリアの不活化）．

iii）駆虫適期に投薬する（成虫排除）．

6．その他

OIEコード別家畜伝染病リストC

参考文献

1）渡辺昇蔵・矢島朝彦：寄生虫の駆除とその予防．69-75．興文社，東京，1956．

2）浅川満彦：ヌートリアにおける肝蛭（カンテツ）寄生とその食品衛生に与える影響．食品衛生研究，53，27-30，2003．

3）Hashimoto, K. *et al.*, Mitochondrial DNA and nuclear DNA indicate that the Japanese *Fasciola* species is *F. gigantica*. Parasitol Research，83，220-225，1997．

4）小野　豊：家畜・人の肝蛭症．小野　豊編．67-85．日本獣医師会，東京 1972．

5）原　祐二・風谷幸男・浦岡忠生・行天淳一・池田　稔：ヒト肝蛭症の一例．愛媛医学，9，422-428，1990．

6）吉田幸雄・三宅建夫・中西晴郎・西田桓一郎・山敷祐亮・石川文夫・藤坂邦彦・田中昭男・江原真一郎：肝蛭（*Fasciola* sp.）の人体寄生2例ならびにBithionolによる本症の治療．日本寄生虫学雑誌，11，411-420，1962．

7）Maruyama, H. *et al.*, Fasciolosis cases recently found in the southern part of Kyushu District, Japan. Japanese Journal of Parasitology，45，247-254，1996．

8）Tran, V. H. Fascioliasis in Vietnam. Southeast Asian J. Trop. Med. Pablic Health, 32, 48-50, 2001.

9）木村容子・野呂明弘：寒天ゲル内沈降反応とCounterelectrophoresisによる肝蛭病の診断．日本獣医師会雑誌，356，344-348，1982．

10）鈴木　恭：牛肝蛭病の補体結合反応．家畜衛生試験場年報，19，78-82，1977．

11）Ishii,Y. *et al.*, A praziquantel-infective fasciolosis case successfully treated with triclabendazole, Parasitology International，51，205-209，2002．

吉原　忍（財団法人 畜産生物科学安全研究所　Shinobu Yoshihara）

第34章　クリプトスポリジウム症

1. はじめに

クリプトスポリジウムは，ヒトや家畜の消化管などに寄生し，下痢を主徴とする疾病をおこす原虫である．時に水道水に混入してヒトの集団感染をおこすことから，原虫の諸性状や対策法について精力的に研究が進められている．

クリプトスポリジウムは1907年Tyzzerによって発見され，その後1912年に小腸に寄生の別種が発見されCryptosporidium parvumと命名された．しかし，クリプトスポリジウムの重要性が認識されたのは1971年に子牛の下痢症の病原体として報告され[8]，次いで1976年にヒトにおけるクリプトスポリジウム感染症が報告されてからである．その後AIDS患者などの免疫力の弱いヒトでの感染が問題となり，さらに1984年に米国テキサス州で発生した集団感染によってクリプトスポリジウムが健常者においても起病性があることが明らかとなり[1]，1993年のミルウォーキーにおける40万人の集団感染[6]により水系感染病原体としての重要性が世界的に認識された．わが国においても本症の報告はまず獣医領域においてなされ，その後神奈川県平塚市，埼玉県越生町のヒトの水系集団感染症として認識されるに至った．

2. 疫　学

（1）病　因

クリプトスポリジウムはコクシジウム目に属する原虫で，感染型であるオオシストは4〜5ミクロンと小さいために，形態学的に区別することが困難である．そのため，宿主ごとに多くの種が報告されてきたが，現在では8種が独立種されている．ほ乳類寄生種の内で人獣共通感染症の病原体として重要なものは*C. parvum*と*C. muris*の2種である．

最近の分子生物学的手法による研究の結果，クリプトスポリジウムの種について再検討する必要が生じてきた．*C. parvum*7株（ヒトおよび家畜由来）およびヒト由来10株と動物由来9株はDNAのRAPD法による検査で，それらが二つのグループに分かれ，一つはヒト由来に限定され，他は宿主域が広いことが明らかとなった．この遺伝子型の異なる二つのグループは，感染性（宿主域）も異なることがPeng *et al.*[9]によって実験的に明らかにされた．ヒト型のgenotype 1は，ヒトにのみ感染性を示し，一方ウシ型のgenotype 2は宿主域が広い．genotype 1，2の他にブタ由来のグループやイヌ由来のグループが存在する（図34.1）．最近になって，ヒトにのみ感染性を示すとされた*C. parvum* type 1がノトバイオートの子豚に感染することが明らかとなった．

クリプトスポリジウムのオオシスト（図34.2）の形態は他のコクシジウムのオオシストと

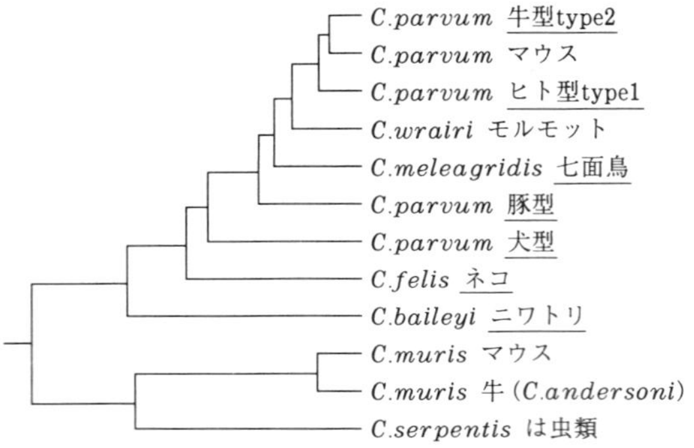

図34.1　遺伝子によるクリプトスポリジウムの分類
Morgan *et al.*（1999）Int. J. Parasitol. 29, 1733～1751

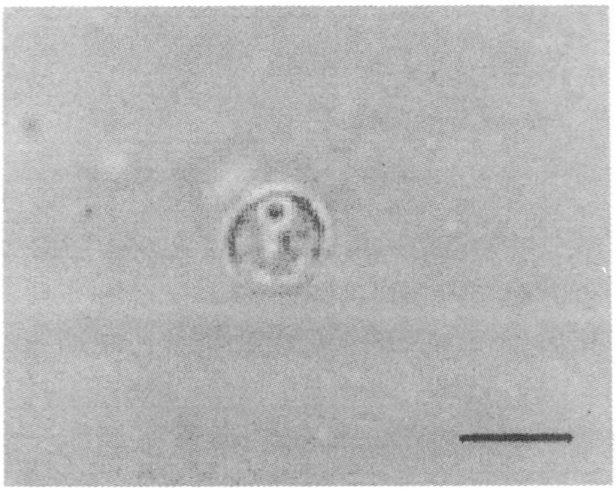

図34.2　*Cryptosporidium parvum* のオオシスト
×1,000，bar＝5ミクロン

ほぼ同様である．しかし，オオシストの直径が4～5μm（*C. parvum*）と赤血球に比べてもなお小さいため，内部構造を見るには，微分干渉位相差顕微鏡や電子顕微鏡が必要となる．糞便中に排出されたオオシストは2層のオオシスト壁を持ち，内部に4個のスポロゾイトがすでに形成されており，感染性がある．

感染はオオシストを経口的に摂取することによって始まる．摂取されたオオシストからスポロゾイトが遊出して消化管上皮に進入してタイプ1のシゾントを形成する．上皮細胞内の寄生部位は微絨毛内であり（図34.3），細胞質内には寄生しない[2)]．この点で他のコクシジウムとは異なっている．寄生は微絨毛を持つ上皮細胞のある胃底腺や気管，ファブリキウス嚢などでも認められる．スポロゾイトは2回のシゾゴニーの後がメトゴニー（有性生殖）を行ってオオシストとなる．他のコクシジウムと異なり，宿主体内で胞子形成を行うため，糞便中に排出されたオオシストは感染性を有している．また，一部のオオシストは宿主腸管内で自家感染をおこす．これは他のコクシジウムとは異なった性状である．プレパテント・ピリオドは感染種や宿主によって2～22日と異なる．またオオシスト排出期間（パテント・ピリオド）も1～33日間と幅がある．また免疫不全があると自家感染により感染は長期

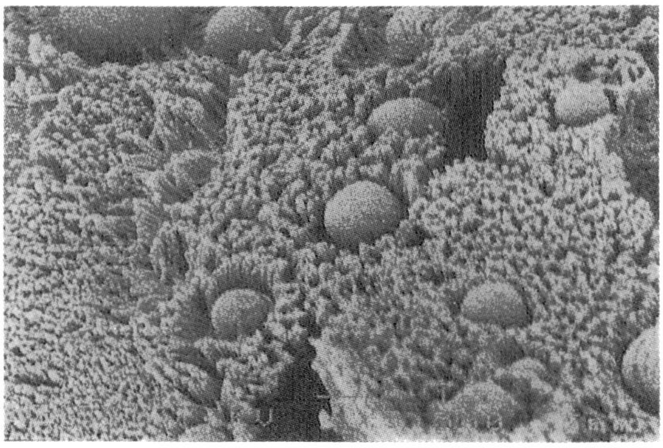

図34.3　ウシの腸管での寄生状況（走査電子顕微鏡）

間に及ぶ.

ごく最近クリプトスポリジウムの生物学的性状について衝撃的な報告がなされた[3]. コクシジウム類はその増殖に宿主細胞を必要とする（胞子虫類全て）が, 報告によれば, *C. parvum* は無細胞培養系で生活環を完了することができ, 未知の発育形態を持っているとのことである. 条件の問題はあるにせよ自由生活を送れる胞子虫類があるということは, 分類学の上でも従来の考え方を一変させる必要が出てきた. また, 可能性が低いとは考えられるが, 自然界で感染がなくても自己増殖するのであれば, 対策も根本から見直す必要がある.

（2）生　態

ヒトにおける感染：

ヒトのクリプトスポリジウム感染は世界のほとんどの地域から報告されている. 水様下痢患者では保有率は高く, 北米の調査では最大63.6％ときわだっている. 日本では本格的な調査がなされていないため, どの程度の保有率かは不明である. 1984年米国テキサス州の井戸水を水源とする水道に起因した健常者の集団感染症[1]を契機に, ごく一般的な感染症であると考えられるようになった. それ以後世界各地から集団感染例が報告されるようになり, 新興病として重要視されるに至った（表34.1）[4].

水系感染の原因としては水道水, プールや湖沼などの表流水があげられる. 源水汚染の原因としては, ヒト由来の下水や家畜の糞尿が考えられており, 源水のクリプトスポリジウ

表34.1　ヒトの集団感染例

年	場所	患者数	感染源
1984	米国, テキサス	2,000	水道（深井戸）
1986	ニューメキシコ	76	河川水
1987	ジョージア	8,000	水道（河川）
1993	ミルウオーキー	403,000	水道（湖水）
1994	神奈川, 平塚	461	水道（ビル内）
1996	埼玉, 越生	8,000？	水道（河川）
2002	兵庫県, 洲本	128	？
2002	北海道, 札幌	170	？

ムオオシスト汚染の調査が各国で行われている．米国での18の報告（509検体）によれば，オオシストの検出率は5.6～100％，オオシスト検出数は0～5,800個/リットル，各報告のオオシスト検出数の幾何平均は0.03～1,920個/リットルである．わが国では，全国94水源水域，282カ所の調査で6水源（6.4％），8カ所（2.7％）からオオシストが検出されている．また，都市下水の汚染状況調査では，流入水で陽性率9.6％，検出数8～50個/リットル，処理水で陽性率12.2％，検出数0.05～1.6個/リットルとの報告がなされている．

集団感染事例としては，上記米国テキサス州の他に，1993年4月のミルウォーキーでの世界最大の集団発生[6]が，わが国では，1994年8月の神奈川県平塚市，1996年6月の埼玉県越生町の発生例など多数が報告されている．ミルウォーキーでは隣接するミシガン湖を水源にしており，その水が原因となった．最終的に160万人が暴露され，約40万人が発症し，100～400人が死亡したと推定されている．平塚の発生は日本における水系集団感染の初報告事例で，原因は下水が上水に混入したためで，感染者の便が下水に入り，上水道を汚染し広範囲のヒトに感染が起こり，さらにその下水が再度上水に混ざるという水の循環があったと思われる．最終的に736人が暴露され，461人が発症した．越生町での発生は，日本で最大規模の水系感染である．発生は町内全域に及び，人口13,800人の内8,700～9,000人（市民の約70％）が下痢・腹痛を主徴とする症状を示した．集団感染が発生してクリプトスポリジウムが原因と判明した時点では，汚染はすでに町全域に広がっており，初発とその原因は究明できなかった．

水道水を介した水系感染は，水の再循環（再利用）のサイクルに病原体が乗って段階的に規模が拡大する．初め少数のクリプトスポリジウムが水道水に混入し，少人数の発生が起こるが，この時点では集団感染とはならない．感染者などが新たに排出したオオシストが下水を通じて再度水源に戻り，オオシスト数が増加する．再度その水が水道水として配水され，感染が拡大する．この時点で初めて集団感染として認識される．集団感染は，汚染源の調査や水の循環について把握することによって，発生しやすい場所を予測することが可能と思われる．

家畜における感染：

人獣共通感染症であるクリプトスポリジウム症は，多くの家畜でも発生があり，とりわけウシは，本症による家畜の損害の他に水系汚染の原因となることから注目されている．

ウシにおける分布調査は世界各地で行われており，ほとんどの地域に存在する．とくに下痢を呈している子牛におけるオオシスト保有率は高い（表34.2）．米国で行われた大規模な子牛の調査では，1,103牧場中59％が陽性，子牛7,369頭中22％がオオシストを保有していた．日本におけるウシの大規模な調査[7]では，ウシのオオシスト保有率は2.14％であり，1カ月齢以下の子牛で保有率が高かった．子牛の日齢とオオシスト保有との関係では，オオシストはほとんどが1カ月以下の子牛で検出され，とくに1～2週齢でピークがみられている．わが国におけるウシの自然感染例としては，岡山[5]，北海道，埼玉，千葉などから報告されている．

ブタのクリプトスポリジウム症も世界各地から報告されている．1997年に行われたわが国での調査では，2,449頭中27頭（1.1％）が陽性であり，諸外国での報告3.0～19.6％に比べかなり低い[7]．ブタにおけるオオシスト保有の週齢は，ウシ（1～2週齢）とは異なり6

表34.2　下痢子牛でのオオシスト排出状況

国名	農場数	検査頭数	陽性率
ハンガリー	110	497	27%
ドイツ		222	40
USA	41	171	64
カナダ	26	61	26
イタリー	47	997	40
オランダ	11	375	55
フィンランド	8	68	76
デンマーク		1,927	17
英国	45	465	23
日本		362	4

～12週齢にピークがみられる．しかし，この時期に排出されるオオシストはブタ型の遺伝子型であり，ヒトへの感染性がほとんどないことから公衆衛生面でのリスクはきわめて低い．ただし，genotype 1（人型）が実験的にノトバイオートのほ乳豚に感染することから，環境に与える影響については幼若豚を中心に今後検討する必要がある．

3．診　断

（1）症　状

ヒトのクリプトスポリジウム症の主要な症状は，水様下痢である．潜伏期は4～5日以上で免疫的に健常な者では平均7日程度である．下痢は頻回に及ぶ．下痢以外には，発熱，嘔吐（吐き気），腹痛，食欲不振，削痩などがみられ，インフルエンザと誤診されることがある．発症者では年齢要因がない．

ウシでのクリプトスポリジウム症（*C. parvum*感染症）は子牛に限定され，そのほとんどは1カ月齢以下である．ウシにはgenotype 2nのみが感染する．潜伏期は2日以上で，通常4～6日である．主要な症状は下痢で，下痢便は灰白色から黄色，時に橙色を呈し，剥離腸管上皮が散見される．1.5×10^6個のオオシストを子牛に感染させた実験では，下痢は4～16日間（通常6日間）程度継続する．下痢の他に食欲減退，発熱，元気消失，脱水，発育遅延などの症状が認められる．単独感染の場合，加齢により徐々に回復する．ひどい脱水症状を呈した場合は死亡率が増加する．ロタウイルスや病原性大腸菌ETEC-K99＋の混合感染があると高い死亡率となる．

オオシストは感染後2～6日後から糞便中に排出される．著者らの試験でもオオシスト排出と下痢はほぼ同時に始まることを確認している．オオシスト排出期間は実験的には4～13日間で，排出数のピークは感染後平均7.7日目にあり，最大排出数は4.1×10^7個/g糞便と報告されている．一回感染でのオオシスト排出数は，ヒトの約10倍であり，実験感染では約200億個を排出した例がある．

ブタでは臨床症状を示すことは少ない．

（2）診断法

ウシにおける診断は，日齢，下痢の状態，糞便からのオオシストの検出で行う．オオシストの検出には蔗糖液浮遊法を用いる．小試験管に下痢便を取り常法に従って浮遊法を行う．オオシストはピントを変えると白銀色から紅色に見える．簡易検出法として，スライドグラスに蔗糖液1滴を置き，細い棒で小量の糞便を取って混ぜ，カバーグラスをかけて鏡検することも可能である．標本作成後5分後に判定可能である．

この他にPCRによる遺伝子増幅，蛍光抗体染色法，抗酸菌染色変法が用いられている．

4．治　療

クリプトスポリジウムに有効な治療薬はない．硫酸パロモマイシンやサリノマイシンが有効との報告があるが，副作用月良く出る用量のため実用的ではない．治療は，下痢に対する補液と抗生物質投与による二次感染防止の対症療法を行う．

5．予防・対策

ワクチンがない現状では，クリプトスポリジウム症の感染がオオシストの経口感染であるので，予防対策としてはオオシスト対策が重要となる．しかし，オオシストは市販されている消毒剤のほとんどに抵抗性で，アンモニア，オゾンが有効とされている．オルソ剤は効果があるが，広範囲に使用することは難しい．オオシストは加熱処理に弱いので，発生のあった畜舎・房は可能であれば熱湯散布によって消毒する．畜糞は堆肥化過程で発生する発酵熱を利用して消毒することができる．畜舎排水，牧野の消毒は困難である．

6．そ の 他

ヒトと家畜間での直接的な感染は，獣医科の学生が感染した数例が世界的に知られているだけである．しかし，英国における2002年の口蹄疫発生時に多くの偶蹄類家畜が処分され，その結果英国でのヒトのクリプトスポリジウム症の原因（genotype 1とgenotype 2がほぼ同数であった）のほとんどがgenotype 1（ヒト型）にシフトしたことから，家畜のクリプトスポリジウムがヒトへの感染源の重要な要因であることが再確認されている．本症の対策としては，畜産領域では病原体を環境中に拡散させない努力が，公衆衛生領域ではコクシジウムの性状をふまえた対策を行うことが，本症発生を防ぐことになる．

参考文献

1） D'Antonio, R. G. : A waterborne outbreak of cryptosporidiosis in normal hosts. Annals Int. Med. 103 : 886-888（1985）.

2） Heine J., Pohlenz J. F. L., Moon H. W. *et al.* : Enteric lesions and diarrhea in gnotobiotic calres monoinfected with Cryptosporidium species. J. Infect. Dis. 150 : 768-775（1984）.

3） Hijjawi N. S. *et al.* : Complete development of Cryptosporidium parvum in host cell-free culture. Int. J. Parasitol. 34, 769-777（2004）.

4）井関基弘：水系感染クリプトスポリジウム症の集団発生と環境水の汚染防止対策の必要性. 日獣会誌 50：375-379（1997）.

5）板倉智敏，藤原三男，大内紀章ら：子牛のクリプトスポリジウム感染症　文献展望と日本初発例. 日獣会誌 38：796-801（1985）.

6）Mac Kenzie, W. R. *et al.* : A massive outbreak in Milwaukee of cryptosporidium infection transmitted through the public water supply. New Eng. J. Med. 331：161-167（1994）.

7）農林水産省畜産局衛生課：クリプトスポリジウムにかかわる調査について（報告）. 家畜衛生週報 2480：5-6（1997）.

8）Panciera R. J., Thomassen R. W., & Garner F. M. : Cryptosporidial infection a calf. Vet. Pathol. 8：479-484（1971）.

9）Peng M. M., Xiao L., Freeman A. R. *et al.* : Genetic polymorphisim among Cryptosporidium parvum Isolate : Evidence of two distinct human tansmission cycle. Emerging Infect. Dis. 3（1997）.

志村亀夫（動物衛生研究所 動物疫病対策センター　Kameo Shimura）

第35章　トキソプラズマ病

1．はじめに

トキソプラズマ病は，Toxoplasma gondii という原虫によっておこる人獣共通感染症である．この原虫は世界中のほとんどの地域に分布し，ブタだけではなく，ヒツジやヤギなどの家畜（ウシを除く）やヒトを含むほとんどの哺乳類，鳥類でも感染が認められる．したがって，この病気は畜産分野だけではなく，医学・公衆衛生の面からも重要な病気である．

2．疫　学

（1）病　因

トキソプラズマは，ネコを終宿主とするコクシジウムの1種で，ネコ以外の動物は全て中間宿主となる．トキソプラズマ原虫には増殖型，シストおよびコクシジウム型の三つの発育期がある（表35.1）．ブタなどの中間宿主では，増殖型とシストの二つの発育を行い，コクシジウム型の発育はネコの仲間だけで見られる．

急性トキソプラズマ病の原因となるのは増殖型である．増殖型は，長さ4〜7ミクロン，幅2〜4ミクロンの三日月型である．この原虫は生きた細胞内でのみ発育増殖し，組織を破壊する．急性期はこの増殖型による急激な細胞破壊が原因でおこる．原虫の増殖が激しいとブタは重篤な症状を示して，死亡することがある．

宿主が抗体の産生などで抵抗力を増して急性期を耐過すると，増殖型に変わってシストが脳や筋肉中に形成される．シストによって神経症状や運動障害，眼疾患などが見られることがあるが，通常は病原性を示さず，炎症反応も見られない．しかし，シストは長期間体内に残留するので，ヒトや他の動物への感染源となる．

シストがネコに食べられるとその腸管でコクシジウム型の発育を行い，最終的にオオシストの形で糞便とともに排出される．排出されたオオシストは，数日で感染性をもつ．オオシストは外的環境に対する抵抗性が強く，1〜2年間は生存する．ヒトや動物への感染のほとんどはこのオオシストの経口摂取によっておこる．ネコのオオシスト保有率は約1％である（表35.2）．

表35.1　病原体

発育期	形態	大きさ（μm）	寄生部位
増殖	三日月	4〜7 × 2〜4	実質臓器
シスト	類円形	10〜50	脳・筋肉
オオシスト	類円形	10〜13 × 8〜10	ネコの腸管

表35.2　日本のネコのトキソプラズマオオシスト保有率

地域	年	検査数	陽性率
関東	?	90	1.1 %
東京	1970〜72	446	0.9
東京	1973〜75	110	0.9
東京	1977	422	0.5
東京	1975〜79	834	0.6
東京	1973〜78	1,273	1.2
筑波	1979〜86	237	1.7

（2） 感染経路（図35.1）

トキソプラズマは上記いずれの発育型でも感染性を有している．オオシストの経口摂取が主要な感染経路であるが，増殖型は組織侵入生が強く，飛沫感染もおこし得る．感染経路は創傷などからの経皮感染もある．また，体内での移動により垂直感染をおこすこともある．この場合，妊娠中の個体が初感染を受けたときに限定され，妊娠前より感染があった場合は垂直感染をおこすことは稀である．シストは感染動物の中枢神経系や筋肉に形成されるため，感染動物の筋肉を調理不完全で食べると感染する．シストが体内に残っていた場合，個体の免疫力が低下した際に，増殖型に変化して急性症をおこすことがあり，HIV感染末期や抗ガン剤の使用時に発症が見られる．

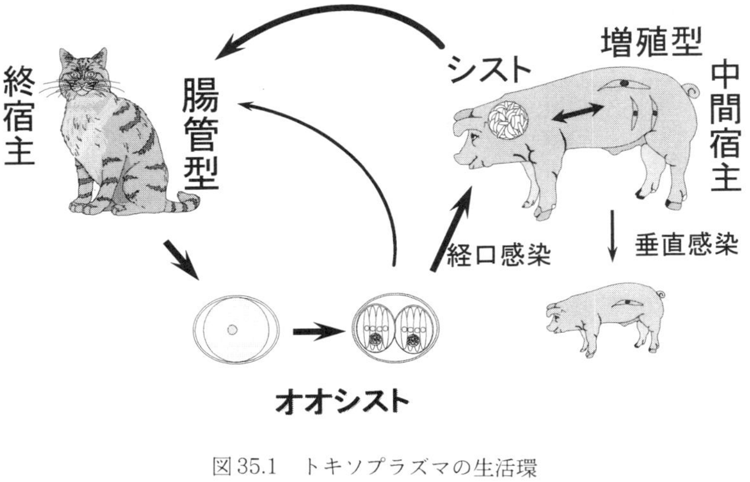

図35.1　トキソプラズマの生活環

（3） 生　態

1） ヒトにおける感染

ヒトのトキソプラズマ抗体調査は，世界各国で行われており多数の報告がある．抗体陽性率は数%〜100 %と幅が広い．その中で中南米地域で高い傾向がある．マレイシアでは，マレイ人，中国人，インド人の間で抗体陽性率に差があり，マレイ人で高い．これはネコを好んでペットにするかどうかがその要因と考えられる．また，同国のオラン・アスリー（アボリジニー：山岳狩猟民族）は肉食を主体としているが，ネコを飼う習慣がないため抗体は

表35.3　ブタの原虫保有率（100頭以上の例）

県名	年	検査数	分離数	分離率
神奈川	1959	109	1	0.9％
大阪	1964	144	18	12.5
東京	1965	130	25	19.3
新潟	1966	108	14	13.0
大阪	1966	206	23	11.2
東京	1967	100	2	2.0
東京	1977	430	75	17.4
東京	1980	104	2	1.9
東京	1981	190	4	2.1

検出されていない．パプアニューギニアでは，ネコのいる地区の14〜34％の陽性率に対して，ネコのいない地区では0％であった．さらに，菜食主義者で抗体陽性率が高いことも報告されている．このことから，ヒトの感染では食肉を介した感染よりもネコ由来のオオシストによる感染が重要であると考えられている．

抗体陽性率は加齢とともに上昇することが，フランス，エルサルバドル，オーストリア，米国，英国などから報告されており，日本では年齢×2/3％または年齢－10％がその年齢の抗体陽性率といわれている．

2）ブタにおける感染

発生には古典的な“つぼ感染”と“集団発生”の二つがある．つぼ感染は，特定の農家，豚舎，豚房でのみ発生が見られる散発型で，何らかの原因でその場所がオオシストで汚染されておこる．いったん発生があると，オオシストを消毒しない限り，汚染が継続し，新規に導入したブタは次々と感染発症する．また，オオシストを排出するネコの対策も必要となる．しかし，通常近隣の農家では発生は見られない．

集団感染は，広域かつ同時発生する．原因は，飼料や水，環境改良材などがオオシストで汚染されることによる．甚だしい場合は，全国で同時に発生が見られ，食肉検査で発見されることが多い．ブタの日齢が比較的揃っていることも特徴である．汚染物は短期間でなくなるため，発生は一過性で終息する．

日本ではトキソプラズマの生活環が判明する以前は抗体検査で10〜30％程度のブタが陽性であったが，ブタの企業的飼育の増大やネコとの隔離が徹底されたため，現在では抗体陽性率は数％以下となっている．原虫の保有率も低下している（表35.3）．

3．診　断

(1) 症　状

1）ヒト

ヒトの後天性感染では激しい症状を示すことは稀である．集団感染では，発熱，リンパ節の腫脹，筋肉痛，頸部の硬直が主な症状であった．免疫力が低下している場合，末期には全葉性の肺炎を起こす．この肺炎は細菌性のものと誤診され，サルファ剤投与が遅れることも多い．

垂直感染では，流死産や水頭症が見られる．また脈絡網膜炎や知的発育遅延も知られているが，垂直感染の発生率はかなり低い．

2）ブタ

ブタの月齢，原虫の感染量，株の病原性の違いなどによって異なるが，3～4カ月齢の子豚では典型的な症状が見られる．

感染後数日で，40～42℃の発熱があり，熱発は1週間から10日程度続く．同時に，元気喪失，食欲減退が認められ，渇を訴えて水をよく飲む．鼻汁流出により鼻口部が汚れ，また目やにが認められる．水様下痢がしばしば見られる．病気が進行すると，食欲は廃絶する．このころから，耳翼，鼻端，下肢，下腹部などに紫赤斑が現れ，腹式呼吸が著明となり，病気の進行に伴って次第に明瞭となる．腹式呼吸は，本病の特徴的な症状といえるので，注意深く観察して，早期に発見することが大切である．腹式呼吸は極期には頻回となり，深くなる．さらに腰がふらつき，起立不能となるものがでる．重篤なものでは，この時期に体温が急激に低下して死亡する．

（2）診　断

生前診断は，他の熱発性感染症（豚コレラ，豚丹毒）との類症鑑別が難しく，発病極期の腹式呼吸のみが特徴的である．過去に発生があった場合は，場所が特定されることが多いのでそれを参考にする．ただし，広域同時発生の場合は難しい．色素試験以外の血清反応は早期診断ができないため，不適当である．疫学調査や事後診断としてはラテックス凝集反応が有効である．PCRによる遺伝子の検出やELISA法などによる血液中の抗原検出も早期診断法として検討されている．

死亡例または鑑定殺豚では，剖検所見，病理組織学的検査，原虫の検出によって診断ができる．

1）剖検所見

急性経過で死亡したものや発病極期に剖検したものでは，特徴的な病変が認められる．最も特徴的な病変は，水腫性肺炎とリンパ節の腫大・出血・壊死である．肺は全葉性の水腫で，多量の漿液を含み，膨隆して間質は著しく拡張する．肺は退縮不全で胸膜は緊張して平滑となり，割面には泡沫を含んだ多量の漿液があり，ときに流出する．また，肺に出血が認められることがある．この肺炎はトキソプラズマ病に特徴的であるので，この所見でトキソプラズマ病と診断することができる．リンパ節は，著しく腫大硬結し，大小の出血や壊死が認められ，淡紅桃色もしくは紫赤色を呈する．割面は，出血と壊死によって複雑多彩な紋様を呈する．リンパ節の実質はきわめてもろい．これらの病変が好発するのは，腸管膜，肝門，脾門，肺門などのリンパ節である．

肝臓は，混濁腫脹し硬度を増す．病変の著明な例では，淡橙黄色もしくは灰白色のきわめて微細な壊死巣や出血点が多数認められる．脾臓は，病期の比較的早い例では腫大し，濾胞，脾材ともに不明瞭である．腎および膀胱では点状出血が認められることがある．

消化器では，粘膜の出血，壊死，潰瘍，偽膜形成などが見られることがある．その他，胸水，腹水の増加が認められることがある．

2）原虫検出

患畜が生きている場合は検査材料の採取が難しいが，腹水・胸水が貯留していればそれを採材して検査材料とする．剖検を行った場合は，リンパ節，肝臓，肺などの臓器を採材する．検出には染色標本と生鮮材料標本による方法がある．前者は，実質臓器であれば割面をスライドグラスに押捺（スタンプ）する．水腫であると標本がうまくできないので濾紙などで軽く漿液を除いてから押捺する．腹水・胸水は1,500 rpm，5分程度の遠心分離を行い，その沈渣を用いる．塗末するスライドグラスは人肌程度に暖めておくと早く乾ききれいな標本ができる．メタノール固定後にギムザ染色（40倍希釈，40～60分）を行って鏡検する．虫体は三日月～半月状で，細胞質は青色2画は赤色～紫色に染まる．同様に作成した標本で蛍光抗体染色を行うこともできる．原虫が多い場合は生鮮標本を作製して直接鏡検する．病変部周囲を小片を細切し，PBSを滴下して乳剤を作り，カバーグラスをかける．腹水などは遠心沈渣を直接鏡検する．検出には熟練を要するが，迅速で確実である．

4．治　　療

急性期にはスルファモノメトキシン（SMM）とスルファモイルダプソン（SDDS）が有効であり，感染初期に用いれば完全に治療することができる．SMM 60 mg/kgまたはSDDS 10～20 mg/kgを1日1回，ともに筋肉内注射を1週間連用する．食欲のある場合は，SMM 100 ppmとピリメタミン5 ppmの合剤を飼料に混ぜて投与する．慢性期のシストに有効な薬剤はない．

5．予防・対策

本病に対する有効なワクチンはないので，予防対策は感染源であるオオシストとブタとの関係を絶つことである．ネコを豚舎付近に近づけない，豚舎内外にネコが糞をしやすい環境を作らない，ネコに生肉を与えないなどの注意が必要である．オオシストの消毒は加熱処理のみが有効なため，本病の発生があった場合は，豚舎・房を熱湯で消毒する．

参考文献

1） Dubey, J. P. & Beattie, C. P. : Toxoplasmosis in Man (Homo sapiens) in Toxoplasmosis of Animals and Man. CRC Press (Boca Raton, Florida) 1988.

2) Frenkel, J. K., Dubey, J. P., & Miller, N. L. : Toxoplasma gondii in cats : fecal stages identified coccidian oocysts. Science 167, 893-896. (1970).

志村亀夫（動物衛生研究所 動物疫病対策センター　Kameo Shimura）

第36章　エキノコックス症

1．はじめに

エキノコックスは，重い肝臓障害で致死的な病気をもたらし，世界的にも重要な人獣共通寄生虫症である．わが国には20世紀の初めまでは分布していなかった寄生虫である．いわゆる，外来，侵入生物（invasive species）である．人間によって本来の生息地以外の地域に持ち込まれた動物（終宿主：キツネ，イヌなど）に寄生していて，移入先の新天地に定着したと考えられる．まず，その土地の動物（中間宿主：エゾヤチネズミなど→終宿主：キタキツネなど）に伝播し生活環（life-cycle：生き物の一生）が成立し，次第に分布を拡大していった．このグループには，北方圏を中心に分布する多包条虫と世界的に分布する単包条虫が公衆衛生上，とくに重要である．2005年，米国の一般科学誌（SCIENTIFIC AMERICAN）の記事に，東チベット地域の飼いイヌならびに野生化したイヌの糞から感染する致死的なエキノコックス症についての警告がある．『寄生虫の時限爆弾』という見出しで，この地域に少なくとも60万人の患者と6,000万人の住民が感染の危険に曝されているとの内容である．中国ではエキノコックス症対策を国家プロジェクトとして取り上げている．ヨーロッパでは地域安全保障を担うNATOが，世界のエキノコックス対策に関する研究集会を開催している．また，世界銀行やWHOが注目しているDALYs（障害調整生存年数）を用いて本症の重要性が論じられるようになっている．

2003年に感染症法が改正され，人体エキノコックス症は新4類感染症に分類され，それまで，診断後7日以内の届け出であったが直ちに届け出が義務づけられることとになった．同時に世界に先駆けて獣医師の責務を明確にした「エキノコックス症：犬の届け出義務」が2004年10月に施行された．2005年1月には，第1例目の届け出が北海道の獣医師によってなされ，イヌに関するリスク管理が整備されることとなった（KAMIYA，2006 & 2007 EID）．

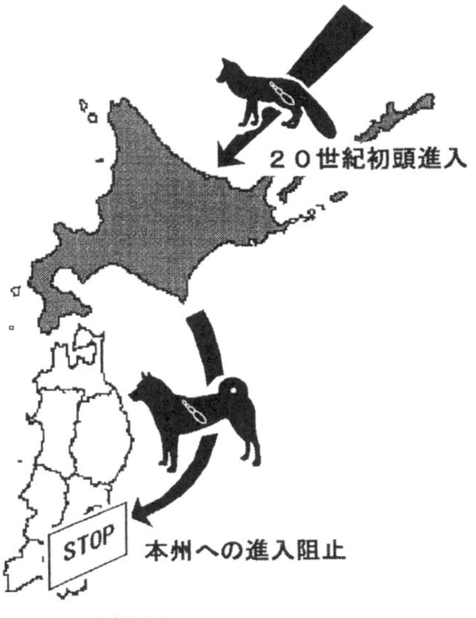

図36.1　エキノコックス分布拡大への警告

ヒト（中間宿主）の場合，根治療法は早期診断による病巣の完全切除である．症状が出てからでは治癒は難しく，ヒトを中心とした対策のみでは，患者増は止まらない．一方，キツネやイヌ（終宿主）の場合，被害が発生する前にリスク特定が可能となり，駆虫剤（虫下し）により容易に治療できるので，野生動物であるキツネを含め感染源動物対策（虫卵排出の阻止）により汚染環境の浄化が期待される．

2．疫学（生態，感染経路，病因）

エキノコックス属の成虫は，体長が4ミリ前後の微小な条虫（サナダムシ）で，現在5種に整理されている．いずれも人と動物が共通に感染する寄生虫で，北方圏諸国を中心にして汚染が拡大している多包条虫（*Echinococcus multilocularis*）と世界的に分布する単包条虫（*E. granulosus*）の2種が，公衆衛生上，とくに重要である．多包条虫は，主にキツネとネズミの野生動物間で伝播する．成虫はキツネの小腸に寄生し，虫卵を産生する．虫卵はキツネの糞便と共に外界へ排出される．虫卵がネズミに食べられると，小腸内で孵化し，幼虫が腸壁に侵入して血流にのり肝臓へ移行する．肝臓で幼虫細胞は分裂を繰り返して増殖し大きさを増すとともに，成虫の頭の部分となる原頭節と呼ばれる構造を多数作り出す．この原頭節を持ったネズミをキツネが食べると，各原頭節がキツネの小腸で成虫に発育し，虫卵を産生する．キツネは原頭節を持った野ネズミを食べて感染する．これが野生動物でのエキノコックスの生活環である（図36.2，図36.3）．イヌやネコも感染ネズミを食べることによってヒトへの感染源（エキノコックス虫卵保有）となる．ヒトは，分類上は中間宿主であり，終宿主（キツネ，イヌなど）の糞便由来の虫卵が付着した食品などを食べることによって感染する（糞口感染）．感染すると，ネズミと同じく幼虫細胞が肝臓などで無性増殖する（図36.3）．学名は*Echino*（＝棘のある）*coccus*（＝球状のもの）に由来し，幼虫形（包虫）がそのまま採用されている．

ヒト疾患名は：包虫症（Hydatidosis：幼虫形の寄生に限定）または，エキノコックス症（Echinococcosis：成虫あるいは幼虫形の寄生）である．後者は成虫が寄生するキツネ，イヌなどの場合にも使われる．

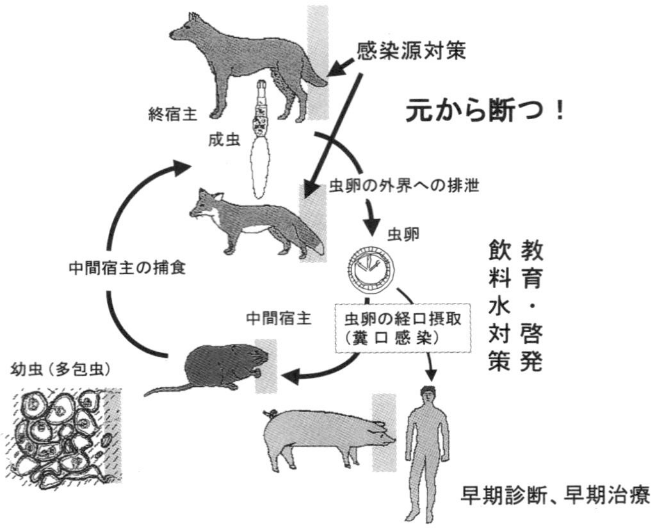

図36.2　エキノコックス（多包条虫）の生活環と対策

ヒトにおける流行状況

ヒト単包性エキノコックス症（単包虫症）は，1881年，熊本で最初の報告がある．その後，関東以南から，また海外で感染した例として散発的に報告される．国内で単包条虫の生活環は確認されていない．ここでは，わが国に定着し，治療が困難で予後不良の多包虫症について述べる．

多包虫症例は，本州で80名以上の報告がある．ヒトは移動するので感染した地域の特定は困難なことが多い．北海道では，最近まで患者の居住地域は，ほぼ北海道東部に限定されていたが，近年ではその他の地域の患者の比率が増加している．さらに，農村部だけでなく都市部から多数，届け出られるようになった．

1926年に仙台で，わが国の多包性エキノコックス症（多包虫症）初報告があるが，北海道では1937年に礼文島出身者から発見されて以来，500例以上の患者が主に病理組織で確認されている．これには血清検査陽性例は含まれない（2003年度受診者数49,976，陽性者数73）．近年，毎年平均20名前後の主に手術後の病理検査で確認される新たな患者が発生している．北海道の年間罹患率は10万人当たり0.35と算出される．2003年から3年間の北海道の届け出患者数は61名で内20名（1/3強）は札幌市保健所管内からの届け出であった．札幌での年間罹患率は10万人当たり0.45である．また，北海道南部，とくに函館エリアの患者数増加が顕著である．2003年から3年間の函館での届け出患者数は8名で，年間罹患率は10万人当たり1以上となる．いずれにしても北海道全域に感染リスクが高まっていると考えられ，今後の患者数の増加が危惧される．

動物（終宿主）における流行状況

キツネ：多包条虫の伝播において最も重要な終宿主である．1990年代の初め，20％であった感染率は，1993年～1997年度では40％台に，1998年度には57.4％に急上昇し，その後，40％台になっている．2003年度の札幌市内の感染率は64％であった．感染率は若齢個体で高く，老齢個体で低い傾向にあるが，おしなべて，半数のキツネが感染していると考えられる．

養狐業者などのキツネが道外へ移送されることがあるが，道外へ移動する場合は検査・駆虫が必要と考えられる．

イ　ヌ：北海道で登録されている飼い犬の数は約23万頭（平成10年度）で，1966～2002年度までの北海道（行政）によるイヌの剖検調査の集計では，平均感染率は1％で陽性例99例（99/9,881）が知られている．この検査対象には飼育状態の不明犬が含まれるが，飼い犬が約4割を占めていた．最近，10年間のイヌの検査頭数は毎年10から20頭と少なく，感染状況を知るには不十分である．

2002年12月，北海道の室内飼育犬で陽性例が認められたことを重視した厚労省は

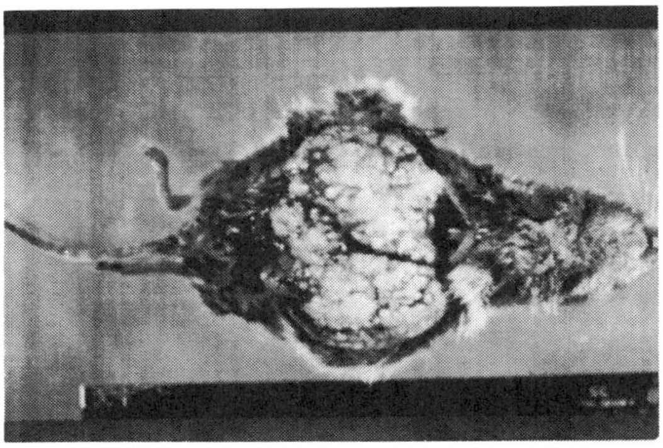

図36.3　感染ネズミ（エゾヤチネズミ）の病巣，白く見える部位

全国の自治体に感染防止を徹底するよう通知した．2003年，11月の感染症法改正後，2004年10月に「エキノコックス症：犬の届け出で義務」が施行された．2005年1月には，第1例目の届け出が北海道の獣医師によってなされ，イヌに関するリスク管理が整備されることとなった．現在，民間専門機関『環境動物フォーラム』が糞便内抗原とテニア科虫卵検査を実施しているが，2004年10月に施行された法律に基づく「犬の届け出」にこの民間専門機関が関与している（http：//www.cdc.gov/eid/content/13/2/05-1377.htm）．

この新しい「感染源対策」の流れは，生体のままで診断が可能になったことにより始まった．終宿主動物の糞便内のエキノコックス成虫に反応する抗原を検出する診断法である（後述）．虫卵が排泄される前に人へのリスクを検出することが可能になったことによる．この診断法が普及することにより動物病院に来院した飼い犬，農家の放し飼い犬，室内犬（散歩には連れ出す）などの様々な飼育状況の感染犬が見つかっている．

また，2000年3月の有珠山噴火時による避難住民の放逐犬（> 116頭）から糞便内抗原陽性犬2頭が確認されたが，このリスク・マネジメントに『環境動物フォーラム』の協力があった．

ネ　コ：北海道において1960～1991年の剖検調査で5.5％（5/91）の陽性率であるが，発育は悪く，片節内に成熟虫卵は産生されていなかった．ネコについてはヨーロッパの調査でもイヌより高い感染率が報告されているが，疫学的な位置づけについては論議があった．2006年には，北海道のネコ陽性例が初めて認められた．排出されたテニア科条虫卵は多包条虫特異プライマー（EmSP1-A'/B'）で確認されている．ヒトとの接触頻度を考慮すると，重要な感染源となりうるので，今後，注意が必要である．

タヌキ：終宿主としての感受性はキツネより低いが，ネコより高い．個体により成熟虫卵を排泄する．小樽の2002年の調査で感染率13.3％（6/45）で，虫卵を排出する個体が検出されている．

その他：野生化したミンク，アライグマは，中間宿主であるネズミを食べる機会はあるが，実験的にも野外個体でも感染例は見つかっていない．

3．診断（症状・診断法）と治療

（1）ヒトの診断と治療

1）症　状

成人で約10年以上，小児は約5年で悪性腫瘍に似た病像を示す．自覚症状が無い間に寄生虫が組織内で無性増殖する．主に肝臓に黄白色の病巣をつくる．また，肺，脾臓，腎臓，脳，腸間膜，骨髄などにも転移する．放置すると90％以上が死亡する．ヒトでは寄生虫による病変の中央部が壊死していることが多く，大きな膿瘍や腫瘍のように見えることがある．肝臓癌と診断され，術後に多包虫症と診断される例もある．

経過は通常以下の3期に分けられる．

1．**無症状期**：成人で10年間ほどで，多包虫の病巣が小さく感染していても症状の出ない時期である．

2．**進行期**：無症状期の後の数年間で，病気の進行につれて，多包虫が大きくなり周囲の肝臓内の胆管および血管を塞ぐために肝臓の機能が低下する．この時期をさらに不定症状期と完成期に分ける場合がある．寄生臓器によって症状は異なる．

3．末　期：通常6カ月以内で，重度の肝臓機能不全となり，黄疸・腹水・浮腫を合併，門脈圧亢進症状をともなう．様々な臓器に多包虫が転移し，予後不良である．

2）診　断

血清検査：血清（2～3 ml）を北海道立衛生研究所に依頼することができる．北海道の市町村で行っているエキノコックス症の検診は第一次診断としてELISA法による血清診断，第二次診断としてウェスタンブロット法によるELISA法陽性反応の確認と，問診，腹部の触診，超音波診断，腹部X線撮影等が併用されている．また，虫卵汚染の可能性がある摂取食物，居住地などの生活歴を参考にする．なお，診断のために病変部のバイオプシーを行うことがあるが，これは多包虫の転移を促す危険性もある．今後，血清診断の精度向上や画像による悪性腫瘍との鑑別をし，診断基準を作成する必要がある．

3）治　療

病巣切除が本症治療法の第一選択である．進行例では胆道処置やアルベンダゾールの投与を補助療法とする．早期診断された患者の治癒率は高いが，自覚症状が顕れた後に多包虫症と診断された場合は，多包虫組織が大きく増殖した例が多く，現在の治療技術でも治癒率は低い．

（2）動物の診断と治療（感染源となる終宿主：キツネ，イヌ，ネコ）

1）症　状

小型の成虫が小腸粘膜に吸着する程度なので，通常症状は示さない．稀に，下痢や血液を含んだ粘液塊を排泄することがある．その際，成虫を同時に排泄することがある．北海道でイヌの下痢便中にエキノコックス片節（成虫の断片）が発見された症例が3例知られている．

2）診　断

単包条虫症診断も含めると，エキノコックス診断のためには剖検（小腸の成虫検出）とアレコリン（駆虫剤と下剤の両作用を有する）投与による試験的駆虫後の糞便検査（糞便中の成虫検出）が行われてきたが，近年，糞便内抗原検出法やPCR法が利用できるようになった．剖検は野犬やキツネの調査に用いられているが，当然，飼い犬には適応できない．宿主動物に影響を与えず，安全で感度・特異性の高い検査法が必要とされてきたが，現在，多包条虫診断において，糞便内抗原検出のためのサンドイッチELISA法および虫卵検査，さらに最終確認用のPCRによる虫卵のDNA検出が行われている（図36.4）．
「環境動物フォーラム http://www.k3.dion.ne.jp/～fea/参照」

3）治　療

駆虫薬・プラジクアンテルはエキノコックス成虫に対して最も効果的な駆虫薬である．終宿主動物の感染はヒトへの感染源としての危険性があるため，完全に駆虫する必要がある．通常，1回の投与量（5 mg/kg）で100％の駆虫効果がある．プラジクアンテルは安全域が広く，単包条虫対策で世界的に飼い犬に定期的投与されてきた実績がある．ただし，虫卵に対する殺滅効果がなく，感染したイヌの場合，感染力のある虫卵が糞便中に含まれているので，2～3日間は糞便の適正な処置（焼却，熱湯消毒）が必要である．

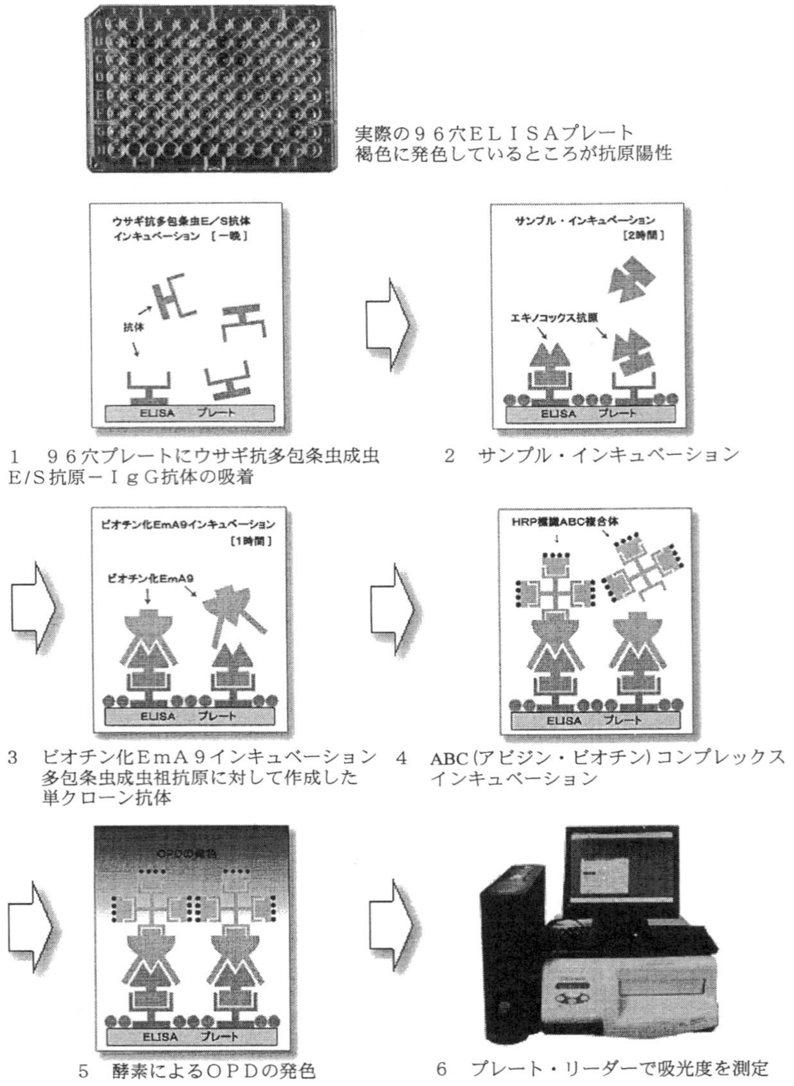

図36.4　ELISA法による糞便内抗原の検出：専門機関「環境動物フォーラム」において実施

4．予防・対策

行政の窓口では『沢水，山菜に注意．手洗いの励行』を啓発するパンフレットが配布されている．基本的には虫卵は低温には強く，乾燥や加熱には弱く，大きさ30〜35ミクロンで濾過除去できるので，沢水や設備の悪い井戸水を常用する場合は濾過もしくは加熱することにより感染を防ぐことが出来る．

ヒトへは虫卵に汚染された土，手指，食物，飲水など様々な経路を介して，経口的に感染する (図36.5)．人家近くの野山や畑に排泄されたキツネ糞から虫卵が検出されることがあるので，汚染の可能性のある山菜や野菜をよく洗って食べるか，熱を通すことが推奨される．温度は，火傷をしない程度の熱水で表面をブラシ洗いする程度で虫卵を殺滅することは可能である．流行地の野外活動時に靴や衣服に付着した虫卵が住宅内に持ち込まれ，室内が虫卵で汚染されることも考えられる．流行地域の産物に付着して長距離輸送される可能性もある．

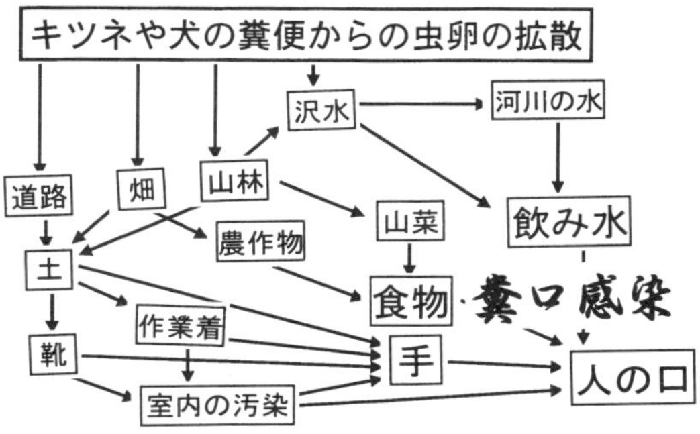

図 36.5　ヒトへの様々な感染経路：糞口感染

このように，様々な虫卵の拡散経路が予想されるが，環境中に虫卵がある場合，完全に虫卵から隔離して生活することは困難である．したがって，虫卵の供給源であるキツネを人里に近づけない，もしくはキツネを駆虫することにより環境中の虫卵を減らす対策が早急に必要である．

5. 感染源対策の新しい展開

1999年8月，青森のブタからエキノコックスの幼虫が発見されたことから本州側の調査が実施されたが，現在までのところ，この寄生虫が本州に定着した事実は認められていない．しかし，年間約1万頭のイヌが北海道から移動（一時的な旅行者との同伴犬を含む）したり，海外から年間1万5千頭以上のイヌがエキノコックスの検疫なしで輸入されていることを考えると本州へ分布拡大する可能性は十分ある．事実，2001年には，北海道から移送された飼い犬から感染例が確認された．また，2006年には由来は不明であるが埼玉県から感染犬が報告されている．これらを放置すると，本州にも定着し，患者発生リスクは増大する．急いで感染レベルの高い北海道の感染源と海外からの侵入防止対策を確立することが，本州侵入を防止し，最終的には侵入種としてのエキノコックス汚染環境の修復を実現する近道である（図 36.1）．

1999年4月に「感染症法」が施行された時点では，ヒトのエキノコックス症対策のみで，病原体や抗体の検出で診断された場合，医師による7日以内の届け出が義務づけられていたが，感染源対策に関する規定はなかった．その後，2003年11月5日に施行された改正「感染症法」では，虫卵を排出する感染源動物の内イヌ対策は大幅に強化され，その効果が上っている．しかし，自然界で主要な感染源としての野生動物，キツネ対策に早急に取りかからなければ，被害はさらに増大する．

終宿主の糞に排出されるエキノコックス成虫由来の代謝産物を検出して感染を確かめる診断法は，動物種を問わないことから，1998年には，オホーツク海に面した地域でキツネを対象に駆虫薬（プラジクワンテル）入り魚肉ソーセージ（ベイト）とこの診断法の組み合わせによって，キツネの糞便内虫卵の排出低減が実証された（文献）．その後，「キツネ用ベイト＋散布法＋効果判定法（診断法）」で構成される「環境修復メニュー」の大幅な改善があり，調査地全域（200平方キロ）のエキノコックス汚染環境修復を地域住民の手で実現した（図 36.6）．この方法はスイス・チューリッヒ市内でも応用され効果を上げている．

小清水町の場合

1998年から6年間，北海道大学の研究チームによる基礎研究の後，小清水町においては，地域住民主体で感染源対策が実施されている．（財）小清水自然と語る会が中心になって，民間専門機関「（合）環境動物フォーラム」や北海道大学COEエキノコックス症研究推進グループ，酪農学園大学OIEエキノコックス症研究拠点機関などの協力でキツネ感染率，0％になっている．2006年度は4回ベイト散布が実施された．（財）小清水自然と語る会の会員に加えて，地域住民，全国からのボランティアなどが二人一組の5チームから成り，各チーム1名が車を運転し，もう1名が車からベイトを散布する．散布箇所は1チームが40カ所を担当し，防風林と道路との交点を中心に畑，キタキツネの巣穴周辺で，1カ所当たり10個のベイトで作業時間は約2時間である．モニタリング調査は，車を使って二人一組で路上のキツネ糞便を見つけて採取し，「環境動物フォーラム」が検査した．より広域に実施すれば，より効果的であるので，網走管内の他の周辺自治体，斜里町などとの連携が期待されている．

倶知安町の場合

研究から始まった小清水町に対して，倶知安町では，地域住民が主体となって企画されたプログラムで感染源対策が開始した．NPO法人「ニセコ・羊蹄再発見の会WAO」により2005年度から基礎データ収集が始った（図36.7）．2005年3～11月の3回，町内全域のキツネ糞便採取，採集地点の把握（GPS）とその抗原検査が，「環境動物フォーラム」や，酪農学園大学OIEエキノコックス症研究拠点機関らの協力で実施された．その結果，268検体のうち糞便内抗原陽性は24％であった．この結果を踏まえて，2006年度は5～11月まで，毎月，計7回のベイト散布を実施した．10月にキツネ糞便107検体を採取したところ，1.8％へ低下し虫卵は検出されなかった．結果から地域のキツネ感染率は顕著に低下し（24％→1.8％），虫卵を排出していないことから実質的にクリーンな環境になったことを意味する．しかし，抗原検査で陽性の2検体が認められたことは，地域に感染ネズミが未だ生息しているので中間宿主（ネズミ）がクリーンになるまでの一定期間ベイト散布を実施する必要がある．作業

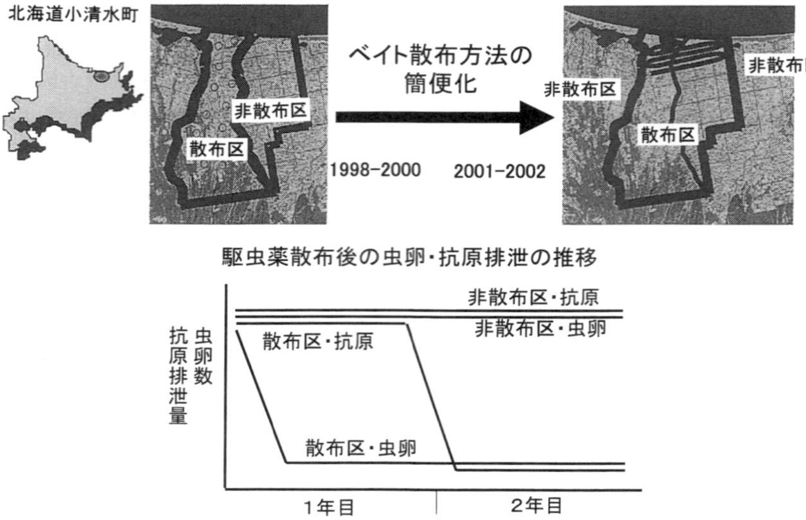

図36.6　小清水町における感染源対策

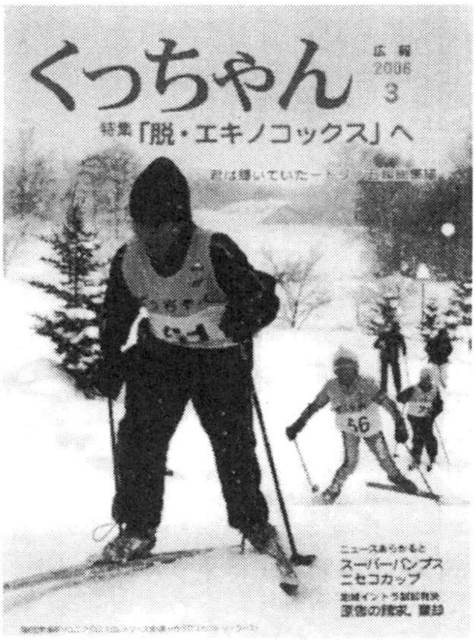

図36.7　倶知安町広報誌に
エキノコックス特集

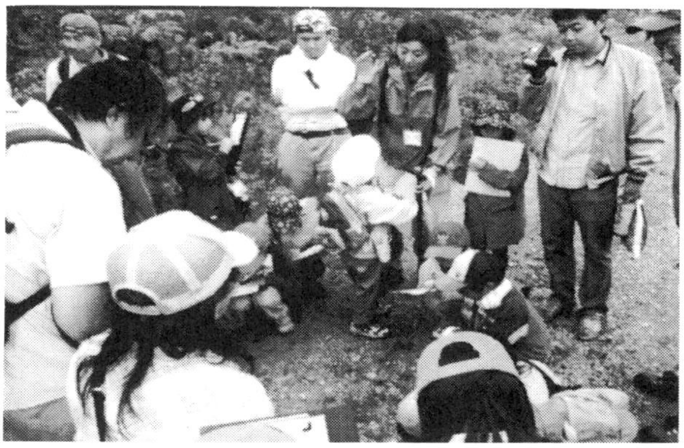

図36.8 「キッズ・エキノコックス駆除隊」風景

は，5年間継続する計画である．

この実施母体は，同時に，ユニークなプログラム「キッズ・エキノコックス駆除隊」を開始している．地域の小学生を対象に「自然に対する畏敬の念を持つとともに，子供達に身をもって」環境修復技術を学んでもらうことを目的としている．これには，大学生も参加し共に学んでいる．「小大連携」とでもいったユニークなプログラムに発展する可能性がある（図36.8）．

6．おわりに

WHOは，1990年代半ば，「われわれは，今や世界規模で感染症の危機に瀕している．もはや，どの国も安全ではない」としている．そのことはSARSの出現で現実のものとなった．また，1995年，「新たに出現する感染症：Emerging Communicable Disease」部門（EMC）を創設し21世紀へ向けて世界戦略を発表している．重点的に取り組む19の疾患を上げているが,その中にエキノコックス症が含まれている．

エキノコックスによる被害は健康被害のみならず，経済問題にまで波及する．食品に病原体が混入していれば，その商品は売れなくなり，環境に毒が撒かれていれば，その地域の農業や観光業は成り立たなくなるように，寄生虫・エキノコックスは，わが国の生物リスクとしては，きわめて大きな問題をかかえており，代表的な動物由来感染症である．しかしながら，エキノコックス症の重大さが，一般に認識されることもなく，その感染源（リスク）へ向けた対策も，長い間，欠けていた「無視されすぎた動物由来感染症」である．

わが国で，ヒトのエキノコックス症研究の中心は医学であった．その対策も医療が中心であった．初期の対応は仕方がないにしても，現在もその方針が継続されている．環境や野生動物が関与する人獣共通感染症に対して医学という狭い領域に留まったために問題解決を遅らせている．

この問題解決に各界の関係者（ステークホルダー）の貢献が必要であるが，わが国のシステムの限界から十分機能しているとは言い難い．国レベルで，厚生労働省は動物由来感染症の専門家を配置して『イヌの届け出義務化』へ至る法整備，ガイドライン作成など世界

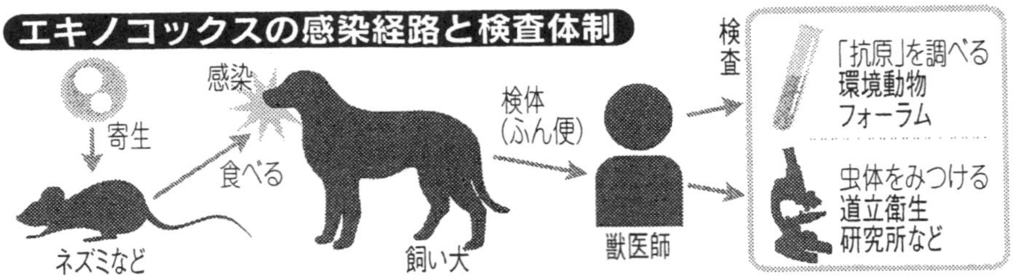

図36.9　感染源動物の検査体制：「公的機関の実績ゼロ」

に先駆けて感染源対策の仕組みを作った（文献 http://www.cdc.gov/ncidod/EID/vol11no05/04-1348.htm）．しかし，当然のことながら，ヒトの病気という視点を重視するので，イヌ対策かネコ対策止まりである．野生動物であるキツネ対策へどうしても踏み込まなければならないのであるが担当する部局がない．野生動物領域は環境省の管轄であるが，キツネは『野生動物保護管理』絡みでは対象動物にもなっていない．北海道レベルでも同じで，総合的に「担当する部署がない」のが現状である．したがってエキノコックス感染源（リスク）については公的機関での対応は十分であるとは言えない（図36.9）．学会，研究機関でも反省する点は多い．環境問題として対応する研究者も登場しなかったし，学会も研究機関もたとえば，日本寄生虫学会が，この感染源リスク対策プロジェクトを立案することもなかった．エキノコックス研究領域を医学会の一分科会の狭い領域に留めたことにも反省すべきことは多い．

ここで紹介した内容は北海道で始まったローカルな作業ではあるが，地域の住民・研究者が協同参加し，成果を地域に還す作業で海外の流行地でも通用する作業である．この流れは『内発的開発論』を唱えた故鶴見和子教授や，公害と環境問題を経済学に採り入れ，市民運動にまで発展させて問題解決をはかった宮本憲一教授の仕事の基礎となる部分，さらにはアマルティア・セン教授と緒方貞子博士の『人間の安全保障』や故橋本龍太郎首相が，1998年，バーミンガムでの主要国首脳会議で提案した『国際寄生虫病対策』の理念にも通じるものがある．エキノコックスのリスク・マネジメントは無償のボランティア活動などによって産み出される新たな資源や地域にすでに存在する資源（人材，文化をも含めた）に依拠した自然環境再生事業と考える．

備　　考：

酪農学園大学環境システム学部環境動物学教室は，国際機関OIE（国際獣疫事務局）のエキノコックス症研究対策拠点に選ばれている．環境に潜む動物由来リスク（健康や産業上の被害をもたらす病原体）の検出，分析，除去に関する研究を行い開発技術を地域の発展へ応用している．

2006年度地域の資源（人材や産物）を活用して得られた主な研究成果；

① OIE（国際獣疫事務局）の技術総説：日本のエキノコックス症感染源対策…地域の資源を活用した新しい問題解決法

http://www.oie.int/eng/publicat/RT/2503/A_R2503_KAMIYA.htm

② CDC（米国疾病管理センター）感染症の専門誌（EID）電子版と冊子体に掲載：わが国の感染症法『エキノコックス感染犬届け出』にもとづく犬の調査ならびに猫の調査成績．民間専門機関『環境動物

フォーラム FEA』との共同で実施.

http://www.cdc.gov/eid/content/13/2/05-1377.htm

http://www.cdc.gov/ncidod/EID/vol11no05/04-1348.htm

③倶知安町：脱エキノコックスの取り組みに参加．実質上の清浄化に成功（大学生と地域の小学生参加，GISを導入してリスク対策，図36.7，図36.8）.

参考文献

1）神谷正男，2000．エキノコックス感染源対策を，朝日新聞，論壇，2000年2月25日.

2）Morishima Y. *et al.*,2006. *Echiococcus multilocuralis* in dogs, Japan. http://www.cdc.gov/ncidod/EID/vol12no08/05-1241.htm Emeging Infectious Diseases,12(8) pp.1292-1293.

3）Kamiya, M, *et al.*,2006. Current control strategies targeting sources of Echinococcosis in Japan. Rev. Sci. Tech. Off. Int. Epiz. 25, 1055-1066. http://www.oie.int/eng/publicat/RT/2503/A_R2503_KAMIYA. htm

4）Kamiya, M. *et al.*, 2007. Echinococcosis risk among domestic definitive hosts, Japan. Emerg. Infect. Dis. 13, 346-347. http://www.cdc. gov/eid/content/13/2/05-1377.htm

5）Minter M., 2005. Parasitic time bomb. Scientific American, July 22：カム支援基金 http://www.khamaid.org/alternate_index.htm

6）Oku Y., *et al.* 2006. Ecchinococcus Full-Length cDNA project. http://fullmal.hgc.jp/em/index.html

7）Budke, C. M. *et al.,* 2006. Global Socioeconomic Impact of Cystic Echinococcosis. http://www.cdc.gov/ncidod/eid/vol12no02/05-0499.htm Emeging Infectious Diseases, 12(2)

8）Kamiya, M. *et al.*, 2005. Conference summary：Symposium on Infectious Diseases of Animals and Quarantine. Emerg. Infect. Dis. Online, http://www.cdc.gov/ncidod/EID/vol11no05/04-1348.htm

9）Hagglin, D. *et al.*：Antihelmintic baiting of foxes against urban contamination with Echinococcus multilocularis, Emerging Infectious Diseases, 9,1266-1272, 2003

10）Tsukada H. *et al.*：Potential remedy against Echinococcus multilocularis in wild red foxes using baits with anthelmintic distributed around fox breeding dens in Hokkaido, Japan, Parasitology 125：119-129, 2002

11）Kamiya, M. *et al.*,(in press)：Researches targeting the sources of alveolar echinococcosis in Japan. Comp. Immunol. Microbiol. Infect. Dis

神谷正男（酪農学園大学 環境システム学部 環境動物学研究室 OIE（国際獣疫事務局）エキノコックス症リファレンスラボラトリー　Masao Kamiya）

索　引

和文索引

欧文索引

JCLS 〈㈱日本著作出版権管理システム委託出版物〉

2007　　2007年10月31日　第1版発行

人獣共通感染症

著者との申し合せにより検印省略

定価4410円
(本体4200円
税 5%)

監修者　清水実嗣（しみず みつぐ）

発行者　株式会社 養賢堂
代表者 及川 清

印刷者　新日本印刷株式会社
責任者 望月節男

発行所　〒113-0033 東京都文京区本郷5丁目30番15号
株式会社 養賢堂
TEL 東京(03)3814-0911 [振替00120 7-25700]
FAX 東京(03)3812-2615
URL http://www.yokendo.com/

ISBN978-4-8425-0428-5 C3061

PRINTED IN JAPAN　　製本所　株式会社三水舎